MANDEVILLE'S TRAVELS

EARLY ENGLISH TEXT SOCIETY
No. 336
2010

in þair lawe will drynke na wyne. bot þai hafe ane
oþer maner of drynke gude and delicious and it es nurischand
þe whilk es made of gude spicerie and namely of
calamel wharoff gude sugre es made. Neuerþeles
sum sarzenes will drynke wyne gladly in priuetee
bot noȝt in apperte. for if þai drynk wyne openly
þai schall be blamed þerfore. ¶ Also it falles sum
tyme þat sum cristen men becomez sarzenes owþer for
pouert or symplesse or for wikkednesse of þaim self.
And he þat es þe cheeff maister and keper of þair lawe
when he ressaynez þaim to þair lawe. saise on þis wyse.

p. 172. La elles. ella. sila machomet rozes alla hec. þat
es to say. þare es na godd bot ane and machomete
his messanger. ¶ Now I hafe talde ȝow sum whatt
of þe sarzenes lawe. and of þair maners and custommes.
now will I tell ȝow of þair letters whilk þai vse
with þe names and þe maner of þair figures.

Abce of þe sarzenes — Almoy. betach. cathi. delphoi. ephoti. ffothi.
garophi. hethim. iocchi. kacchi. lothym. malach.
nahalot. orthi. corizeth. cutholath. routhi.
salathi. thothi. oȝazot. ytym. thoth. þir er
þe names of þair letters. And now will I sette

þe carectes — þe figures of þaim. R · B · O · X · y · 16 · G · N · X ·
X · C · M · X · 6 · h · + · k · V · A · h · ≡ · 8 · þai
will I sett þair letters on anoþer manere. as I hafe
sene þaim made in sum oþer bukes. And þis maner plesez

Anoþer abce — me bettere þan þe toþer. ¶ Almoy. Bethath. Cathi.
delphoi. Ephotin. ffothi. garophi. hethim.
iocchi. kuythi. lothym. malach. nahalot. orthi
corizi. zochi. ruzolath. routhi. salathi. thatimi

British Library MS Egerton 1982, f.59

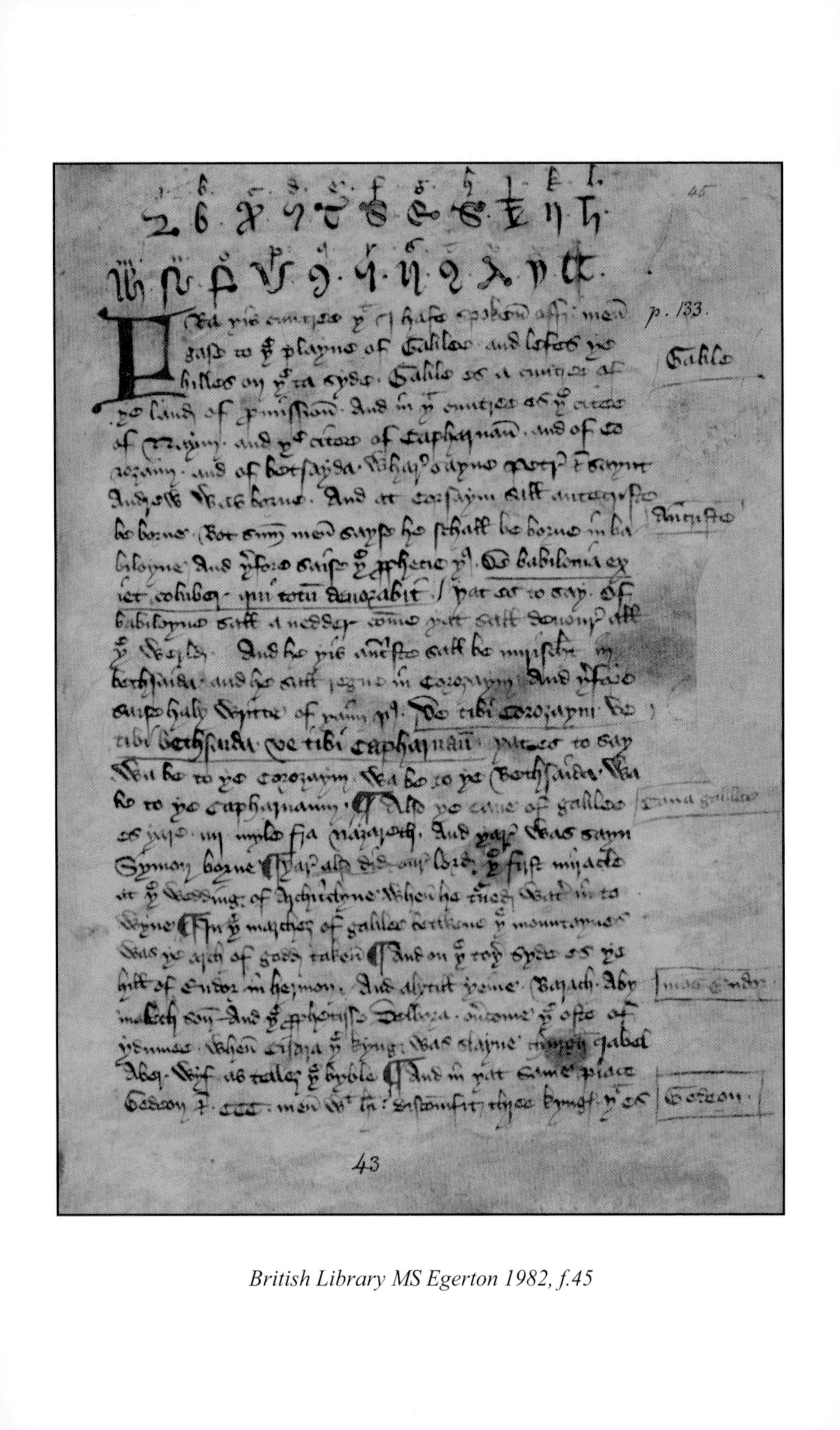

British Library MS Egerton 1982, f.45

THE EGERTON VERSION OF MANDEVILLE'S TRAVELS

EDITED BY
M. C. SEYMOUR

OXFORD
UNIVERSITY PRESS

Great Clarendon Street, Oxford OX2 6DP

Oxford University Press is a department of the University of Oxford.
It furthers the University's objective of excellence in research, scholarship,
and education by publishing worldwide in

Oxford New York
Auckland Cape Town Dar es Salaam Hong Kong Karachi
Kuala Lumpur Madrid Melbourne Mexico City Nairobi
New Delhi Shanghai Taipei Toronto

With offices in
Argentina Austria Brazil Chile Czech Republic France Greece
Guatemala Hungary Italy Japan Poland Portugal Singapore
South Korea Switzerland Thailand Turkey Ukraine Vietnam

Oxford is a registered trade mark of Oxford University Press
in the UK and in certain other countries

Published in the United States
by Oxford University Press Inc., New York

First published 2010

British Library Cataloguing in Publication Data
Data available

Library of Congress Cataloging in Publication Data
Data applied for

ISBN 978-0-19-959106-0

1 3 5 7 9 10 8 6 4 2

Typeset by Anne Joshua, Oxford
Printed in Great Britain
on acid-free paper by
Cromwell Press Group, Trowbridge, Wiltshire

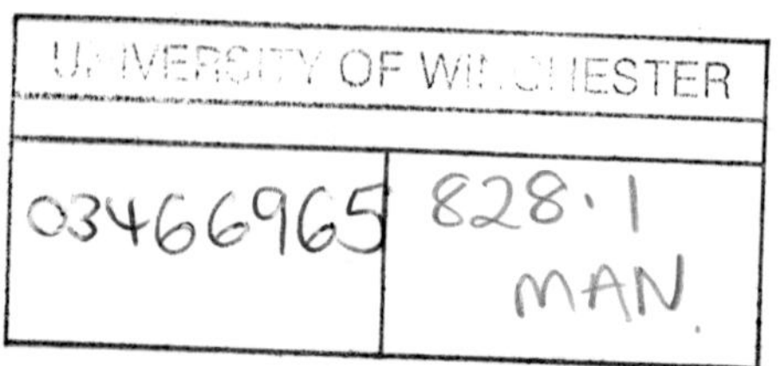

TO MY SISTER

PREFACE

This volume completes the series of four editions of *Mandeville's Travels* undertaken for the Society, and I am grateful to past and present officers and members of the Council for their guidance and support during the long haul from thesis to final proof.

My initial study of the Egerton manuscript printed here was facilitated by the award of a Fulbright Scholarship in 1956, the gift of copies of his books and other Mandeville items by Malcolm Letts F.S.A., and the generous award by Bob Campbell of Westwood, Los Angeles, of a book fund which enabled me to buy a copy of the rare and scholarly edition of the text by G. F. Warner for the Roxburghe Club in 1889. This edition has been of particular assistance in the preparation of this volume. I gratefully acknowledge the generosity of them all.

I thank the Trustees of the British Library for permission to print the manuscript and to reproduce two of its pages. And I also thank Anne Joshua once more for her painstaking setting of my typescript.

Finally I pay tribute to the conflator of the Egerton Version and the scribe of its unique copy. The former repaired his manuscript of the Defective Version with care and understanding, and the latter copied his examplar with accuracy, so that editor and reader today can follow their footsteps with ease and gratitude.

8 December 2009 M.C.S.

CONTENTS

INTRODUCTION

There are four ME prose versions of *Mandeville's Travels*, each of which derives directly or by an intermediary Latin translation or by conflation from a manuscript of the French Insular Version, which circulated in England from *c.*1365 and which is extant in three well-defined subgroups.[1] These ME versions are:

the Defective Version, the earliest English translation existing from *c.*1385 and extant in 33 manuscripts, is a slightly abridged translation of a lost Insular manuscript which lacked its second quire, this lacuna being known as the 'Egypt Gap' since its matter concerned the description of Egypt;

the Cotton Version, extant in a unique manuscript written *c.*1400, was based on a lost manuscript of the Defective Version and expanded by close reference to an Insular manuscript;

the Egerton Version, extant in a unique manuscript written *c.*1400, is a conflation of a lost manuscript of the Defective Version and a lost ME translation of an Anglo-Latin translation known as the Royal Version (extant in six manuscripts);

the Bodley Version, extant in two manuscripts (one written in or near Cambridge before 1430 and the other in north-east Derbyshire after 1450) is a substantially abridged edition of the lost ME translation of the Latin Royal Version.

With the publication of this edition all four of these ME versions have been printed by the Early English Text Society, and these editions are those cited hereafter, where necessary with their page references and for the Egerton version with its numbered lines.

The Egerton Version was edited by Warner for the Roxburghe Club in 1889.[2] He stated that the text was a conflation based on the Defective Version and expanded by reference to the Insular Version, an edition of which he printed below his text. In 1891 Vogels established that there once existed an English translation of the Latin Royal Version, and argued that the Egerton text was a

[1] Jean de Mandeville, *Le Livre des Merveilles du Monde*, ed. Christiane Deluz (Paris, 2000), pp. 60–72.

[2] G. F. Warner, *The Buke of Iohn Maundeuill*, Roxburghe Club (Westminster, 1889).

conflation of the Defective Version and this lost translation of the Latin with reference to a French manuscript.[3] In 1961 another investigation confirmed Vogels' claim of conflation by quotation of parallel passages from the Defective Version and the abridged Bodley Version and identified the subgroup of the conflator's copy-text of the Defective Version.[4] In 2002 the E.E.T.S. edition of the Defective Version appeared which was based on a manuscript of that version's subgroup 1 similar to the conflator's lost copy-text.[5] The present edition provides page-by-page confirmation that the Egerton Version was based on the Defective Version.

The fact of conflation is attested on three occasions by the conflator himself where he gives slightly conflicting passages from both his English copy-texts. The first two such occasions are the citations of the Septuagint version of Psalm 73: 12 and a related Greek quotation, where he follows first the forms of the lost English translation and then those of the Defective Version, joining the variants by *and sum bukez saise* and *or þus* 42/29 and 42/34. The third occasion is the description of the names and figures of the Saracen alphabet, where he gives first the forms of the lost English translation (as preserved in the extant manuscripts of the Royal Version) and then those of the Defective Version, joining the variants with the comment *Here will I sett þaire letters on anoþer maner as I hafe sene þam made in sum oþer bukes and þis maner payes me better þat þe toþer* 79/16. Elsewhere he gives variant forms of exotic names as he found them differently recorded in his sources, e.g. *Sabissebella or Sabisatolle* 82/38, *Caremoran or Caromosan* 114/22, *Sarak or Sarachy* 137/37, the first names coming from the lost English translation, or in reverse order of origin *Soboth or Colach* 145/24, *Ryboth or Gyboth* 167/14, the first names from the Defective Version. As another example of conflation, in his account of diamonds he unintentionally repeats a sentence found with variation in both his English copy-texts 89/1 and 89/19. Similar repetitions occur from time to time, e.g. 15/8, 112/14. The largest of them is the duplication of the account of parrots at 145/30 and 147/8 below.

[3] J. Vogels, 'Handschriftliche Untersuchungen über die englische Version Mandeville's', *Jahresbericht über das Realgymnasium zu Crefeld* (Crefeld, 1890–91), pp. 1–52.

[4] M. C. Seymour, 'The origin of the Egerton Version of *Mandeville's Travels*', *Medium Aevum* 30 (1961) 159–69.

[5] *The Defective Version of Mandeville's Travels*, ed. M. C. Seymour, E.E.T.S. o.s. 319 (Oxford, 2002).

Before considering the nature of this conflation in more detail, both in its process and in its textual origins of the conflator's copy-texts, it is necessary to note two other textual elements in the Egerton Version. First, there are several passages, mostly small but sometimes substantial, like the description of the Pepper Forest 92/12 and three of the six exotic alphabets, which are common to other versions of the book but which do not appear in the extant manuscripts of the Defective or Royal Versions. Secondly, there are other passages, with one exception never more than three sentences long, which are only found in the Egerton Version and on two occasions also in the Bodley Version. As these interpolations are fewer and easier to comprehend, they are considered here first.[6]

THE INTERPOLATIONS

Two of these interpolations, flourished guarantees of the author's veracity,[7] recur in the Bodley Version (pp. 103, 101) and so were presumably added by the translator of the lost English version:

Trowez alle þis for sikerly I sawe it with myne eghen and mykille mare þan I hafe talde ȝow. For my felaws and I ware dwelland with him in his courte a lang tyme and saw alle þis þat I hafe talde ȝow and mykille mare þan I hafe layser for to telle (149/8),

which follows a shorter affirmation concerning the fish in the Gravelly Sea (146/22),

I Iohan Maundeuille ete of þam and þarfore trowez it for sikerly it es soth.

Apart from one similar flourish 103/29 in a passage omitted in the Bodley Version, all other interpolations are more learned and are given here in the sequence of the manuscript. The first two of these additions occur before the 'Egypt Gap' where the conflator was following the Defective Version, and this context suggests that they at least were not inserted by the translator of the lost English version.

16/26 In Cipre þer es a laake half a myle fra þe see þe water of þe whilk ilk a ȝere a certayne tyme congelez into gude salt and þerfor schippes þat commes fra þe haly land commes þer away for to fraght þam wiþ þat salt.

[6] Similar learned interpolations are found in another Anglo-Latin translation with Benedictine origins, the Harley Version printed in part in the E.E.T.S. edition of the Metrical Version (London, 1973), p. 160.

[7] These flourishes reflect the longer statement of veracity found in all versions and printed below 118/28.

The salt lake south-west of Limassol is widely reported by travellers but the exact source of this interpolation is unknown.

18/32 for þai had taken him and putte oute bathe his eghn and culled off his hare and putte him in prisoun. And at þaire festes þai broght him furth before þam and made dance before þam and make iapes. So on a hie feste day when he was wery fordanced before þam he bad him þat ledd him þat he suld lede him to þe post þat bare vp alle þe hous. And he tuke þe post in his armes and schoke doune alle þe hous apon þam and so he sloghe himself and alle þat ware þerin, as it telles in the bible in xvi. chapetre of Iudicum.

The reference to the Vulgate, Judges 16, gives the source on which this account of Samson's death is based. A similar expansion of the story of Rahab the common woman found in Joshua 2: 6 occurs at 54/1.

24/17 as men may fynd written in þe buke of þe miracles of oure lady.

Some form of the Miracles, almost a generic title, was part of most Benedictine libraries, especially in those abbeys such as York named after the Blessed Virgin Mary.

26/5 Bot þai er blakk of colour and þat þai hald a grete bewtee and ay þe blakker þai er þe fairer þam think þam. And þai say þat and þai schuld paynt ane aungelle and a fende þai wald paynt þe aungelle black and þe fende qwhite. And if þaim think þam noȝt black ynogh when þai er borne þai vse certayne medecynes for to make þam black wiþalle.

The passage derives from the Latin version of Marco Polo made by Fra Pipino between 1310 and 1317, Book III. 20. 4, which describes the dark-skinned Hindus of the Coromandel Coast who anoint their children with oil. De Vitry, *Historia Orientalis* notes the Nubians' praise of negritude, writing before 1240.

27/17 when þe weder es faire and clere And þai say þare þat when þai see þat fewle sore in þe aer þai salle afterward hafe gude ȝeres and miry for þai say it es a fewle of heuen.

The source of this addition to the account of the Phoenix, which otherwise is found in the *Physiologus* and Latini, is untraced.

88/23 as Ysidre libro 16 Ethicorum capitulo de cristallo and Bertilmew De proprietatibus rerum libro 16 capitulo de adamante saise.

These references, which replace a more general remark on *voz lapidaires* in the Insular Version, are to Isidore, *Etymologiae* XVI. 13. 2 and to Bartholomaeus, *De proprietatibus rerum* XVI. 9 which quotes Isidore. There is another addition from Isidore XVII. 8. 8 in the following passage.

92/33 And ȝe schalle vnderstand þat ay þe heuer peper es þe better it es and þe newere. Neuerþeles it fallez ofte tyme þat marchands sophisticatez peper when it es alde as Ysidorus tellez. For þai take alde peper and stepez it and strewez apon it spume of siluer or of leed and driez it agayne and so bycause of þe weight it semes fresch and new.

The interpolation derives, as stated, from Isidore XVII. 8. 8, who is cited verbatim by Bartholomaeus XVII. 131. As in the previous passage, the source may be simply Bartholomaeus.

162/29 Beȝond þir ilez toward þe este es ȝit anoþer [f. 125^{v}] ile þat es called Tile and it es þe ferrest ile of þe werld inhabited wiþ men. Of þis ile spekez þe poete and saise *Tibi seruiet vltima Tile*: to þe, he saise, salle serue Tile þe ferrest ile of þe werld.

After this reference to the *Georgics* I. 30 there follows a long description of the isle and a miracle of St. Thomas of Canterbury performed for a Christian king of Thule *after þat I hafe herd and sene writen in diuerse bukes* 163/9. These books have not been traced. The story is not found among the *Miracula S. Thome*, ed. J. C. Robertson, Rolls Series (London, 1875–6), nor in the *Vita* of Douai MS. 860 (formerly of Exeter College, Oxford).

165/19 springez vp in Inde vnder þe hilles of Orcobares. . . . 166/1 þis riuer begynnez in Ermony þe grete vnder þe mounte of Parchoatra.

These two references to the headwaters of the Ganges and the Tigris added to the account of the rivers of Paradise are taken from Gervase of Tilbury, *Otia Imperiala* II. 3 (who here follows Honorius of Autun, *Imago Mundi* I. 10).

None of these learned interpolations occurs in the Bodley Version or in the extant Latin Royal Version, the source of the lost English translation.[8] In theory they could have been inserted jointly or severally by more than one hand anywhere in the preceding scribal tradition. But their consistently bookish note suggests one man in a monastic library which contained copies of Isidore, Bartholomaeus, and Marco Polo. And such a context would favour the conflation of the two English translations which form the Egerton Version. Since all of these three authors are reported in several monastic libraries, and since the records of such libraries are often fragmentary or missing entirely, this pointer towards the origins of the Egerton

[8] One manuscript of the Bodley Version, MS Rawl. D 99 f. 20^{v}, does have a reference to *þe maistir of propirtees* in its abbreviated account of the diamond which may derive from the citation of Bartholomaeus above.

Version is imprecise. The language of the unique manuscript is of the North Riding,[9] and if the assumption of a Benedictine library is correct, this may suggest one of the four major houses of the order in Yorkshire, at Ripon, Selby, Whitby, and York. There were, of course, many other abbeys with good libraries in Yorkshire founded by different orders, but other evidence supports a Benedictine origin for the Egerton Version. First, *Mandeville's Travels* was a Benedictine book,[10] though it is improbable that the conflator recognized its origins. Secondly, most of the early associations of the extant manuscripts of the Latin Royal Version are Benedictine.[11] Thirdly, the unique manuscript of the Egerton Version was owned by St Albans abbey in 1490 when it was given to Caxton.[12] Moreover, at least two of the three other Anglo-Latin translations of the book made before 1400 have Benedictine links: BL MS. Harley 82 is bound with leaves from a Reading register and a martyrology and was probably written there, and Leiden Bibliotheek der Rijksuniversiteit MS. Vulcan 96 was written at Abingdon abbey in 1390. The making of a Latin translation of a French travel-book predicates, of course, a Latin-literate community, and of the religious houses of late medieval England the Benedictine abbeys were the oldest, the largest in number of professed monks and land and buildings, and the most learned, with a firmly established tradition of historical and geographical study. Though the origin of the Egerton Version as a Benedictine book cannot be established beyond doubt, the probability of such a case is very strong.

[9] A. McIntosh et al., *A Linguistic Atlas of late medieval English* (Aberdeen, 1986) III. 582. The slight incidence of scribal error in the manuscript suggests that it was an immediate copy of the lost holograph or fair copy of the conflation. The absence of any detectible linguistic underlay suggests that the scribe and the conflator worked within one dialectal region, occasional more southerly forms like *go* and present participle ending *–ing* (alongside *ga* and *-and*) perhaps relics of the Defective copy-text.

[10] M. C. Seymour, *Sir John Mandeville* (Aldershot, 1993) and 'More thoughts on Mandeville', *Jean de Mandeville in Europa*, ed. E. Bremer and S. Röhl (Munich, 2007), pp. 19–30.

[11] M. C. Seymour, 'Burnt Mandeville: a Latin epitome', *Manuscripta* 49 (2005) 95–122.

[12] A copy of an inscription by Richard Tottel the printer dated 1579 in the manuscript reads: 'Thys fayre Boke I have fro the abbey at Saint Albons in thys yeare of our Lorde m.ccccl xxxx the sixt daye of Apryle Willyam Caxton.' Caxton's fellow Richard Pynson printed the *editio princeps* of the English Defective Version *c.*1495, reprinted in facsimile at the University of Exeter 1980.

THE DEFECTIVE COPY-TEXT

The thirty-three manuscripts of the Defective Version form two major subgroups which derive independently from the lost common ancestor. The nine manuscripts of subgroup 1 contain an account of the rotundity of the world which is absent from all other copies of the Defective Version except one uniquely edited and illustrated text, BL MS. Royal 17 C. XXXVIII, which has a slightly abridged account.[13] The unabridged account appears, with some additions from the lost English translation, in the Egerton Version (pp. 98–102 below). All other major and minor characteristic readings of subgroup 1 of the Defective Version are likewise found there; for example, the omission of the account of Lot's incest and the misplacing of the previous paragraph, the omission of the corrupt reference to Malleville as the *ile toune* 5/28 and the presence of the variant *haly lafes* instead of the better *barly lofes* 47/27. There is also a close and often an identical correspondence between the forms of exotic names in both texts wherever the conflator is following his copy-text of the Defective Version.

This close relationship, already illustrated by quotation and now evident by line-by-line comparison,[14] leaves no room for doubting the claims of Warner and Vogels that the conflator based his text on a manuscript of the Defective Version. But there are some minor discrepancies between the extant texts. First, the conflator has made occasional changes to his copy; for example, in the Prologue he replaces a quotation from John 12: 15 by another from Isaiah 62: 11. Secondly, though for the more part he gives a verbatim copy, sometimes he paraphrases and expands his matter. Many of these changes probably reflect his text of the Anglo-Latin translation which he was conflating with his Defective copy-text; but some appear original, unparalleled in any other version of the book. Overall, however, his Defective copy-text was a good early copy of the common ancestor of subgroup 1, preserving its common scribal errors and dislocations but not exactly reflecting the unique text of any of the extant manuscripts. Though it was probably northern in language and provenance, no distinct linguistic underlay is discernible in the Egerton manuscript though southern forms occur.

[13] Defective Version pp. xvii–xxi. This version preserves in translation variant readings characteristic of subgroup 2 of the French Insular Version. On the unique ME. text see *Medium Aevum* 79 (2010) 168.

[14] *Medium Aevum* 30 (1961) 159–69.

One difference between the conflator's Defective copy-text and his conflation does require notice. He chose to disregard the twenty-four chapter divisions and their rubrics and arrange his more comprehensive text in 162 chapters without numbers or rubrics. The lost English translation probably contained the 88 chapters of its Latin source,[15] and the Insular Version, the ultimate source of all other versions of the book made in England, contained in its original state thirty-four numbered chapter divisions and rubrics. The conflator's choice of a more numerous division into smaller chapters undoubtedly facilitated the process of conflation and made the combined text more accessible, and incidentally shows how one reader perceived the book. A comparable division occurs independently in a manuscript of subgroup 2 of the Defective Version which has about one hundred chapters.[16] The absence of chapter numbering and rubrication is not remarkable in a vernacular manuscript written *c.*1400.

THE LOST ENGLISH TRANSLATION

The erstwhile existence of a ME translation of the Latin Royal Version of *Mandeville's Travels* is attested first by the Bodley Version which, in its abridged state, reflects in all its major particulars that Latin text, and secondly by those parts of the Egerton Version which show a similar dependence. Thus, before the 'Egypt Gap' the Bodley Version (p. 27) preserves that lost translation, albeit with minor omissions; and during the 'Egypt Gap' the Egerton Version (pp. 20–35) preserves the whole of that translation. Together the Bodley and the Egerton Versions preserve about half of the lost English text, probably translated by a Benedictine in Yorkshire before 1400.[17]

The Royal Version is a Latin translation of an early copy of the French Insular Version and is extant in six manuscripts, of which BL MS. Royal 13 E. IX, written at St Albans *c.*1400, is the oldest.[18] As it

[15] The earlier manuscript of the Bodley Version, MS. e Mus. 116, has 39 unnumbered chapters, and the later, MS. Rawl. D. 99, has 69 numbered chapters and a further fifteen unnumbered chapters. This total is close to the 88 chapters of the Royal Version, but there is no clear correlation between the divisions, and the textual sequence of the Bodley Version has been disturbed by scribes.

[16] Huntington Library MS. HM 114, discussed by M. C. Seymour, 'The scribe of Huntington Library MS. HM 114', *Medium Aevum* 43 (1974) 139–43.

[17] The partial reconstruction of this lost text, perhaps as a dissertation, would be a contribution to learning.

[18] *Manuscripta* 49, loc. cit.

exists today, the Royal Version is a slightly abridged text, lacking perhaps one sixth of the substance of the Insular Version; for example, the greater part of the Prologue, three of the six exotic alphabets, and an account of the three types of pepper. Since some of this lost matter appears, in translation, in the Egerton Version where the conflator is not following his copy-text of the Defective Version, it seems probable that the Royal Version and so the conflator's text of its translation were more comprehensive than the six extant Latin manuscripts.

By comparing selected Latin readings in the Royal Version with relevant variant readings in the Insular Version[19] it is possible to discover something of the textual nature of the Insular manuscript used by the translator of the Latin Royal Version. This lost Insular manuscript contained corrupt scribal variants characteristic of subgroup 1 of that version and avoided such variants which are characteristic of subgroup 2. Thus, the Royal Version preserves in translation the readings *la male ville*, *chemins denfer*, *Hayla*, and omits *soudan* from the account of the caliphs which are found in subgroup 1; and it avoids the corrupt variants *Vatins*, *roialment*, *sanc*, *castel del empereur* of subgroup 2.[20] No extant Insular manuscript of subgroup 1 agrees in all its variant readings and scribal forms of exotic names with the extant copies of the Royal Version, but a general correspondence between that Insular subgroup and that Latin version is evident. In particular, the Royal Version avoids in translation scribal corruptions in each of those extant Insular manuscripts, and there is a major discrepancy between the presence and absence of some exotic alphabets in those Insular and Royal texts which is examined below. A conclusion that the translator of the Royal Version worked from an Insular manuscript affiliated to subgroup 1 but superior to any of its extant copies thus seems reasonable.

His translation was evidently more comprehensive than the extant Latin text on which it was based. In addition to the three alphabets and the account of the peppers noted above, the Egerton Version contains several smaller passages integral to *Mandeville's Travels* but absent from the extant Defective and Royal Versions. Because the

[19] Deluz, *Le Livre*, pp. 60–9, lists thirty variant readings. Cf. M. C. Seymour, 'The scribal tradition of *Mandeville's Travels*: the Insular Version', *Scriptorium* 18 (1954) 34–54.

[20] The French forms are discussed by Deluz and Seymour. The relevant Latin forms in the unpublished edition of the Royal Version (ed. M. C. Seymour, D.Phil.Oxford, 1959) are: *quondam villam* 2/7, *via seu porte inferni* 28/18, *Hayla* 75/11; and *regalis mons* 75/23, *Latinis* 45/7, *castrum nisi* 87/16. See further the Textual Commentary below.

conflator's Defective copy-text was precisely affiliated to its extant tradition he did not find these passages there. And the probability of his having used a third manuscript in his conflation, considered in the account of the alphabets set out below, is remote, though not beyond imagination. The impulse to conflate the abridged Defective text with another translation would presumably not have arisen if that second translation had not itself been evidently incomplete. On balance it would appear that the lost English translation partly extant in the Egerton Version was more comprehensive than the extant Royal Version but not a completely unabridged text.

THE ALPHABETS

The validity of this conclusion is brought sharply into focus by the presence of the alphabets in the Egerton Version. Originally *Mandeville's Travels* included the names and characters of six alphabets: Greek, Egyptian (or Coptic), Hebrew, Saracen, Persian, and Chaldean (a form of Nestorian-Syrian). Each alphabet contained an introductory sentence and generally twenty-two names and characters.[21] Because of the difficulty of transcribing the forms and the strangeness of the names, scribes often confused and then omitted part or all of the forms and characters and then the introductory sentence. Such erosion was a continuous progress over many scribal traditions, and in many manuscripts blank spaces are left to mark the omissions.

The Egerton Version has the full tally of six alphabets with these qualifications: it has two versions of the Saracen p. 79, the names only of the Persian p. 84, and the characters only of the Chaldean p. 85. The Defective Version has only two alphabets, Hebrew and Saracen, both of which (on the evidence of the closeness of their scribal forms of names) are found in the Egerton Version pp. 59 and 79. The extant manuscripts of the Royal Version have the names but not the characters of three alphabets, Greek, Egyptian, and Hebrew, which

[21] The latest study is E. Seebold, 'Mandevilles alphabete und die mittelalterlichen Alphabetsammlungen', *Beiträge zur Geschichte der deutschen Sprache und Literatur* 120 (1998) 435–49. The unhistoric attempt, inherited from the sources, to impose a Roman letter structure on exotic alphabets is sometimes obscured by scribes who in all versions were liable to divide and confuse and omit names and characters of these exotica. Apart from Greek and 'Saracen' (possibly Armenian), the alphabets are semitic and so consonantal and almost impossible to transliterate. See J. Naveh, *Origins of the Alphabet* (1975).

are also found (again, on the evidence of scribal forms of names) in the Egerton Version. On this analysis the textual origins of its first four alphabets are:

> Greek (which is before the 'Egypt Gap') from the lost English translation, and Egyptian (which is during the 'Egypt Gap') also thence;
>
> Hebrew and the second version only of Saracen from the Defective Version.

There is no difficulty in assuming that the Royal Version once contained the characters of Greek, Egyptian, and Hebrew, and that these were a feature of the English translator's Latin copy-text. The difficulty lies in finding the origins of the conflator's copy of his first version of Saracen, the Persian names, and the Chaldean characters.

None of the three Anglo-Latin translations of *Mandeville's Travels* that existed alongside the Royal Version before 1400 in England was used by the conflator. The Harley Version, extant in the unique and imperfect BL MS. Harley 82, has the Greek and Egyptian alphabets but only the first three or four of the names of the others which are followed by the phrase *et cetera quere in originali.*[22] The Ashmole Version, extant in the unique Bodleian MS. Ashmole 769, has the names and figures of five alphabets (Greek f. 6, Egyptian f. 14, Saracen f. 41, Persian f. 44, Chaldean f. 45), but the forms of the Saracen and Persian names differ noticeably from those in the Egerton Version. The Leiden Version, extant in three manuscripts and extracts and fragments, has no alphabets. Hence it would appear that if the conflator did not find his first version of Saracen and his partial records of Persian and Chaldean in his copy-text of the lost English translation of the Latin Royal Version, he took them from a manuscript of the Insular Version.

In the extant tradition of the Insular Version all ten manuscripts of subgroup 1 lack the Persian and Chaldean alphabets, and six of them lack the Saracen (having thus, by an indirect coincidence, a shared characteristic with the extant Royal Version).[23] Two of the four

[22] *The Metrical Version of Mandeville's Travels*, ed. M. C. Seymour, E.E.T.S. (London, 1973), pp. 154, 162, 171, 171, 175, and 176. The unprinted Ashmole and Leiden Versions await their editors.

[23] Discrepancies between those Insular and Royal manuscripts in the scope and sense of their corrupt variant readings show that this alphabetic similarity is coincidental and not, as I claimed in *Medium Aevum* 30 (1961) and *Scriptorium* 18 (1954), genetically significant.

manuscripts which comprise subgroup 2 (BL MS. Sloane 560 and Bodleian MS. Add. C 280) omit all alphabets, the former marking the omission of the Chaldean f. 23 with the sentence *en celle terre de Chaldee ils ont lour propre langage et lours propres lettres tieles qe vous trouerez au fyn de lyuere*, presumably copied from its exemplar since the last leaf has no alphabet, cf. a similar injunction in the Latin Harley Version quoted above. A third manuscript of this subgroup 2 (BL MS. Sloane 1464) has the Egyptian, Hebrew, and Saracen alphabets and blank spaces for the Greek, Persian, and Chaldean ff. 10^{v}, 84^{v}, 86. The fourth manuscript of this Insular subgroup 2 (Leiden Univ. MS. Vossius Lat 75) has names and characters of the Hebrew, Saracen, Persian, and Chaldean alphabets and omits those of Greek and Egyptian ff. 3^{v}, 8^{v}; its several scribal distortions of its text, otherwise found only in MS. Sloane 560, are distant from the text, in translation, of the Latin Royal Version. None the less, it is the only extant text of an Insular manuscript of subgroups 1 and 2 in which the conflator of the Egerton Version could have found Saracen, Persian, and Chaldean alphabets. The manuscript itself was written *c.*1400.

The nine manuscripts of subgroup 3 of the Insular Verison have a more complex scribal tradition; they were all written in France after 1400 and some were conflated with another French text, the Continental Version. Their lost ancestor was, however, an affiliate of subgroup 2 written in England and, for the present inquiry, had one interesting feature; it gave the characters but not the names of the Chaldean alphabet, as in the Egerton Version, and the names and characters of the other five alphabets. Its text is otherwise distant from the Royal Version, but if the conflator of the Egerton Version did refer to a third manuscript for his Persian and Chaldean alphabets, an early ancestor of subgroup 3 of the Insular Version is one possibility.[24]

The one certain feature of the scribal tradition of the Insular Version in all its subgroups is the vulnerability of the alphabets to distortion and loss. The transmission of the Royal Version was undoubtedly subject to similar accidents, and it is therefore possible,

[24] There is nothing to support the idea that the Persian names and the Chaldean forms once comprised a single Nestorian alphabet within the scribal tradition of *Mandeville's Travels*, though that may have been their external origin. The Nestorian liturgy was in Syriac, sometimes identified as a debased form of Aramaic. Cf. M. Letts, *Mandeville's Travels*, Hakluyt Society 2nd ser. CI (London, 1953) who prints facsimiles of the scribal characters of each alphabet of the Egerton Version.

even probable, that the conflator's copy-text of the lost English translation of the Royal Version contained relics of the Saracen alphabet and Persian names and Chaldean forms. Indeed, the presence of the Saracen alphabet in that translation is virtually assured by the fact that he copied it first into his text and then, being dissatisfied with its imperfect state of 22 names and characters, added the fuller version of his Defective copy-text of 25 letters with the comment *þis maner payes me better þan þe toþer* 79/16; since he would not have referred to a third text when he had a good copy of the alphabet to hand in his Defective Version. It is, of course, possible that he referred to a third text to fill blank spaces left for the Persian and Chaldean alphabets in one or both of his copy-texts; both the Royal Version and the Defective Version derive from subgroup 1 of the Insular Version which lacked those alphabets and often left blank spaces for them. In such a case a lost ancestor of subgroup 3 of the Insular Version would be a possibility, but if he did make use of such a manuscript it was solely to provide these two alphabets.

SOME OTHER PASSAGES

In addition to these alphabets are other clauses and phrases in the Egerton Version which are not paralleled in the Defective or Royal Versions as they are extant but which are integral parts of *Mandeville's Travels*. They are generally short, but some are more substantial, as these examples show. In the account of the land of Job, which immediately precedes the Chaldean alphabet, the conflator includes two such sentences at 85/10 and 85/26;

> and þaire langage es gretter and mare generalle þan of any land on þat syde þe see . . . of wham haly writt spekes. Oute of þe citee of Vr went Abraham at þe bidding of Godd after þat his fader was deed and tuke with him Sara his wyf and his broþer sone Loth for þat tyme he had na childer himself and come into þe land of Canaan and dwelled þare in a place þat es called Sychem. Þis Loth was he þat was saued at þe subuersioun of Sodome and Gomorre.[25]

The first sentence here occurs in a context precisely reflected in the Defective and Royal Versions, and while one might argue that the second and larger passage shares its origin with the Chaldean alphabet

[25] Insular Version ed. Warner p. 77/26–39, ed. Deluz p. 300/13–301/18. Cf. Defective Version p. 68/12–14 and Royal Version, p. 91/3–15.

from a third Insular manuscript, the simpler explanation seems more likely.

In the account of the diamond which follows the descriptions of Chaldea and Ethiope, taken mainly from the Defective Version with the addition of references to Isidore and Bartholmaeus noted above as the sixth of the interpolations, the conflator repeats one sentence from his Defective copy-text at 89/1 and 89/19:

> Bot sum werkmen for malice will noȝt polisch it for þat men schuld trowe þat þai myȝt noȝt be polischt . . . Neuerþeles sum werkmen will noȝt polische þam fully for to gere men wene þat þai may noȝt be polischt forhand.[26]

Between these two sentences is a paragraph integral to *Mandeville's Travels* but lacking in the Defective Version and the Royal Version. The conflator incorporates the very short account of the diamond in the latter version at the beginning of his own account, though oddly without the term *hamese* (Arabic *almās* 'diamond') which the Royal Version properly includes. Again, it would appear that the passage comes from the lost English translation of a Royal manuscript more comprehensive than any extant today, rather than a third Insular manuscript.

A third example is the account of the Pepper Forest, wholly absent from the Royal and Defective Versions but fully recorded by the conflator.[27] Apart from the interpolation of the legend of St Thomas noted above, this is the most substantial passage in the Egerton Version without immediately discernible origins beyond its presence in the Insular Version. The account contains unique scribal forms of the names of peppers, properly spices, *Sportyn* and *fulphul* and *Boboile*, alongside the better *Sorbotin* and *Fulful* and *Bano* (Arabic *zanjabīl* 'ginger', *filfil* 'pepper', *al-lubān* 'frankincense') of the Insular Version. These forms contribute to the corpus of uniquely corrupt scribal forms of exotic terms and place-names in the Egerton Version noted in the Textual Commentary, which would discover the conflator's copy-text at these points if it were extant.

The problem of textual origins which these passages pose, alongside the Persian and Chaldean alphabets, is not soluble within present knowledge. The simpler and so perhaps the better solution is to imagine that the conflator worked from an English translation of the

[26] Defective Version p. 71/11–13. Cf. Royal Version pp. 93/25–94/9 and Insular Version ed. Warner 79/45–76/40, ed. Deluz 305/7–309/14. The differences between the two ME sentences indicate two copy-texts, Defective and Anglo-Latin.

[27] Cf. Warner p. 83/45 and Deluz p. 319/6–7.

Latin Royal Version more comprehensive than any of the six extant manuscripts, and several passages in the Egerton Version point that way; e.g. its account of the sultans during the 'Egypt Gap' where there was no Defective copy-text is more comprehensive than that in the Royal Version which, omissions apart, it follows closely in sense and forms of exotic names. The alternative solution is to imagine that while combining the two English translations the conflator compared and repaired his emerging text by reference to an Insular manuscript which he translated into English whenever necessary. Such a procedure would not have been impossible, but it would have been cumbersome, apart from the additions of the two alphabets which required no translation and having their contexts indicated by blank spaces in his English copy-texts. Moreover, the Egerton Version does not offer a fully comprehensive text of *Mandeville's Travels* which such a triple conflation would, arguably, produce. It lacks a number of passages of substance, like the accounts of Lot's incest and the Khan's superiority of title and majesty and the secret burial practices of the Mongols.[28] It also lacks, perhaps by scribal erosion, some small passages found in the Royal Version but nothing that is found in translation in the abridged Bodley Version, which thus provides no evidence of an English translation more comprehensive than the extant Latin text.[29] On balance, the simpler explanation that the conflator worked solely from copy-texts of two English translations without recourse to a third Insular manuscript seems the more reasonable, and is the one adopted in this edition.

THE CONFLATION

The conflator's purpose was, self-evidently, to provide an English text of *Mandeville's Travels* fuller than either of his two copy-texts. These were on a cursory examination imperfect; the Defective manuscript lacked a large part of the description of Egypt because of the loss of a second quire in the Insular text from which it was translated, and the English translation of the Royal Version lacked much of its Prologue where it spoke of Sir John Mandeville himself.

[28] Insular Version ed. Warner 51/26–30, 120/44–8, 124/42–4; ed. Deluz 227/8–18, 402/9–17, 411/12–17.

[29] e.g. during the 'Egypt Gap' the Egerton Version lacks the Royal text 20/18–22 and 32/29–33/3.

The conflator used his Defective text as his base, and where that was seen to be lacking he added material from his second English translation. For the most part these additions are of paragraph length and self-contained, but increasingly after Chapter 5 where he filled the 'Egypt Gap' from the Anglo-Latin translation, where both his copy-texts had a common substance he inserted phrases and clauses from one copy-text into matter copied from the other. By Chapter 8 the two English translations are firmly fused where they share matter in common, though the Defective Version generally maintains its priority of expression. The sequence of his conflation was determined by the sequence of his copy-texts which agree except in a few minor instances where the conflator follows the Defective sequence. This primary method of block-conflation is generally successful, and is partly reflected in the conflator's division of his text into 162 chapters. His Defective text had twenty-four lightly rubricated chapters, and his second text probably retained the 88 chapters of the Royal Version. He added no rubrics but did include side-notes, generally place-names, to guide the reader. In general, though there are occasional omissions of neglect and misplacings within a small context, the conflation offers a coherent version of the book. The northern dialect gives the whole book an apparent unity of presentation, but the disparate styles of the original translations (the one reflecting the more sophisticated syntax of the Insular Version, the other reflecting the simpler Latin constructions) are discernible. Both the conflator's copy-texts derive from manuscripts of subgroup 1 of the Insular Version and so have a textual unity of a kind.

The commission of the conflation is unclear. If the conflator was a Benedictine, as suggested above, he was possibly commissioned by a lay patron wishing to repair the omissions of his Defective manuscript. Whatever its origins, it appears not to have achieved a wide circulation. By 1400 the Defective Version was too well-established to be easily displaced as the dominant English translation of *Mandeville's Travels*, and the strong northern dialect of the conflation would have been a further restraint. The appearance of the unique manuscript at St Albans abbey in 1490 may be due to a chance deposit by a visiting monk from the North.

The date of the conflation is also unknown. Since it was based on an early copy of the Defective Version and since that version is conservatively dated *c.*1385,[30] a date of *c.*1390 may not be wildly

[30] Defective Version pp. xii–xiii.

astray. The last decades of the fourteenth century saw a surge in English translations of French and Latin books as well as the so-called Wycliffite biblical books, and this conflation reflects that literary activity. Where the Insular Version was read largely by professional and well-born bibliophiles (among them the *Pearl* poet and Chaucer) and the four Anglo-Latin translations by professed and secular clergy, the English translations brought a brightly presented account of the Holy Land and the exotic empires of the East to a wider audience.[31] Another and near-contemporary conflation of the Defective Version appeared in the south *c.*1400. Its method of working was somewhat different; it expanded its copy-manuscript by a line-by-line comparison and translation of an Insular manuscript, thus producing a complete text. This Cotton Version also failed to challenge the dominant Defective Version. Despite this common failure to expand beyond their immediate contexts, both conflations offer a superior text, and both conflators deserve our gratitude for their efforts. In neither case is there evidence of name or location.

BRITISH LIBRARY MS. EGERTON 1982

ff. xii + 130 + xiv. Parchment, with some leaves holed before writing and with modern paper fly-leaves added by binder in 19c. 215 × 150 mm. heavily trimmed. Frame ruled in dry point 170 × 100 mm. and containing 30–31 lines.

COLLATION: modern foliation begins with an early fly-leaf, f. xi in that collation. 1^{12}, 2^{16}, $3–4^{12}$, 5^{14} (wants 12, 13 after f. 63 without loss of text), $6–10^{12}$, 11^{8} (wants 7, 8 without loss of text). Catchwords and quaternions in scroll-work. No signatures survive. ff. 82 bottom and 132 side are torn, with slight loss of text.

CONTENTS: confined to a unique English version of *Mandeville's Travels* with elementary incipit and explicit. f. 3 Here begynnez þe buke of Iohan Mawndeuille. f. 132^{v} Here endes þe buke of Iohan Maundeuile.

INK: black, based on oak-galls. Some letters, especially at the outer edges of a page, are oxidised and occasionally gone.

SCRIPT: a fluent *anglicana formata* hand *c.*1400. Its distinctive

31 M. C. Seymour, 'Mandeville in England: the early years', *Mandeville and Mandevillian Lore in Early Modern English*, ed. L. Niayesh (Manchester, 2010), pp.1–15.

graphs are headless *a*, tadpole *e* (alongside a less common modern *e*), figure-eight *g*, long *r*, dotted *y*, delta-shaped *s* in initial and final positions and long s with descender like *f* in medial positions, descenders of *d* looped and often with otiose flourish in final position, ascenders of *w* curled with double limb on the second. See frontispieces. No other manuscript in this hand (e.g. of *Pricke of Conscience* or *Handlynge Synne*) has been identified.

LANGUAGE: North Riding of Yorkshire, listed in *Linguistic Atlas of late medieval English* III. 582, cf. I. 255, without a detectible underlay. Probably very similar to the copy-text. Slight variations of spelling in some of the marginal and supralinear correctons (e.g. *callys* 83/33) suggest the possibility of a corrector of a similar provenance.

TRANSCRIPTION: within the norms of the time there are very few copying errors, and these are of three types. First, the omission of single words and parts of phrases is generally marked by a caret and corrected above line or in margin. A few caret marks are without correction, and a few omissions are not so marked. These scribal corrections are indicated by prime marks in the printed text. Secondly, false copying of letters and words by a mistaken anticipation of the text struck through or expuncted. Thirdly and rarely, oblique lines like modern prime marks correct mistakes in word order. There are few mistakes of reading; in three instances of *wynes* for the better *vynes* the forms of the copy-text are possibly copied, (see 40/5–6) but *v/w* variation occurs elsewhere. This suggests that the scribe had as his copy-text the conflator's fair copy.

PUNCTUATION: each chapter division begins with a coloured initial letter (in two or three lines) and has coloured parafs added where the scribe left a space marked by two oblique lines. On two occasions (at 85/35 and 93/36) the guide-letters for the coloured initials are mistaken, and sometimes the parafs are not added. Within this scheme each sentence as conceived by the scribe begins with an upper-case initial letter and generally ends with a point. The syntax is for the greater part paratactic. Where subordinate clauses occur they are occasionally marked by a *punctus elevatus*, especially where there is a change in sense of direction, e.g. before *neuerþeles* and similar qualifiers.

ABBREVIATIONS: these are for the greater part standard. On comparison with words written in full barred final *ll* and *ss* and the upward flourish of final *r* indicate *lle*, *sse*, *re*, and a suspension bar over final *m* and *n* indicates *me* and *ne* except in some common forms like *knawen* and *men* and *þam* where it appears otiose.

SIDE-NOTES: these are written in text ink, generally brief and boxed and often in Latin. The occasional occurrence of such notes before their text (e.g. f. 115 *Catonolabes* on recto, name and story in text on verso) suggests that these notations were copied from the exemplar. All Latin quotations and many place-names in the text are underlined in red. Three manicules occur in margins.

DECORATION: undertaken by the scribe. An initial *S* within an elementary frame (taking six lines), perhaps designed to be gilded but now badly faded on a page once left unprotected, begins the text. Subsequent chapter divisions, unnumbered and without rubric, have initial capital letters in blue and red ink, with markedly angular graphs and rounded terminals on their descenders and headstrokes. No comparable decoration is, within present knowledge, reported in manuscripts of contemporary date and place.

HISTORY: an early fly-leaf has this note, dated 22 March 1803: 'On a leaf pasted on the inside of the ancient cover of this MSS and too friable and decayed to be separated from it and preserved there was written: Thys fayre Boke I have fro the abbey at Saint Albonys in thys yeare of our Lord m.ccccIxxxx the sixt daye of Apryle. Willyam Caxton – Richard Tottyl 1579 – Lond. This Book was given to me by the Revd Hugh Tuthill a descendant of the above named Richard Tottyl who was a celebrated printer – E. Hill M.D. March 22nd 1803.'

There is no reason to doubt the authenticity of this note. Caxton died early in 1492, entrusting his will, no longer extant, to Sir Richard Ward priest. His former colleague Richard Pynson published the first English edition of *Mandeville's Travels c.*1495 from another manuscript. St Albans was, according to the book, the birthplace of Sir John Mandeville, and its abbey may have attracted this manuscript for that reason. The acquisition of a manuscript owned by Caxton (possibly part of the stock which passed to Pynson) by the Elizabethan printer Richard Tottel, who published his *Miscellany* in 1557, is wholly credible. His direct descendant Hugh Tuthill proceeded M.A. at Trinity College, Dublin in 1777. Dr Edward Hill was in 1803 Regius Professor of Physic at the college. The British Museum purchased the manuscript from his grand-daughter in 1865. The history of the manuscript is thus known almost without break since 6 April 1490, and it had possibly been at St Albans for some years previously.

EDITORIAL PROCEDURES

The text is transcribed from the unique copy in British Library MS Egerton 1982. Suspended letters and abbreviations are silently expanded. Initial *ff-* is printed as *f* or *F*, and minuscule *z* is distinguished from the scribe's identical graph of minuscule *ȝ* where its pronunciation requires that form. Punctuation is editorial. Word-division follows modern usage. Within the printed text scribal corrections are accepted and recorded in the sub-textual apparatus.

The scribe marked the beginning of each of his 162 chapter divisions with an initial capital letter in blue or red. These divisions are marked here by printing the first word or words of the chapters in upper-case. The scribe's underlining in red of Latin quotations and some place-names is not recorded. His brief marginalia, generally of place-names boxed in red, are recorded below the text as *in m.* for *in margin*.

As an aid to comparison, the twenty-four numbered and rubricated chapter headings of his major copy-text, the text of the Defective Version as printed in the EETS edition of 2002, are added to the scribe's text. As a further aid to comparison, the paragraph divisions of that EETS edition are replicated here wherever practicable. By chance, the foliation of the base manuscript of that edition approximates to that of the Egerton manuscript, ff. 134 in the former and ff. 132 in the latter, though there is not an exact correspondence because of the 'Egypt Gap' and other lacunae in the Defective Version.

MANDEVILLE'S TRAVELS
THE EGERTON VERSION

HERE BEGYNNEZ ÞE BUKE OF IOHAN MAWNDEUILLE f. 3r

[CHAPTER 1 PROLOGUE]

SEN yt es so þat þe land beȝond þe see, þat es to say þe land of repromissioun þat men calles þe haly land, amanges alle oþer landes es þe maste worthy land and souerayne of alle oþer and es blissed and sacred and halowed of þe preciouse blude of oure lorde Ihesu Criste; in þe whilk land it lyked him to take lief and blude of oure lady saint Marie and to enuirun þat land with his blissed fete. And þare he didd many miracles and preched and teched þe faithe and þe lawe of vs cristen men as vnto his childer. And þare he sufferd many reprufes and scornes by vs. And he þat was [king] of heuen and of erthe, of þe aer and of þe see, and of alle thingz þat er contened in þam, wald be called alle anely king of þat land, as þe prophete saise *Noli timere filia Syon, ecce rex tuus venit tibi mansuetus*, þat es to say, þou doghter of Syon drede þou noȝt, for lo þi king commes to þe dulye mylde and meke.

And þat land he chose before alle oþer landes as þe best and þe maste worthy of þe werld, for as þe philosophere saise, *Virtus rerum in medio consistit*, þat es to say, þe vertu of thingez es in þe myddes. And in þat land he wald lede his lyf and suffer hard passioun and dede of þe Iews for vs synfull wormes, to by and delyuer vs fra deed wiþouten end, whilk was ordeyned til vs for þe synne of oure forme fader Adam and for oure awen also, for as for himself he desserued neuer nane euill, for he did neuer euill ne thoght neuer euill. And he þat was king of glory and of ioy mightiest and best wald in þat place suffer þe deed titter þan in anoþer. For he þat wille do any thing þat he wille be knawen | openly til alle men, he wille ger crie it openly in (f. 3v) þe middelle of a toune or of a citee, so þat it may be knawen til alle þe parties of þe citee. On þe same wyse he þat was kyng of alle þe werld wald suffer deed at Ierusalem þat es in middes of þe werld, so þat it might be knawen to men of alle þe parties of þe werld how dere he boght man þat he had made til his awen liknes for þe grete luffe þat he had til him, for mare worthie catelle myght he noȝt hafe sett

12 king] *om.*

for vs þan his awen blissed body and his precious blude, þe whilk he sufferd be schedd for vs.

A dere Godd, what lufe he had til his sugets when he þat neuer didd trespas wald for trespassours suffer ded! Right wele aght men to lufe and serue swilk a lorde and wirschepe and praise swilk a land þat broȝt furthe swilk fruyte thurgh whilk ilk man es saued bot if it be his awen defaute. Þis es þe land þat es hight til vs in heritage, and in þat land he wald die [as] sesse þarin to leefe it to his childer, for þe whilk land ilke a gude cristen man þat may and has wharoff suld enforce hym for to conquere oure right heritage and chace oute þeroff þaim þat er mistrowand. For we er called cristen men of Criste oure fader, and if we be riȝt childer of Criste we awe for to chalange þe heritage þat oure fader left to vs and for to do it oute of straunge men handes.

Bot now pride enuy and couetise has so enflaumbed þe hertes of lordes of þe werld þat þai er mare bisie for to disherite þaire negbours þan for to chalange or conquere þaire right heritage beforesaid. And þe comoun peple þat wald putte þaire bodys and þer catelle in iupardy for to conquere oure heritage, þai may nathing do wiþouten lordes for | [f. 4r] assemblee of þe peple wiþouten lordes þat may gouerne þam es as a flokk of schepe þat has na schepehird, þe whilk departes sunder and wate neuer whider þai schuld ga. Bot wald Godd þat þir werldly lordes ware at gude accorde and wiþ oþer of þaire comon peple wald take þis haly viage ouer þe see, I trowe wele þat wiþin a lytille tyme oure riȝt heritage beforesaid schuld be recounsailed and putte into þe handes of þe right heyeres of Ihesu Criste.

And for als mykille as it es lang tyme passed sen þare was any general passage ouer þe see into þe haly land, and men coueytes to here speke of þat land and of diuerse cuntreez þeraboute and þeroff þai hafe grete solace and comforthe, I Iohan Mawndevyle knyȝt, þof alle I be vnworthy, þat was borne in Ingeland in þe toune of seynt Albones, and passed þe see þe ȝere of oure lorde Ihesu Criste m^{l}.cccxxxii. on Myghelmesday, and seyne hiderward has bene lang tyme ouer þe see; and has sene and gane thurgh many kingdomes, landes, and prouincez and iles, and hase passed thurgh Turkye, Ermony þe lesse and þe mare, Tartarye, Perse, Sirie, Araby, Egipte þe hie and þe lawe, Liby, Caldee, and a grete party of Ethiope, Amazoun, Inde þe lesse and þe mare a grete party, and thurgh many

8 as] and *abbrev.*　　31 *in m.*] nomen auctoris libri

oþer iles þat er aboute Inde, whare dwelles many diuerse maners of folke of diuerse lawes and schappes; of whilke landes and iles I schalle speke mare playnely. And I schalle diuyse a party of þa thinges what þai er when tyme commes, after þat it may comme to my mynde, and specially for þaim þat wil and er in purpose to visit þe haly citee of Ierusalem and þe haly | places þat er þareaboute. And (f. 4v) I schalle telle þe way þat þai schalle hald þider, for I hafe many tymes passed and riden it in gude company of lordes.

[CHAPTER 2 A WAY TO IERUSALEM]

IN ÞE NAME of Godd allemyghty, he þat wil passe ouer þe see to Ierusalem, he may wende many ways, bathe on þe see and on þe land, after þe cuntreez þat he commes fra, and many of þam commes `alle´ to ane end. Bot trowes noȝt þat I wille telle alle þe tounes and citeez and castelles þat men schalle ga by, for þan me must make to lang tale, bot alle anely sum cuntreez and maste principal stedes þat men schalle ga thurgh to ga þe riȝt way schortly I think for to touche.

For if a man come fro þe west partys of þe werld as Ingland, Ireland, Wales, Scotland, or Norway, he may if he wille wende thurgh Almayne and thurgh þe kyngdom of Hungary þat marchez to þe land of Poline and to þe land of Pannony and of Alleseye.

And ȝe schalle vnderstand þat þe kyng of Hungary es a fulle grete lord and a myghty and haldes grete and mykille land, for he haldes þe land of Hungary, Sauoy, Comany, a grete party of Bulgary þat men calles þe land of Bulgers, and a grete party of þe kyngdom of Ruscy, and þat lastes to þe land of Nyfeland and marchez opon Pruysse. And thurgh þe land of Hungary men gase to a cytee þat es called Chipproun and thurgh þe castelle of Newburgh. And men passez by þe ryuer of Danuby. Þis es a fulle grete ryuer and gase into Almayne vnder þe hilles of Lumbardy, and it takes into him xl. oþer ry|uers and it rynnes thurgh Hungary and Cresses and Tracy and (f. 5r) gase into þe see so stalworthely and wiþ so grete strenth þat þe water es fresch xx. myle wiþin þe see.

And afterward men gase to Bulgary and enters into þe land of Bulgers, and þare passez men a brigg of stane þat es ouer þe ryuer of Marrok. And þan men passez thurgh þe land of Pynceras and

13 alle] *above line* 21 Poline] Poloine/Poline

commes to Grece to þe citee of Sternes and to þe citee of Affynpayn and seyne to þe citee of Bradenople and seyne to þe citee of Constantinople þe whilk was sumtyme called Bethsamaron, and þare dwelles commounly þe emperour of Grece. þare es þe best kyrk of þe werld and þe fairest and it es of saynt Sophie.

AND BEFORE þe kyrk of saynt Sophie es ane ymage of Iustinyane þe emperour wele ouergilted, and it es made sittand apon a hors and coround. þis ymage was wont to hald in his hand a rounde appel of gold, bot it es lang sen it felle oute of þe hand. And men saise þare þat þe fallyng oute of þe apple es a token þat þe emperour has lost a grete party of his lordschepe. For he was wont to be emperour of Romany, of Grece, of Asie þe lesse, of Surry, of þe land of Iudee in þe whilk es Ierusalem, of þe land of Egipte, of Perse, and of Araby, bot he has lost alle outetaken Grece and þat land anely he haldes. Men wald many tymes hafe putte þe appel into þe ymage hand, bot it wille ˋnoȝtˊ habyde þerin. þis apple betakens þe lordschepe þat he had ouer alle þe werld. þe toþer hand he haldes lift vppe agayns þe est in taken for to menace mysdoers. þis ymage standes on a piler of marble.

fo. 5v AT CONSTANTYNOPLE es þe spounge and þe rede of whilk | þe Iewes gafe oure lord to drynke when he hang on þe crosse. Sum men trowes þat halfe þe crosse of Criste be in Cypre in ane abbey of munkes þat men calles þe hille of þe haly crosse, bot it es noȝt so, for þat crosse þat es in Cypre es þe crosse on whilk Dismas þe gude theeffe was hynged. Bot alle men wate noȝt þat, and þat es ille done, for bycause of getyng of offerandes þai say þat it es þe crosse of oure lorde Ihesu Criste.

AND ȜE SCHALLE vnderstand þat þe crosse of oure lord was made of foure maner of treesse, as it [es] contende in þis werse whilk es here writen, *In cruce fit palma cedrus cypressus oliua*. For þe pece þat went vprightes fra þe erthe vnto þe heued was of cypresse. And þat pece þat went ouerthwert to þe whilk his hend ware nailed was of palme. And þe stock þat stude in þe erthe in þe whilk was made a mortas was of cedre. And þe table abouen his heued was a fote and a halfe long on þe whilk þe tytle was writen in Hebrew, in Grew, and in Latyne, and it was of olyue.

Of þise foure maner of treesz þe Iews made Cristes crosse for þai

6 *in m.*] ymage 15 noȝt] *in m.* 17 est] west 19 *in m.*] Spounge and Rede 29 es] *om*

trowed þat he schuld hafe bene hingand apon þat crosse als lang as þat crosse myght last. And þerfore made þai þe fote of cedre, for cedre may noȝt rote in erthe ne in water, for þai wald þat it schuld hafe lang lasted. And for þai trowed þat Cristez body schuld hafe stynked, þai made þat pece þat went fra þe erthe vpward on whilk his body honge of cypresse, for it es wele smelland, so þat þe smelle of his body schuld not greue to men þat come forby. And þat pece þat went ouerthwert to whilk his hend ware nayled was of | [f. 6r] palme for in þe alde testament was it ordaynd þat when any man had þe victory of his enmy he schuld be cround wiþ palme. And for þai trowed þat þai had þe victory of Criste þai made þe ouerthwert pece of palme. And þe table of þe tytle was made of olyue for olyue betakens pees, as þe story of Noe beres witness whare þe doufe broght þe braunche of olyue in hir beek whilk betakned pees made betwix Godd and man. And so trowed þe Iewes to hafe pees when Criste was deed, for þai said þat he made stryffe amang þam.

And ȝe schalle vnderstand þat oure lord was nailed to þe crosse liggand and þerfore he sufferd þe mare payne. Men of Grece and oþer christen men also þat dwelles beȝond þe see saise þat þe tree of þe crosse þat we calle cypresse was of þat tree þat Adam ete þe appel off, and so þai fynd writen. And þai say also þat þaire scripture saise þat Adam felle seke and said to his sone Seth þat he schuld ga to paradys and pray þe aungelle þat kepes paradys þat he wald send him of þe oile of þe tree of mercy for to enoynt wiþ his membres þat he myght hafe hele. And Seth went forth to paradys, bot þe aungel wald noȝt late him in bot said to him þat he myght noȝt hafe of þe oile of mercy. Bot he tuke him foure graynes of þe same tree þat his fader ete þe appel off, and bad him, alssone as his fader ware deed, þat he schuld putte þase graynes vnder his tung and graue him so. And of þase foure graynes schuld spring trees þat schuld bere `a´ fruyte thurgh whilk Adam schuld be saued. And when Seth come hame agayne he fand his fader nere deed, and he did wiþ þe graynes as þe aungel bad, of whilk sprang foure trees wharof | [f. 6v] a crosse was made þat bare gude fruyte, Ihesu Criste, thurgh wham Adam and alle þat come of him er saued and delyuerd fra deed wiþouten end, bot if it be þaire awen defaute.

ÞIS HALY CROSSE had þe Iews hidd in þe erthe vnder þe roche of mount Caluarie, and it lay þare cc. ȝere and mare vnto þe tyme þat

30 a] *above line*

saynt Helyne fand it, þe whilk saynt Helyne was moder of Constantyne þe emperour of Rome. And scho was doghter of Coel kyng of Ingeland þat was þat tyme called þe mare Bretayne. And þe emperour of Rome when he was in þat cuntree and sawe hir grete bewtee, he tuke hir to his wyfe and gatte on hir þe forsaid Constantyne. And ȝe schalle vnderstand þat þe crosse of oure lorde was of lengh viii. cubits, and þat tree þat was ouerthwert had in lenth three cubits and a halfe.

A PARTY OF ÞE COROUN of thornes wharwiþ oure lord was coround and ane of þe nayles and þe spere heued and many oþer relyques er in Fraunce in þe kynges chapelle. And þe coroune lyes in a vesselle of cristalle wele dight and richely. A kyng of Fraunce boght þise relyques sumtyme of þe Ianuenes to wham þe emperour had layd þam in wedd for a grete somme of gold. And if alle it be so þat men saise þat þis coroun be of thornes, ȝe shall vnderstand þat it was of iunkes of the see þat ware whyte and prikked als scharpely as thornes. For I hafe many tymes sene bathe þat þat es at Parysch and þat þat es at Constantinople, for þai ware bathe of ane made of iunkes of þe see, bot men has departed þam in twa parties, of whilk a party es at | f. 7r Parysch and þe toþer party es at Constantinople. And I hafe a prikk þeroff þat semes a whyte thorne, and þat was giffen me for grete frenschepe, for þare er many of þam broken and fallen doune in þe vesselle wharein þe coroun es ay as þei breke when men stirrez þe vesselle to schewe þe coroun to grete lordes and to pilgrimes þat commes þider.

AND ȜE SCHALLE vnderstand þat oure lorde þe nyght þat he was taken, he was ledd intil a gardyne and þare he was opposed scharply. And þare þe Iews scorned him and sett a coroun on his heued and thrast it þeron so fast þat þe blude ran doune by many placez of his visage and his neck and his schulders. And þat coroun was made of braunches of albespyne, and þerfore has þe albespyne many vertuz. For he þat beres a braunche þeroff apon him, þer schalle na thunder ne na maner of tempest dere him, ne þe hous whare it es in may nane ille spirit come in ne in na place whare it es. And in þe same gardyne sayne Petre forsuke oure lord thryes.

Afterward was oure lord ledd before þe bischope and þe officers of þe lawe in anoþer garden of Annas, and þare he was opposed also and scorned and coround eft wiþ a thorne þat men callez þe

6 *note in damaged margin beyond recovery* 31 *in m.*] vertues albespine

barbarene þat growed in þat gardyn, and þat also has many vertuz. And afterward he was ledd into a gardyn of Cayphas, and þare he was coround wiþ ane engletere. And seyne he was ledd into þe chaumbre of Pylate, and þare he was opposed and coround. For þe Iews sette him in a chaiere and cledd him in a mantelle, and þan made þai þe coroun of þe iunkes of þe see, and þai knelid to him and coround him þerwiþ and said | *Aue rex Iudeorum*, þat es at say, Haile f. 7v
kyng of Iews. And þis coroun of whilk þe ta halfe es at Parysch and þe toþer at Constantinople had Criste apon his heued when he was done on þe crosse. And þerfore men schuld maste wirschepe it and hald it mare worthy þan any of þe oþer. Þe schaft of þe spere wiþ whilk Criste was stanged to þe hert hase þe emperour of Almayne, bot þe heued þerof es at Parisch. Þe emperour of Constantinople saise þat he has þe spere heued, and þat spere heued hafe I oft sene, bot it is gretter þan þat of Parisch.

ALSO AT CONSTANTINOPLE lies saynt Anne oure lady moder wham saynt Helyne gert be broght fra Ierusalem. And þare lies also þe body of Iohan C[r]isostom þat was bischope of Constantinople. And þare lies sayne Luke þe euangelist for his banes ware broght fra Bethany whare he was grauen. And many oþer reliques er þare. And þare es of þe vesselles of stane as it ware marble þat men calles *ydrions* þat euermare droppes water and filles þamself ilk a ȝere.

And I do ȝow to wit þat Constantinople es riȝt a faire citee and a gude and wele walled and it es three cornerd. And þare es ane arm of þe see þat men calles Ellespount, and sum calles it þe bouche of Constantinople, and sum brace sayne George. And þis water enclosez twa parties of þe citee. And vp toward þe see apon þe same water was wont to be þe grete citee of Troy in a faire playne, bot þat citee was destruyd wiþ þaim of Grece.

| ABOUTE GRECE er many iles, þat es to say Calcas, Calistra, f. 8r
Oertige, Tesbiria, Minca, Flaxonia, Melo, Carpateya, Lenpnia. And in þis ile es þe mount Caucase þat passez þe clowdes. Þare er also many oþer diuerse cuntreez and spechez þat er tributaries and obeyand to þe emperour, þat es to say Turcople, Pyncenard, Comange, Tracy, Macedoyne of whilk Alexander was kyng, and many oþer.

10 maste] *preceded by erasure of 4 or 5 letters* 16 *in m.*] sayne Anne 18 Crisostom] Cisostom *in m.*] Crisostom 19 *in m.*] seyn Luc 25 *in m.*] hellespount 28 *in m.*] Troie 32 *in m.*] Mons Caucasus

In þis cuntree was Aristotle borne in a citee þat men calles Strages a litille fra Tracy. At Strages lyes Aristotle. And þare is ane awtere apon his toumbe, and þare make þei a solempne feste ilke a ȝere as he ware a saynt. And apon his awtere þai hald þaire grete counsaile and assemblee, and þai trowe þat thurgh inspiracioun of Godd and him þai salle hafe þe better counsaile.

In þat cuntree es riȝt grete mountaynes toward þe end of Macedoyne. And amanges oþer þer es ane þat men calles Olympus þat departes Macedoyne and Tracy, and it es hye abouen þe clowdes. þare es also anoþer hille þat men calles Athos, and þat es so hie þat þe schadewe þeroff rechez vnto Lempny, þe whilk es þerfra nere lxxvii. myle. Abouen on þir hilles es þe aer so clere and so sutille þat men may fele na wynd þare, and þerfore may na beste ne fewle liffe þare, so es þe aer drye. And men saise in þase cuntrees þat philosophirs sumtyme went vp on þir hilles and held to þaire noses spoungez moisted wiþ water for to cacche aer, for þe aer þare was so drie. And also abouen on þir hilles in þe powder þai wrate letters wiþ þaire fingers, and at þe ȝere end þai went agayne f. 8^{v} and fand þe same | letters þat þai had writen þe ȝere before als fresch as þai ware on þe first day wiþouten any defaute. And þerfore it semes wele þat þase hilles passez þe clowdes to þe pure aere.

IN þE CITEE of Constantinople es þe emperours palays riȝt faire and wele dight. And þare besyde es a fayre place ordaynd for iustyng, and þer er stagez made alle aboute it and grecez þat men may sit on, ilk ane abouen oþer, to see þe iustyng, so þat nane schalle dere oþer ne lett oþer to see. And vnder þe stages er stables vowted wele for þe emperour hors, and alle þe pilers er of marbille.

And in þe kirk of saynt Sophy ane emperour on a tyme wald hafe layd þe body of his fader when he was deed. And als þai made a graue þai fand a body in þe erthe, and apon þat body lay a grete plate of gold and þerapon was writen in Hebrew, in Grewe, and in Latyne *Ihesus Cristus nascetur de virgine Maria et ego credo in eum*, þat es to say, Ihesu Criste salle be borne of þe virgyn Mary and in him trowe I. And þe date when þis was writen and layd in þe erthe was ii^{m}. ȝere before þe incarnacioun of Criste. And ȝit es þat plate in þe tresoury of þe kirke, and men saise þat þat body was þe body of Ermogenes þe wyse man.

2 *in m.*] Aristotle   8 *in m.*] Olympus   10 *in m.*] Athos   12 *in m.*] Nota

AND IF ALLE it be so þat þe Grekes be cristen ȝit þai vary fra oure faith. For þai say þat þe haly gaste commes noȝt oute of þe sonne bot anely of þe fader, and þai er noȝt obeyand to þe kirke of Rome ne to þe pope. And þai say þat þaire patriarke has als mykille power beȝond þe Grekis see as oure pope hase on þis syde. And þerfore | þe f. 9r pope Iohan þe xxii. sent letters to þaim schewand þam how þat þe cristen faith schuld be alle ane and þat alle cristen men schuld be obeyand to a pope whilke es Cristez vicare in erthe to wham Godd gaffe fulle powere for to bynd and to louse, and þerfore þai schuld be o[be]dient til him. And þai sent to him many answers, and amanges oþer þai sent him ane and said on þis wyse: *Potenciam tuum summam circa tuos subiectos firmiter credimus. Superbiam tuam summam tollerare non possumus. Auariciam tuam summam saciare non intendimus. Dominus tecum sit quia dominus nobiscum est. Vale.* þis es to say: We trowe wele þi powere es grete apon þi subgets. We may noȝt suffer þi grete pride. We er noȝt in purpose to staunche þi grete couetise. Godd be wiþ þe for Godd es wiþ vs. Farewele. And oþer answere had he noȝt of þaim.

þe Grekes also makes þe sacrement of þe autere of leuaynd breed for oure lord made it of leuaynd breed when he made his maundee. And þai say we erre þat makes þe sacrement of tharf breed. And on þe schire Thursday make þai þat breed in a takenyng of þe maundee and dries it at þe sonne and kepez it alle þe ȝere and giffez it to seke men in steed of howsille. And þai make bot ane vnccioun when þai cristen childre ne dippes þam bot anes in þe fount. þai anoynt na seke men. And þai say þer es na purgatory and þat saules salle nowþer hafe ioy ne payne before þe day of dome. þai say also þat fornicacioun es na dedly bot a kyndely thing, and þat men and wymmen schuld noȝt be wedded bot anes, and wha so weddes ofter þan | anes þaire childer er bastardes and geten in synne. þaire prestes f. 9v also er wedded. And þai say þat oker es na dedly synne. þai selle benificez of haly kirk and so duse men in oþer placez, and þat es grete sclaunder and grete harme, for now es symony kyng corouned in haly kirk. Godd may amend it when his wille es.

þai say also þat in Lentyn men schuld noȝt synge messe bot on þe Setirday and on þe Sonnenday. And þai fast noȝt þe Seterday na tyme of þe ȝere bot it be Ȝole Euen or Pask Euen. þai suffer na man

10 obedient] odient 11 *in m.*] Answere of Grekis 19 *in m.*] Faithe of þe Grekes 21 And þai . . . breed] *added at bottom of page* 31 dedly synne] synne dedly *marked by carets for reversion*

þat commes fra þis syde of þe Grekes see syng on þaire awters. And if it falle þat þai do þai wasche þe awter alsone wiþ haly water. And þai say þat þer schuld bot a messe be sungen at ane awter on a day. Ouer þat þai say þat oure lorde ete neuer bodily mete bot he made signe of etyng, and feyned as he had etyn schewand taken of manhede. Þai say we synne dedly in þat we schaue oure berdes, for þai say þat þe berde es taken of manhede and þe gifft of Godd, and þa þat schafes þaire berdes þai do it alle anely for to plese þe werld and þaire wyfes. Þai say also þat we synne dedly in etyng of bestez þat ware forbedd in þe alde lawe as swyne, hares, and oþer bestez þat chewes noȝt cudde. Also þai say þat we synne in etyng `of flesch´ in þe three days before Ask Wedensday, and also in etyng of flesch on Wedensdays and when we ete whit mete on Frydays. And þai curse alle þase þat etes na flesh on þe Seterday. Also þe emperour of Constantynople makes þe patriarkes, ercebischopes, and bischopes, and he giffes alle þe digniteez of haly kirk in þat cuntree, and he pryues þam þat him think vnworthy. And so he es þare lorde |
f. 10r bathe of temperaltee and of spiritualtee.

If ȝe wil wit of þe abce of Grew and whatkyn letters þai hafe, here ȝe may see þam and þer names also:

Alpha Beta Gamma Delta E breuis Epissima Zeta
Hetha Tetha Iota Kappa Lappa Mi Ni Xe
O breuis Pe Cope Ro Sima Tau Gui Fi Xi
Spa O longa Encos Chile.

AND IF ALLE it be so þat þire thynges touche noȝt to teching of þe way to þe haly land, neuerþeles þai touche þat þat I hafe hight to schewe, þat es at say of þe customes and maners and diuersitez of cuntreez. And for þe land of Grece es þe next cuntree þat variez and es discordand in faith and lettres fra vs and oure faith, þerfore I hafe sette it here þat ȝe may wit þe diuersetee þat es betwene oure trowth and þaires, for many men has grete lyking and comforth to here speke of straunge thinges.

4 *in m.*] nota 11–12 of flesch] *in m.* 21–4 *scribal forms of Greek letters written above lines*

[CHAPTER 3 AȜEN TO ÞE WAY FRO CONSTANTYNOPLE]

NOW COMME I agayne `for´ to `teche´ þe way fra Constantinople to þe haly land. He þat wille ga thurgh Turkye, he gase to þe citee þe whilk es called Nyke and so thurgh þe ȝate of Chiuotot and to þe mount of Chiuotot þat es riȝt hie, and it es oþer halfe myle fra þe citee of Nyke. Wha so wille passe fra Constantinople to þe haly land by see, he schalle ga by þe brace of sayn George and so sayland in þe Grekes see by a place whare sayne Nicholas lies and by many oþer places. And first men commes til ane ile þe whilk es called Sylo, and in þat yle growes mastik apon smale treesse, and it springes oute of þam as it ware þe gum of plum tree or chiry tree. | f. 10v Seyne men passez by þe ile of Pathmos whare sayn Iohan þe euangelist wrate þe Apochalipse. And ȝe schalle vnderstand þat when oure lord died sayn Iohan was of elde xxxii. ȝere, and he liffed after þe passioun of Criste lxii. ȝere.

Fra Pathmos men gase til Ephesum, a faire `citee´ and nere to þe see, and þare died sayne Iohan and was grauen behind þe awter in a toumbe. And þare es a faire kirk, for cristen men ware wont for to hafe þat citee in hand bot now it es occupied wiþ Turkes, and so es alle Asy þe less and þerfore es Asy þe lesse called Turky. In þe toumbe of sayne Iohan men may fynd na thing bot manna, for sum men saise his body was translated into paradyse. And ȝe schalle vnderstand þat sayn Iohan gert make his graue þare in his lyfe and laid himself þerin alle qwikk. And þerfore sum saise þat he dyed noȝt bot þat he restez þare to þe day of dome. And forsothe þare es riȝt a grete meruaile, for men may see þare þe erthe of þe toumbe many a tyme stirre and moue as þer ware a qwikke thing vnder.

Fra Ephesum men passez by many iles in þe see vnto þe citee of Pateran whare sayne Nicholas was borne, and so to þe citee of Marc whare he was chosen to be bischope. Þare growes riȝt gude wyne and myghty þe whilk men callez wyne of Marc.

FRA ÞENNE men passez to þe ile of Grece þe whilk þe emperour gafe sumtyme to þe Ianuynes. And fra þene men wendes to þe ile of

3 for] *above line* teche] *in m.* 10 *in m.*] Sylo 11 *in m.*] mastik 13 *in m.*] Pathmos 17 *in m.*] Ephesum citee] *above line* 30 *in m.*] Pateras *in m.*] Marca 32 *in m.*] Wyne of Marc

Cophos and so by þe ile of Lango, of whilk iles Ypocras was sumtyme lorde.

And sum saise þat in þe ile of Lango es Ypocras doghter in f. 11r liknesse of a dragoun, þe whilk es | a hundreth fote lang as men saise, for I hafe noȝt sene it. And folk þare calles hir lady of þat ile. Scho lies in ane alde castelle and schewes hir thries in þe ȝere, and scho duse na man harme. Scho was changed þus fra a faire damyselle til a dragoun thurgh a goddesse þat men called Diane. And men saise þat scho salle dwelle so vnto þe tyme þat a knyght comme þat schalle be so hardy þat he salle dare ga to hir and kisse hir mouth, and þan salle scho turne agayne to hir awen kynde and be a womman, bot scho salle liffe bot lytille while after.

And it es noȝt lang sithen a knyght of Rodes þe whilk was a doghty man and a hardy said þat he wald kisse hir. And he leped on his coursere and went to þe castelle and entred into þe caue whare þe dragoun lay. And scho began to lift vp hir heued agayne him, and þe knyght sawe it so hidous and fast he fledd away. And þe dragoun folowed and tuke þe knyght and bare him maugree his [teeþ] til a cragg of þe see, and ouer þat cragg scho kest him into þe see, and so was þat knyght lost.

Also a ȝong man þe whilk wist noȝt of þat dragoun went oute on a tyme of `a´ schippe for to refresch him, and walked furth in þis ile til he come to þe castelle and entred into þe caue, and so he fand a chaumbre. And þerin he sawe a damyselle kemmand hir hare and loked in a mirrour, and scho had mykille tresoure aboute hir, and he supposed þat scho had bene a commoun womman þat had dwelled þare to kepe men þat come thurgh þe cuntree. And he stude stille þare behind hir tille scho parsayued þe schadowe of him in þe mirrour, and þan scho turned hir toward him and asked him what he wald. And he said þat he wald be hir paramour. And scho asked him | f. 11v if he ware a knyght, and he said nay. And scho said þat þan myght he noȝt be hir lemman. Bot scho bad him go agayne to his felawes and make him knyght and come agayne on þe morue and scho schuld come oute of þe caue. And scho bad him þat he schuld kisse hir mouthe and hafe na drede of hir in what figure so euer he sawe hir, for scho schuld do him no harme if alle scho ware neuer so vggly ne so hidous til his sight. For scho said it was done by enchauntement for scho was swilk as he sawe hir þat tyme. And scho said him þat if

1 *in m.*] Cophos *in m.*] Lango 3 *in m.*] Filia ypocras 13 *in m.*] A tale
18 teeþ] *om.* 21 *in m.*] Agiyne (*unclear*) 22 a] *above line*

he kissed hir he schold hafe alle þat tresour and be lord of hir and of þase iles.

And he went fra hir and come to his felawes to þe schippe and gert make him knyght and went agayne apon þe morue to kisse þe damyselle. And whan he sawe hir comme oute of þe caue in liknes of a dragoun, he had so grete drede þat he fledd to þe schippe. And scho folowed him and whan scho saw þat he turned noȝt agayne scho began to crie as a thing þat had mykille sorowe. To þe schippe scho folowed him and when he was entred into þe schippe scho turned agayne wiþ a hidous crie. And sone after þe knyght died.

And seyne hiderward myght na knyght see hir þat ne he died sone after. Bot when a knyght commes þat es so hardy þat he dare kisse hir he schalle noȝt die bot he schalle turne þat damyselle into hir riȝt schappe and he schalle be lord of hir and of þe iles beforesaid.

FRA ÞIS ILE men passez to þe ile of Rodes þe whilk þe Hospitelers haldez and gouernes. And þis ile þai wan of þe emperour of Constantinople. And it was sumtyme called Colos, and so calles þe Turkes it ȝit. And | sayne Paule in his pistle wrate to þam of þat ile f. 12[r]
ad Colocenses. Þis ile es viii[c]. myle fra Constantinople for to wende by þe see.

FRA ÞIS ILE of Rodes men passez into Cypre whare er many vynes, of þe whilk es made noble wyne and myghty, þe whilk e[s] þe first ȝere reed and after a ȝere it turnez to whyte, and ay þe elder it es, þe whittere it waxes and þe mare clere and mare myghty and þe better smelle hase. Vnto Cypre men passez by a place þat es called þe gulf of Cathaly, þe whilk was sumtyme a grete cuntree and a faire and a faire citee þerin þat hight Cathaly.

And alle þat cuntree was lost thurgh foly of a ȝong man, for þer was a faire damyselle whilk he luffed wele and scho dyed sudoynely and was layd in a a graue of marble. And for þe grete lufe þat he had to hir he went on a nyght til hir grafe and apened it and went in and lay by hir and ȝode his way. And at þe nynde moneth end a voice come to him on a nyght and said, Ga to þe graue of þat womman and apene it and behald what þou has geten on hir. And if þou ga noght þou schalle hafe grete harme and grete disese. And he went and apned þe grafe, and þer flowe oute a heued riȝt horrible and hidous to see, þe whilk flowe alle aboute þe citee and alssone it sank and alle þe cuntree aboute it. And þare er many perilous passagez.

15 *in m.*] Rodes 21 *in m.*] Cipre 22 es þe] er þe

FRA RODES to Cypre es nere v^c. myle, bot men may wende to Cipre and noȝt com at Rodes. Cypre es a gude ile and a grete, and þare er many gude citez bot principally foure. Þare er also three f. 12v bischopes and ane ercebischope. Þe ercebischope see es | at Nicosy. Þe principale citee of Cypre es Famagost, and þare es þe best hauen of þe see in alle þe werld for þare arryues cristen men and hathen and men of alle naciouns. And in Cypre es anoþer hauen at þe citee of Lymettes. In Cypre also es þe hille of þe haly crosse, and þare es ane abbay of monkes, and þare es [þe] crosse of þe gude theeffe Dismas, as I hafe said before. And sum trowes þat þare es þe half of þe crosse of oure lord, bot it es noȝt so.

In Cipre lyes sayn Genouefe of wham men of þat cuntree makes grete feste and grete sollempnytee. And in þe castelle of Amours liez þe body of saynt Hillarion and men kepes it fulle wirschipfully. In Cipre men huntes wiþ papiouns þe whilk er lyke to leopardes, and þai take wylde bestes riȝt wele, ȝa better and mare swiftly þan hundes. And þai er sumdele mare þan lyouns.

In Cipre es þe maner þat alle men, bathe lordes and oþer, etez þaire mete apon þe erthe, for þai make pittes in þe erthe alle aboute þe halle depe to þe knee, and þai ger paue þam wele, and when þai wille ete þai ga into þe pittes and settes þam doune. And þis es þe cause, for to be mare fresche, for þat land es mare hate þan it es here. At grete festes and for straunge men þat commez þider þai sette burdes and fourmes as men duse in þis cuntree, bot þai ware leuer sitte on þe erthe.

In Cipre þer es a laake half a myle fra þe see, þe water of þe whilk ilk a ȝere a certayne tyme congelez into gude salt. And þerfor schippes þat commes fra þe haly land commes þer away for to fraght þam wiþ þat salt.

FRA Cipre men `may wende´ by see and by land to Ierusalem, and f. 13r in | a day and a nyght he þat has gude wynd may come to þe hauen of Tyre þat now es called Surry, and it es at þe entree of Surrie. Þare was sumtyme a faire citee of cristen men, bot Sarzenes hase destruyd it a grete party, and þai kepe þat hauen riȝt strangly for drede þat þai hase of cristen men. Men myght passe to þat hauen righter and better and come noȝt at Cipre, bot þai wende gladly to Cipre to rest þam þare on þe land and to refresch þam and also to fraght þer

5 *in m.*] Famagost 9 þe] *om.* 15 *in m.*] Papiouns 30 may wende] *added at bottom of page* 32 *in m.*] Tyre

schippes wiþ salt, as I talde ȝow before, and to by þam oþer thinges þat þai hafe nede off to þaire liffing.

At Tyre euen apon þe see syde men may fynd many rubies. And þare es also þe welle of whilk haly writte saise þus, *Fons ortorum puteus aquarum viuencium*. In þis citee of Tyre said þe womman Samaritane til oure lorde þir wordes, *Beatus venter qui te portauit et vbera que suxisti*, þat es at say, Blissed be þe wambe þe bare and þe pappes þat þou sowked. And þare forgafe oure lord þe womman of Cananee hir synnes. Before þe citee of Tyre was sumtyme þe stane whareon oure lorde satte and preched, and on þat stane was founded þe kirk of saynt saueour. And viii. myle fra Tyre apon þe see syde es þe citee of Saphon or Sarepte toward þe este. Þare was þe prophete Helyas wont for to dwelle, and þare raised oure lorde Ihesu þe wydow sone fra deed to lyue.

And v. myle þeine es þe citee of Sydon, of whilk citee Dydo þat was Eneas wyf after þe destruccioun of Troy was lady. And scho founded Cartage in Affryk, þe whilk es now called Dydoncato. In þe citee of Tyre regned Achilles, Dydon fader. And xviii. myle fra Sydon es þe citee | of Beruch. And fra Beruch three day iourneez es f. 13v
þe citee of Sardyne, and fyue myle þeine es þe citee of Damasc.

[CHAPTER 4 A WEY LENGERE ON ÞE SEE TO IERUSALEM]

QWHA SO WIL GA langer tyme on þe see and come nere to Ierusalem, he schalle go fra Cipre by see vnto porte Iaff, for þat es þe next hauen to Ierusalem, for fra þat hauen to Ierusalem es noȝt bot a day iournee and a half. Þare es þe citee of Ioppe, bot it \`es´ called Iaffe after ane of Noe sones þat hight Iaphet whilk founded it. And sum men saise it es þe eldest citee of þe werld for it was made before Noe flude. And þare er banes of a geaunt þat hight Andromedes, and ane of his ribbes es xl. fote lang.

Wha so arruyes at þe first hauen of Tyre or of Surry whilk I spakk off before, he may if he wille ga by land to Ierusalem. And he salle ga to þe citee of Acoun þat was sumtyme called Tholomayda, a day iournee fra Tyre. And it was a citee of cristen men sumtyme, bot now it es destruyd for þe maste party. And fra Venice til Acoun es by

12 *in m.*] Saphon 19 *in m.*] Sydon 24 *in m.*] Port Iaff 26 es] *above line*
35 *in m.*] Acon

see ii^{m}. and iiii^{xx}. myle of Lumbardy, and fra Calabre or fra Cicil til Acoun es i^{m}. and ccc. myle, and þe yle of Grece es riȝt in þe mydde way.

Beside þe citee of Acon toward þe see as it ware sex furlangs þeine on þe riȝt hand toward þe south es þe hille of Carmele whare Helyas þe prophete dwelled. And þare was þe order of frere Carmes first founded. Þis hille es noȝt riȝt grete ne hie. At þe fote of þis hille was sumtyme a gude citee of cristen men þat men called Cayphas because f. 14^{r} Cayphas founded it, bot it es now alle wasted. | And at þe left syde of þe hille es a toune þat men calles Saffre, and it es sette apon anoþer hille. Þare was sayne Iame and sayn Iohan borne, and in þe place of þaire birthe þer es a faire kirke standand.

Also fra Acon til a hille þat men calles *Scale de Tyre* es a c. furlangs. And besyde of Acoun rynnes a litil riuer þat men calles Belyon. And þare nere es þe fosse of Mynon alle rounde, þe whilk es nerehand a c. cubites large, and it es alle fulle of grauelle. And if þer be neuer so mykil taken on þe ta day, on þe morue it es als fulle as euer it was, and þat es a grete meruaile. And þer es euermare grete wynd in þat fosse þat stirres alleway þe grauelle and makez it to buyle vp. And if a man putte þerin any metelle it turnez alssone into glasse. Þis grauelle es schynand, and men makes þeroff gude glasse and clere. Þe glasse þat est made of þis grauelle, if it be putte agayne into þe grauelle it turnes agayne into grauelle as it was first. And sum saise þat \`it´ es a swelgh of þe grauelly see. Men commes fra ferre cuntreez wiþ schippes by see and wiþ cartes by land to fecche of þat grauelle.

Also fra Acoun beforesaid gase men three day iournez to þe citee of Palestyne þat now es called Gaza, and it es a fulle faire citee and fulle of ricches and of folk. Fra þis citee til a hille wiþoute bare Sampson þe forte þe ȝates of þe citee, þe whilk ware made of brasse. And in þat citee he sloghe þe kyng in his palays and many oþer also aboute iii^{m}. and himselfe wiþ þam, for þai had taken him and putte oute bathe his eghn and culled off his hare and putte him in prisoun. f. 14^{v} And at þaire festes þai broght | him furth before þam and made dance before þam and make iapes. So on a hie feste day when he was wery fordanced before þam, he bad him þat ledd him þat he suld lede him to þe post þat bare vpp alle þe hous. And he tuke þe post in his armes and schoke doune alle þe hous apon þam, and so he sloghe

5 *in m.*] Carmelus   11 *in m.*] Iohannis et Iame oppidum natale   15 *in m.*] Mynon   18 *in m.*] Miracle   24 it] *above line*   28 *in m.*] Gaza

himself and alle þat ware þerin, as it telles in þe bible in xvi. chapetre of Iudicum. Fra þis citee men may ga to þe citee of Gerare and so to þe castelle of Pilgrimes and so to Ascalon and þan to Iaff and so to Ierusalem.

[CHAPTER 5 þE WAY TO BABILOYNE FRO GAZA]

HE þAT WILLE ga first to Babilon whare þe sowdan dwelles to hafe leue for to passe mare surely thurgh þe cuntreez and for to ga to þe mount Synay before he come to Ierusalem and þan turne agayne to Ierusalem, he salle ga fra Gaza to þe castelle of Ayre. And þan a man passez oute of Surry and enters intil wildernes whare þe way es riȝt sandy. And þat wildernes lastes viii. day iournez. Neuerþeles men schalle fynd alleway by þe way alle þat þam nedes of vitailes. þis wildernes es called Acchelek. And when a man commes oute of þis deserte he enters intil Egipte, whilk also es called Canopak and in anoþer langage it es called Merfyne. And þe first gude toune þat men fyndes es called Balbeor, and it es at þe end of þe kyngdom of Halope. And fra þeine men gase til Babilon and to þe citee of Caire.

In Babilon es a faire kirk of oure lady whare scho dwelled viii. ȝere when scho fledd oute of þe land of Iudee for drede of kyng Herode. And þare lies þe body of þe haly virgyn sayn Barbara, and þare dwelled Ioseph when his breþer had salde him intil Egipte. And þare also gert kyng Na|bugodonosor putte þe three childer in þe fyre forþi f. 15^{r}
þat þai held þe riȝt beleue. And þase childer hight Anany, Azary, and Mysael, as þe psalme saise of *Benedicite*. Bot Nabugodonosor called [þam] oþer names, þat es at say Sydrak, Mysak, and Abdenago, whilk er þus mykil to say, Godd glorious, Godd victoriouse, Godd ouer alle kyngdomes. And þat was bycause of þe myracle þat he sawe when he sawe Goddes sone ga wiþ þase childer vp and doune in þe fire.

At Babilon es comounly þe dwellyng of þe sowdan in a faire castelle and a strang, sette apon a hie roche. In þat castelle er alleway dwelland for to kepe þe castelle and to serue þe sowdan ma þan viii^{m}. men þat takes alle þaire necessaries of þe courte of þe sowdan. þe maner of his courte schold I wele ynogh ken for I dwelled a lang

26 þam] *om.* 32 *in m.*] Soldanus

tyme wiþ þe sowdan and was sowdiour wiþ him in his weres agayne þe Bedoynes. And he wald hafe maried me richely wiþ a grete prince doghter and giffen me many grete lordschepes so þat I wald hafe forsaken my beleue and turned to þaires, bot I wald noȝt.

And ȝe schalle vnderstand þat þe sowdan es lord of fyue kyngdomes, whilk he has geten by conquest and approperd vntil him. And þir er þai: Egipte, and þe kyngdom of Ierusalem of whilk Dauid and Salomon ware kynges sumtyme, Surry of þe whilk þe citee of Damasc was cheeff, þe kyngdom of Halope in þe land of Dameth, and þe kyngdom of Araby of whilk ane of þe three kynges þat made offerand til oure lord when he was borne was kyng. And many oþer landes he haldes in his hand. And ȝit ouer þis he es called Calaphes, þat es a name of grete dignitee and of grete worschepe, and
f. 15v it es als mykille at say as kyng for | þe sowdan es of als grete auctoritee amanges þaim as þe kyng es here amanges vs.

AND ȜE SCHALLE vnderstand þat þar was sumtyme fyue sowdanes after þe noumer of þe fyue kyngdomes þat langes to þe sowdan þat es now. Bot now þer es bot a sowdan, þe whilk es called þe sowdan of Babilon.

Þe first sowdan of Egipte was called Yaracon and he was Saladyne fader, þe whilk was sowdan after Yaracon þe same tyme þat kyng Richard was in þase cuntrez wiþ his oste of cristen men. After Saladyn regned his sone Boradyn, and after him regned his neuew.

Qwhen he was deed þe comoun pople of Egipte thoȝt þam ouermykille thralled and bun in awe, and sawe þat þai ware strang bycause of þe multitude of þam, and went and chose þam ane of þaimself for to be þaire sowdan, and he was called Melechsala. And in his tyme Lowice þe kyng of Fraunce went into þe haly land and faght wiþ þe sowdan, and þare þe kyng was taken and putte in prisoun. Þis same sowdan afterward was slayne wiþ his awen seruands and anoþer was chosen in his steed, þe whilk was called Tympieman. And he raunsouned kyng Lowice and deliuerd him oute of prisoun.

Afterward ane of þe comouns þat hight Cothas slew Tympieman and was made sowdan for him, and he gert calle him Melechomethos, wham sone after anoþer of þe comouns, Bendochdaer by name, slewe and regned in his steed, and he was called Melechdaer. In his tyme þe gude kyng Edward went into Surry and didd grete

13 Calaphes] *Defective Version lacks text until 35/26*

harme to þe Sarzenes. Þis same sowdan was puysond at Damasc and died þare.

And after him his son wald hafe regned as next ayr and gert calle him | Melechsayt. Bot sone þer come anoþer that hight Elphy wiþ f. 16^{r} mykille folk and drafe Melechsayt oute of þe land and made himself sowdan. He tuke þe citee of Triple and slewe many cristen men þerin in þe ȝere of oure lord m^{l}. cc. lxxix. Afterward he, þis Elphy, was puysond thurgh anoþer þat coueited to be sowdan, and he also was slayne afterward.

And þan þai chose til þaire sowdan þe son of Elphi and called him Melechesserak. He tuke þe citee of Acoun and schotte oute of it alle þe cristen men þat ware þerin. Afterward he died of puysoun, and his broþer regned for him and was called Melechinasser. Sone after ane þat hight Guytoga tuke þis sowdan and empresound him in þe castelle of Mount Realle, and regned in his steed as sowdan and he was called Melechadelle.

He þis [Melechadelle] bycause he was ane aliene, þat es at say a Tartarene, was putte oute of þe land, and anoþer þat hight Bathyn was made sowdan and was called Melechynanser. Þe whilk on a day as he playd wiþ anoþer at þe chesse and his swerde standand drawen besyde him, felle at debate wiþ þe toþer, and þe toþer hent his awen swerde and slew him þerwiþ.

And afterward þer was grete discorde amanges þam for þe chesing of anoþer sowdan. At þe last þai ascented alle þat þe forsaid Melechinasser, wham Guytoga had empresound before in þe castelle of Mount Realle, schuld be þaire sowdan. Þis ilk Melechinasser regned a lang tyme and gouerned him wonder wysely so þat after þe decesse of him his eldest sone was chosen sowdan, and he was called Melechinadere, qwham his broþer gert sla priuely and regned in his steed and gert calle him Melechimandabron. | And he was sowdan f. 16^{v} when I parted oute of þat land.

Þe sowdan may lede oute of Egipte ma þan xx^{m}. men of armes, and oute of þe rewme of Surry and of Turky and oute of oþer rewmes þat er vnder his subieccioun he may bring ma þan l. thousand men of armes. And alle þai take þaire wagez and alle þat þam nedes of þe sowdan, þat es to say ilk ane of þam takes ȝerely vi^{xx}. florenes, bot ilk ane of þam buse hald three horses and a camelle.

17 Melechadelle] *om.* 30 he] he þat

And þare er ordaynd amanges þam in diuerse citeez and tounes certayne persouns þe whilk er called admyralles. And ilk ane admyralle salle hafe at his ledyng foure or fyue or sex men of armes, and sum ma. And ilk ane admyralle salle take als mykille by himself as alle þa þat er vnder him. And forþi when þe sowdan lykes to avaunce any man of gude þat es wiþ him he makes him ane admyralle. And if any derth come in þe cuntree þan þare knyghtes and sodyours selles þaire hernays for mischeeffe.

þE SOWDAN has three wyfes of þe whilke ane salle be a cristen womman and þe oþer `twa´ Sarezenes. And ane of þir wyfes salle dwelle in Ierusalem, anoþer at Damasc, and þe thridd at Ascalon. And ay when him list he gase to visit þam and vmqwhyle ledes þam aboute wiþ him. Noghtforþi he has lemmanes als many as him list haue. For when he comes tille any citee or toune he gers bring before him alle þe noblest and þe fairest maydens of þe cuntree nere aboute, and he gers þam be keped honestly and wirschipfully. And when he wille hafe any of þam he gers þaim alle be broght before him, and f. 17r wha so es maste lykand til | him he sendes tille hir or takes þe ryng off his fynger and castez tille hir. And þan salle scho be tane and waschen and bawmed and wirschipfully cledd and after souper be broght tille his chaumbre. And þus he duse ay when he wille.

Before þe sowdan salle na straunger come þat he ne salle be cledd in clathe of gold or tars or in chamelet, a maner of clething whilk þe Sarzenes vsez. And alssone as he has sight of þe sowdan, be it at wyndow or elleswhare, him behoues knele doune and kisse þe erthe, for swilk es þe maner þare to do reuerence to þe sowdan when any man wille speke wiþ him. And when any straungers commes tille him in message oute of ferre landes, his men salle stand aboute him wiþ drawen swerdes in handes, and þer handes vp on loft to stryke þam doune if þai speke any thing þat displesez þe sowdan. þare salle na straunger come before him for to ask him any thing þat ne his asked salle be graunted him if it be resounable and noȝt agayne þaire lawe. And riȝt so duse alle oþer princez and lordes in þat cuntree, for þai say þat na man suld come before a prince þat he ne schuld passe gladder away þan he come þiderward.

And wit ȝe wele þat þis Babiloyne of whilk I speke now whare þe sowdan es dwelland es noȝt þe grete Babilon whare þe confusioun of tunges was made when þe toure of Babilon was in makyng, þe walles

10 twa] *above line after deleted* three   18 til] til/tille   36 *in m.*] Turris Babilon

of þe whilk ware lxiiii. furlanges hye, and it es in þe desertes of Araby as men gase toward þe kyngdom of Caldee. Bot it es lang sen any durst come nere þat wricched place, for it es waste and `so´ fulle of dragouns and nedders and oþer venymous bestes þat þare dare na man come nere it. Þe cercle of þe toure wiþ þe compas | of þe citee f. 17v þat was þare sumtyme contenes xxv. myle aboute, as þai say þare in þat cuntree. And if alle it be called a toure þare ware sumtyme wiþin it many faire edificaciouns, þe whilk er now destruyd and noȝt bot wilderness. And ȝe schalle vnderstand þat it was made foure square, and ilk square contened sex myle and mare. Þis ilke toure made Nemprot þat was kyng of þat land, and men saise þat he was þe first erthely kyng þat euer was. He gert also make ane ymage in mynde of his fader and comaundid alle his subgetes to wirschippe þat ymage. On þe same wyse did oþer grete lordes aboute, and on þis maner began ydolatry first.

Þat ilke citee of grete Babilon was sette in a faire playne, þe whilk was called Sennaar felde, apon þe ryuer of Eufrates þat ran thurgh þe citee þat tyme. And þe walles of þe citee ware cc. cubites hie and l. cubites thikk. Bot efterward Syrus þe kyng of Perse wiþdrew þe water and destruyd þe citee and alle þe cuntree þareaboute. He departed þe grete riuer of Eufrates and gert it rynne in ccc. and xl. diuerse ways. For he had made his grete athe and sworne so greuously þat he schuld bring it to swilke a state þat wymmen schuld mow wade ouer and noȝt wete þaire kneesse, and so he did. And þe cause was for in þat ryuer þer ware oft tymes many of his worthiest men drouned.

FRA ÞAT BABILON þer þe sowdan dwelles for to passe north este to þe grete Babilon er xl. day iourneez thurgh deserte. And þat Babilon es noȝt in þe subieccioun of þe sowdan bot wiþin þe lordschippe of þe kyng of Perse. And it es halden of þe grete Caan, þe whilk es a grete emperour, ȝa þe grettest of þe werld, for he es lord | of þe grete ile of Cathay and of many oþer cuntreez and of a f. 18r grete party of Inde. His land marchez wiþ Prestre Iohan land. And he has so grete lordschippes þat he knawes nane end of þam. He es gretter and myghtier þan þe sowdan wiþouten comparisoun. Of his grete state and magestee I think to speke afterwardes when I come þerto.

3 so] *in m.* 10 ilk] ilk ilka 11 *in m.*] Nemprot

IN þE GRETE DESERTES of Araby es þe citee of Meek, and þare ligges þe body of Machomete fulle wirschipfully in a temple þat þe Sarezenes calles *musket*. And þis citee es fra Babilon whare þe sowdan dwelles xxxii. day iournees. And ȝe schalle vnderstand þat þe rewme of Araby es riȝt large, bot it hase þerin many desertes þe whilk may noȝt wele be inhabit for defaute of water, for þe desertes er so drie and sandy þat þare may na thing grow in þam. Bot þare whare þe land es inhabit þer es riȝt mykille folk.

Araby strechez fra þe end of Caldee to þe last end of Affric and it ioynes apon Ydumee toward Botron. þe cheeffe citee of Caldee `es´ Baldak. And of Affric þe cheeffe citee es Cartage, þe whilk Dydo founded þat was þe wyf of Eneas, first kyng of Troy and seyne of Italy. Mesopotamy also marchez apon þe desertes of Araby and es a grete cuntree, in þe whilk es þe citee of Aran whare Abraham þe patriarch dwelled sumtyme. Of þis citee was þe grete clerk Effrem, and Teophille whilk oure lady delyuerd oute of þe thraldom of þe fende, as men may fynd writen in þe buke of þe miracles of oure lady. Mesopotamy lastez fra þe ryuer of Eufrates to þe riuer of
f. 18v Tygre | for betwix þa twa ligges þat rewme.

And beȝond Tygre es þe kyngdom of Caldee, þe whilk es a grete cuntree and a large. In þat cuntree, as I said before, es þe citee of Baldak in þe whilk Caliphes was wont to dwelle, þat was pope and emperour of þat folk, þat es at say lord of temperaltee and of spiritualtee. And he was successour of Macomete and of his kynredyn. þis citee of Baldak was sumtyme called Susis, and Nabugodonosor founded it. þare dwelled Danyel þe prophete and sawe ofte times many visiouns of Godd, and þare he interpretid þe kynges dremes. Fra Saladyn þe sowdan hiderward hase þe Caliphes bene called sowdanes.

BABILON þE LESSE whare þe sowdan dwelles and þe citee of Caire þat es negh þerby er bathe grete citeez and faire. And þe tane of þam es sett apon þe ryuer of Gyon þat es also called Nilus, and it commes oute of paradys terrestre. þis ryuer ilk a ȝere when þe sone entres into þe signe of Cancre begynnes for to flow, and so it flowes continuelly als lang as þe sone es in þat signe and in þe signe of Lyoun. It flowes so þat sumtyme it es xx. cubites depe, and þan it ouerflowez alle þe land and oft tyme duse mykille harme to placez

1 *in m.*] Meek 10 es] *above line* 11 *in m.*] Baldak 13 *in m.*] Mesopotamy

þat ligges nere þe ryuer. For þer may na man þat tyme labour aboute tillynge of land, and swa þer falles oft sithes grete derth of corne in þat cuntree bycause of ouermykille wete. And on þe same [wyse] þer fallez grete derth when þat ryuer rysez noȝt bot lytille bycause of ouermykille drught. And when þe sone entres þe signe of Virgyn þan begynnes Nilus to decreesse vntil þe sone entre | into þe signe of f. 19r Libre and þan it haldez it wiþin þe bankes. Þis ryuer, as I said before, commes oute of paradys and rynnes thurgh þe desertes of Inde, and þan it synkkes doune into þe erthe and rynnes so vnder þe erthe a grete cuntree and commes vp agayne vnder a mountayne þat hat Alloche, þe whilk es betwix Inde and Ethiope as it were fyue moneth iournees fra þe entree of Ethiope. And þan it rynnes alle aboute Ethiope and Mauritane and so alle þe lenth of Egipte to þe citee of Alexander, and þare it entres into þe see at the end of Egipte. Aboute þis ryuer es grete plentee of fewles þat er called in Latyne *ciconie* or *ibices*.

ÞE LAND OF EGIPTE es lang bot it es narowe, for men may noȝt inhabit it on brede for desertes whare grete defaute es of water, and þerfore it es inhabit on lenth endlang þe forsaid riuer. For þai hafe na moisture bot þat þe forsaid ryuer ministers for it raynes noȝt þare, bot þe land es ouerflowed þerwiþ certayne tymes of þe ȝere, as I said before. And for þare es na trubling of þe aer thurgh raynes bot þe aer es þare alleway faire and clere wiþouten cloudes, þerfore þer was wont to be þe best astronomyers of þe werld. Þe forsaid citee of Cayre in þe whilk þe sowdan dwelles es besyde þe citee of Babilon, as I talde before, noȝt bot a lytille fra þe forsaid riuer of Nilus toward þe desertes of Surry.

Egipte es diuysed in twa parties. Þe ta party es betwix Nilus and Ethiope, and þe toþer betwix Nilus and Arabie. In Egipte es þe cuntree of Ramesses and þe cuntree of Gesen whare Iacob þe patriarc and ‵his′ offspring dwelt. | f. 19v Egipte es riȝt a strang cuntree, and many perlious hauens er þerin for þer lies in ilke a hauen many grete cragges of stane in þe entree of þam. Egipte hase on þe este syde þe Reed See þat rynnes vnto þe citee of Couston. And on þe west syde es þe land of Liby, þe whilk bycause of owermykille hete es barayne and beres na maner of fruyte. On þe south syde es Ethiopie, and on þe north es þe grete desertes þat lastez vnto Surry. And þus es Egipte strang on ilke a syde. Þe land of ‵Egipte′

3 wyse] *om.* 17 *in m.*] Egipt 31 his] *in m.* 38 *in m.*] Egipte

hase on lenth xv. day iourneez and on brede bot three wiþouten desertes.

Betwix Egipte and þe land þat es called Numid er xii. day iourneez in desertes. þe folk þat wones in þat cuntree er called Numidianes and þai er cristned. Bot þai er blakk of colour, and þat þai hald a grete bewtee, and ay þe blakker þai er þe fairer þam think þam. And þai say þat, and þai schuld paynt ane aungelle and a fende, þai wald paynt þe aungelle black and þe fende qwhite. And if þaim think þam noȝt black ynogh when þai er borne þai vse certayne medecynes for to make þam black wiþalle. þat cuntree es wonder hate and þat makes þe folk þeroff so black.

In Egipte er v. cuntreez. Ane þat es called Sahit, anoþer Demeser, þe thridd Resich and it es ane ile in þe riuer of Nilus, þe ferthe es Alisaunder, þe fift es Damiete. þe citee of Damyete was sumtyme riȝt strang, bot it was taken twys thurgh cristen men and þerfore afterwardes þe Sarezenes kest doune þe walles þeroff and of alle þe f. 20r castelles in þat cuntree. And þai made anoþer citee apon | þe see syde and called it New Damyete. At þis citee of Damyete es ane of þe hauens of Egipte and anoþer at Alisaundere, þe whilk es a strang citee and a wele walled. Bot þai hafe na water bot þat commes in cundites fra þe riuer of Nilus and þerfore, and men wiþdrew water fra þam, þai myght nawhile endure. In Egipte er bot fewe castelles for þe cuntree es strang ynogh of þe self.

IN ÞE DESERTE of þe land of Egipte a haly hermite mette on a tyme a beste forschapen, for it had þe schappe of a man fra þe nauel dunward and fra þeine vpward þe schappe of a gayte wiþ twa hornes standand on þe heued. þe hermite asked him in Goddes name what he was, and þe beste answerd and said, I am a creature dedly as Godd hase made me and in þis deserte I dwelle and gase to gete my sustinaunce. Wharfore I pray þee, hermite, þat þou wille pray to Godd for me, þat he þat come fra heuen tille erthe for þe saluacioun of mannes saule and was borne of a mayden and sufferd hard passioun thurgh wham we alle liffe, stirres, and hase beyng, þat he hafe mercy on me. Ȝit es þe heued of þat beste wiþ þe hornes halden and keped at Alisaunder for a miracle.

IN EGIPTE also es a citee þat es called Eliople, þat es als mykille at say as þe citee of þe sone. In þis citee es a temple round in þe maner

3 *in m.*] Numidia 24 *in m.*] de monstro cornuto 37 *in m.*] a maruel

of þe temple of Ierusalem. Þe preste of þe temple has writen in a buke þe date of a fewle þat men calles fenix. And þer es bot ane in alle þe werld, and þis fewle liffes fyue hundreth ȝere and at þe fyue hundreth ȝere end he commes to | þe forsaid temple and apon þe f. 20v awter he brynnes himself alle to powder. And þe preste of þe temple þat knawes by his buke þe tyme of his commyng makes þe awter redy and lays þerapon diuerse spiceries and sulphure viue and stikkes of þe iunipre tree and oþer thinges þat wille sone brynne. And þan þe fewle commes and lightes apon þe awter and fannez wiþ his wenges ay tille þe forsaid thinges be sette on fire, and þare he brynnes himself alle tille asches. On þe morue þai fynd in þe asches as it ware a worme. On þe secund day þat worme es turned tille a fewle parfitely fourmed. And on þe thridd day it flies fra þat place to þe place whare it was wont to dwelle. And so þer es neuermare bot ane. Þis ilke fewle betakens oure lord Ihesu Criste in als mykille as þer es bot a Godd þat rase on þe thridd day fra deed to lyfe. Þis forsaid fewle es oft tymes sene ayrand aboute when þe weder es faire and clere. And þai say þare þat when þai see þat fewle sore in þe aer þai salle afterward hafe gude ȝeres and miry, for þai say it es a fewle of heuen. And þis fewle es na mare þan ane egle of body. He has on his heued a creste as a pacok bot it es mykille mare þan þe creste of a pacok. His nekke es ȝalow and his back es ynde colour. His wenges er reed and his taile es barred ouerthwert wiþ grene and ȝalowe and reed. And in þe sonne he semes wonder faire, for þir er þe colours þat er fairest schewand.

IN EGIPTE er placez whare þe erthe beres fruyt viii. tymes in þe ȝere. And þare þai fynd in þe erthe þe fairest smaragdes þat er owerwhare, and þat es þe cause þat þai er so gude chepe `þare´ forby in oþer places. Also if it falle þat it rayne anes in þe sumer þan alle þe land of Egipte | es fulle of mysz. At þe citee of Cair þai bring to þe f. 21r markett men and wymmen þat er of oþer cuntrees borne and sellez þam comounly as men duse bestes in oþer cuntreez. Also þer es in þe citee of Caire a comoun hous ordaynd and made fulle of holes as it ware hen nestes, and þider þe wymmen of þe cuntree bringes egges of hennes and geese and dukes and layes þam in þe nestes. And certayne persones er ordaynd to kepe þat ilke hous and to couer þaim wiþ warme hors dung. And thurgh þe hete of þe hors dung þe egges bringges furth briddes wiþouten sittyng of hen or any oþer fewle.

28 þare] *in m.* 32 *in m.*] Nota de domo nidorum

And at þe end of iii. or iiii. wekes þe wommen commes þat broȝt þider þe egges and beres away þe briddes and bringes þam vp as þe maner of þe cuntree askes. And þus es alle þe cuntree replenyscht wiþ swilk maner of fewles. And þus þai do als wele in winter as in somer.

In þat cuntree men selles in a certayn tyme of þe ȝere lang appels, þe whilk men of þat cuntree callez appelles of paradyse, and þai er swete and deliciouse in þe mouthe. And when men scheres þam in diuerse partys euermare in þe middes of þam es funden þe figure of þe crosse. Bot þai wille be roten wiþin viii. dayes, and þerfore þai may noȝt be caried into ferre cuntrees. Þe treessez þat beres þam hafes lefes of a fute brede and a halfe and comounly men may fynd a c. of þase appells on a clustre. Þare er also oþer appels þat er called Adam appels, and ilke ane of þam hase in þe ta syde a merk of teeth riȝt as þai ware biten wiþ mannes teethe. Þer er also fige treezse þat beres neuer lefes bot þai bere fruyte on þe bare braunches, and þai er called Pharao fyges.

f. 21v | A LYTILLE FRA ÞE CITEE of Caire es a felde wharein bawme growes upon smale brusches as it ware of a fote height, and þai er lyke vnto wylde [v]ynes. In þis felde also er vii. welles whare Criste in his ȝouthede was wont for to play him wiþ oþer childer, and þare he schewed diuerse meruailes. Þis felde es noȝt so wele closed þat ne men may go in þat wille, outetaken þe tyme þat þe bawme growes, and þan þat felde es keped riȝt straytely, for it growes nowerwhare bot þare, nowþer in þat cuntree ne elleswhare. For if alle men take plantes or slyfynges þeroff and sett þam in oþer placez, þai may wele growe bot þai salle neuer bere fruyte. Þe lefes of þe bawme smelles noȝt so wele as þe bawme self duse. Þai cutte away þe deed braunches wiþ ane instrument made þerfore bot noȝt of yrne, and þat instrument es called *gaylounagon*. If þat instrument ware of yrne it wald corrumppe þe vertu and þe kynde of þe treezse, as it has oft bene proued by experience. Men of þat cuntree, what tyme þe felde salle be tilled, getes þam cristen men for to tille it and to geder it, and elles þa treesz schold bere na fruyte, as þe Sarzenes saise þaimself and oft tymes has bene assayd. Þe Sarzenes calles þe treesz þat beres þe bawme *enochbalse*, and þe fruyt þat es lyke vntille hostez þai calle *abebissam*. Bot þe liquour þat distilles oute of þe braunches

7 *in m.*] Poma paradisi 14 *in m.*] Poma adam 15 *in m.*] Ficus sine foliis
18 *in m.*] Bawme 20 vynes] wynes

calle þai *oxbalse*, þat es at say opobalsamum. Sum men saise þat þer growes bawme in Inde þe mare in þe deserte þer þe treessz of þe sone and þe mone spak tille grete Alexaunder. Bot þat place hafe I noȝt sene bycause of þe perlious | wayse þertille, and þerfore I can f. 22r telle na soþe þeroff.

And ȝe schalle vnderstand þat men may lightly be begyled in þe bying of bawme bot if þai hafe þe better connyng þerin. For sum selles a maner of gumme þat es called turpentyne and puttes þerto a lytille bawme for to make it smelle wele. Sum also puttes þerto oile of þe tree or of þe beries of bawme and saise it es gude bawme. Sum distilles gariofles, spikenarde, and oþer spiceries þat er wele smelland, and þe licour þat es distilled of þam þai selle in steed of bawme, and on þis wyse er many men dessayued, bathe lordes and oþer smaler men. For þe Sarezenes makes swilke sophisticaciouns for to dessayfe cristen men wiþalle, as I hafe oft tymes witen by experience. Marchandes also and apothecaries puttes þerto oþer sophisticaciouns afterward, and þan es it of lesse valu.

Bot if ȝow list I salle schew ȝow how ȝe may proue and assay whilk es trewe bawme and noȝt be dessayued. Ȝe schalle vnderstand þat balme þat es kyndely and gude es riȝt clere and ȝalow and hase a strang reflaire and a gude. And if it be thikk, reed, or blak þan es it sophisticate. Also take a litille bawme and lay it on þe lufe of þe hand and hald it in þe sone, and if þou may noȝt endure it nawhile for hete it es gude bawme. Take also a litille bawme on þe poynt of þi knyffe and touche þe fire þerwiþ, and if it brynne it es a gude bawme. Ȝit take a drope of bawme and putte it in a dische or a coppe and putte þerto gayte mylke, and if þe balme be gude alsone þe mylke salle loper. Putte also a drope þeroff in clere water in a pece | or in a clene f. 22v bacyn and stirre þe water and þe bawme togyder; and þe water be clere after þe stirring þe bawme es gude, and if it be thikk and drubly it es sophisticate. Þe gude bawme also es mykille stranger þan þat þat es sophisticate.

NOW HAFE I schortly talde ȝow sumwhat of bawme, and now wille I telle ȝow of Ioseph bernes, þat er ȝit in Egipte beȝond þe water of Nilus toward þe deserte þat es betwene Egipte and Affric. Þir er þe bernes of Ioseph þat ware made for to kepe corne in for þe seuen barayne ȝeres þat ware betakned by þe seuen deed qwhete eres whilk

20 *in m.*] Probatum balsi 22 *in m.*] Anoþer 24 *in m.*] Anoþer 25 *in m.*] Anoþer 27 *in m.*] Anoþer 36 *in m.*] Ioseph bernes

kyng Pharao sawe in swefnyng, as þe first buke of bible telles. And þai er made wonder craftily of clene hewen stane. Twa of þam er wonder hie and wyde also, and þe remanand es noȝt so hie. Ilk ane of þam hase a porche at þe entree. Þir ilke bernes er now fulle of nedders, and men may ȝit see writen on þam wiþouten many scripturs of diuerse langagez. Sum men saise þat þai er `þe´ graues of sum grete men in alde tyme, bot þe comoun voice es þare þat þai er þe bernes of Ioseph, and þat find þai in þaire cronicles. and sothely it es noȝt likly þat þai schold be graues in als mykille as þai er voyd wiþin and hafe porches before þam and ȝates, and also graues schold noȝt by resoun be so hie.

In Egipte er diuerse langagez and diuerse letters and of oþer schappe þan er in oþer placez. And þerfore wille I here sette bathe þe letters and þaire soune and þaire names, þat ȝe may knawe þe difference betwix þa letters and letters of oþer langagez:

f. 23r | Athomanus Binchi Chinok Dynam Em Fiu Gomor Heket Ianiu Karacta Linzamin Miche Narme Oldach Pilon Qyny Rou Sicheu Thela Vr Xyron Ypha Zarum Thou.

AR I PASSE ANY FORÞER I wille turne agayne and telle oþer ways þat men may wende til Babilon whare þe sowdan dwelles, þe whilk es at þe entree of Egipte. For many pilgrymes wendes first þider and seyne to þe mount Synai and so `turnes´ to Ierusalem agayn, as I said before. For first þai make þaire ferrest pilgrimage and þan commes agayneward by haly placez þat er nerre, if alle þai be `not´ of mare dignitee as Ierusalem es to þe whilk na pilgrimage may be lyke. Bot for to make alle þaire iournees maste suerly and wiþ leste labour sum men gas first to þe ferrer placez and seyne to þe placez þat er on þis syde.

Now he þat wille go first to Babilon by anoþer way mare compendious þan I hafe tald off before fra þis cuntree or fra oþer þat er nere, he may go thurgh Fraunce and thurgh Burgoyne. And it nedes noȝt to telle alle þe names of þe citeez and tounes by þe whilk men most go, for þe way es comoun and wele ynogh knawen wiþ alle men þat vsez trauaile. Bot þer er many hauens for to schippe at. For

6 þe] *above line* 10 voyd] *previous word perhaps* fore *erased* 16–19 *upper case forms of the Roman alphabet ending in* Thi (*presumably for* þ) *written above lines* 23 turnes] *above line* 26 not] *above line*

sum schippes at þe cite of Geen, sum at Venice and sailez thurgh þe see Adriac þat is cald þe gulff of Venice and partes Italy and Grece on þat syde, and sum wendez | to Naples, sum to Rome and swa til f. 23v Brunduse and schippes þare or elles in sum oþer placez whare þai fynd hauens and redy schipping.

Also sum wendez thurgh Tuscanye and Campayne and Calabre and Apuyle and þe iles of Ytaly by Choos, Sardine, and Cicile, þe whilk es a faire ile and a grete. In þat ile es a gardyne wiþ diuerse maners of fruytes, and þat gardyne es alleway grene and fulle of floures bathe wynter and sumer. Þis ile es cccl. leeges aboute. And betwix Cicile and Italy es bot a litille arme of þe see þe whilk es called Fare. Þis ile of Cicile es betwene þe see Adriac and þe see of Lumbardie. Oute of Cicile into Calabre er viii. myles of Lumbardy. In Cicile es a maner of nedder wiþ whilk men of þat land vsez to proue þaire childer wheder þai be geten in leel spousage or noght. For if þai be geten in leel spousage þe nedder wille go aboute þam and do þam na harme, and if þai be geten in advoutry þe nedders wille stang þam and venym þam. And on þis wise men of þat cuntree þat hase euille suspecioun to þaire wyfes prouez þaire childer wheder þai be þaires or noȝt.

In þis ile also es þe mount of Ethna, þe whilk by anoþer name es called Gebel. Þare er swalghes in þe erthe alleway brynnand, and namely in seuen places oute of þe whilk þer commes flawme of fire of diuerse colours. And by þe chaungeyng of the coloures men of þat cuntree knawes and coniectures wheder it schal be derthe of corne or gude chepe, wheder þe weder salle be calde or hate, rayne or faire | weder. And many oþer thinges þai pronostic and diuines by þe f. 24r colours of þa flawmes. Fra Italy to þa swelghes er noȝt bot xxv. myle, and þai say þare þat þai er þe entreez and þe ȝates of helle.

He þat wendes by þe citee of Pisane, as sum men duse, whare þer es ane arme of þe see and twa hauens, and enters þe see þare, he schalle wende by þe \`ile´ of Greff, þe whilk partenes to þe Ianuenes. And seyne he aryfes in Grece at [þe] citee of Mirrok or at þe citee of Valon or at Duraz, þat es þe dukes of Duraz, or at sum oþer hauens þat er on þa costes of þe see, and swa to Constantinople and þan by see to þe iles of Grece and to þe iles of Rodes and of Cipre. And so for til hald þe riȝt way by see fra Venice to Constantinople er i^{m}. viii^{c}. and iiii^{xx}. miles of Lumbardy.

7 *in m.*] Cicile 14 *in m.*] Nota 21 *in m.*] Mons Ethna 32 ile] *above line* 33 þe[1]] *om.* 35 þan] *followed by* haþ *deleted*

FRA ÞE REWME of Cypre men may passe by see to `þe´ porte Iaffe and so, lefyng alle þat cuntree on þe left hand, tille þe burgh of Alisaunder þat standes apon þe see syde. In þat citee was sayn Kateryne heued striken off. And in þat citee was sayne Marc martird and grauen, bot afterward þe emperour Leo gert his banes be broght and caried tille Venice and þare ligg þai ȝit. And ȝit es þare at Alisaunder a faire kirk alle ouer whyte blaunched, and swa er alle þe kirkes of cristen men þare, for þe paynymes and þe Sarzenes gert blaunche þam on þat wyse to fordo þe paynture and þe ymages þat ware purtraid on þe walles. Þis citee of Alisaunder has in lenth 30. furlanges and x. on brede, and it es riȝt a faire citee and a noble. At [f. 24v] þis citee þe ryuer of Nilus | enters into þe see, as I talde before. And in þat ryuer er oft tymes funden many precious stanes and of þe tree þat men callez aloes, þe whilk commes oute of paradys. A medicinal thing it es for many euils and it es salde wonder dere. Fra Alisaunder men wendez til Babilon whare þe sowdan dwelles, and it standes apon þe ryuer of Nile. Þis es þe [r]ightest way þat men may wende to Babilon and þe schortest.

NOW WILLE I TELLE what way men schalle hald fra Babilon to þe mount Synai whare þe body of sayn Kateryne lyes. Men behoues passe thurgh þe desertes of Araby whare Moyses and Aaron ledd þe folk of Israel. And in þat way es a welle to þe whilk Moyses ledd þam and gafe þam a drynk off when þai made murmuracioun agaynes him bycause of thrist. Forþermare on þe way es anoþer welle þat es called Marrac whare þai fand bitter water when þai schold hafe drunken, and Moyses putt þerin a maner of tree and alssone þe bitternes was away. Fra þeine man schalle passe thurgh þis deserte to þe vale of Elym whare er xii. welles and lxii. palme treesse berand dates, whare Moyses made þe childer [of Israel] for to loge. Fra þis vale vnto þe mount Synai es bot a day iournee.

Qwha so wille go anoþer way fra Babilon to þe mount Synai him behoues passe by þe Reed See, whilk es ane arme of þe west see wharethurgh þe childer of Israel went drye fote when kyng Pharao [f. 25r] persued þam, in þe whilk he and alle his oste ware drouned. And it | es þer anentes vi. myle brade. Þe water of þat see es na redder þan oþer water es of þe see ellesqwhare, bot for þer es mykille reed grauelle by þe coste of þe see þerfore men callez it þe Reed See. And it rynnes into

1 þe] *above line* 11 At] *preceded by* And *expuncted* 14 A] *followed by deleted* medicy 17 rightest] lightest 29 of Israel] *om.*

the marchez of Araby and Palestyne. By þis see may men passe mare þan foure day iourneez and þan þai schalle come to þe forsaid desertes and to þe forsaid vale of Elym and so to þe mount Synai.

And ȝe schalle vnderstand þat thurgh þa desertes may na man passe wiþ horsez for þer er no stablez ne esement for horsez of mete ne of drynk. And þerfor men makes þat pilgrimage wiþ camellez, for þai may aywhare fynd bowghes of treessez in þe way þat þai may ete, for þat fude lufe þai wele, and þai may forbere drink twa dayes or three, and so may noght horsez do.

Fra Babilon vnto þe mount Synai er xii. day iournez. Neuerþeles sum hastez þam so fast in þaire iournee þat þai wende it in lesse tyme. And in þis iournee þam behoues hafe wiþ þam sum men þat can speke Latyne ay till þai cun þe langage of þe cuntree, and so behoues þam hafe in oþer cuntreez toward þase partys. þam behouez also trusse þaire vitailes wiþ þam thurgh þe forsaid desertes þat þai may liffe wiþ.

þE MOUNT SYNAI es called þe deserte of Syn, þat es als mykille at say as brynnand busk, for þare sawe Moyses oure lord Godd spekand tille him in a busk brynnand. At þe fote of þe mount Synai es founded ane abbay of mounkes wele enclosed wiþ hie walles and yrne ȝates for drede of crewelle wilde bestes and felle þat wonnes in þa desertes. þe mounkes þat wonnes þerin er Arabites and Grekez and þai er cledd lyke hermytes | and þer es a grete couent of þam. f. 25r
þai liffe wiþ dates and rutes and herbes. þai drink na wyne comounly bot on hegh feste days. þai er deuote men and ledez pure lyf and liffez in grete abstinence and in grete penaunce.

þare es þe kirk of sayne Kateryne wiþ many lawmpes brynnand. Oile of olyue vse þai als wele for metes as for lawmpes brynnyng. þat oile commes to þam as by miracle. For þer commes rukes and crakes and oþer fewles flyand ilk ȝere aboute þat place in grete multitude togyder als þai suld make pilgrimage in þaire maner, and ilk ane of þam bringes in þaire nebbes in steed of offerand a braunche of olyue and lefez þam þare. And on þat wise þer es grete plentee of olyuez left to þe sustynance of þe hous. Now sen it es so þat fewles þat na resoun can duse swilk reuerence to þat glorious virgine, wele aght vs cristen men to visit þat haly place wiþ grete deuocioun.

Behind þe hie awter of þat kirke es þe place whare Moyses sawe

18 *in m.*] Mons Synai   28 *in m.*] Ecclesia sancte Katerine   37 *in m.*] *Rubus Moysis*

oure lord in þe brynnand busk. And when þe mounkes commez to þat place þai putte off þaire hose and þaire schone bycause Godd said to Moyses, Do off þi schone of þi fete for þe place þat þou in standes es haly erthe. Þat place es called þe schadow of Godd.

And bysyde þe hie awter er iiii. greez to gang vp to þe toumbe of alabastre wharein þe body of þe haly virgyne sayne Kateryne lyes. Þe prelate of þe mounkes schewes þe relyques of þis virgin vnto pilgrymmes, and wiþ ane instrument of siluer he stirrez þe banes of þe virgyne apon ane auter. And þan commez oute a litille oile as it f. 25v ware swete, bot it es lyke nowþer oile | ne bawme for it es mare blak. Of þis liquour þai giffe a lytille quantitee til pilgrimes for it es bot lytille þat commes oute. After þat þai schew þe heued of sayne Kateryne and þe clathe þat it was wonden in when þe aungelles broght þe body vp to þe mount of Synai. And þare þai graue it wiþ þat ilke clathe, and ʒit es it bludy and euermare salle be. And þai schew also þe busk þat Moyses sawe brynnand when oure lord spakk vntil him. Þai schew also many oþer relyques.

Ilk a mounke of þe hous has euermare a lawmpe brynnand. And as it was talde me, when ane abbot dyes his laumpe gase oute. And in chesyng of anoþer abbot his laumpe lightes by itself, whilk by þe grace of Godd es maste worthy to be next abbot. Ilk ane of þam hase his laumpe, as I said before, and þai wate by þe laumpe when any of þam salle sone dye, for agayne þat tyme wille þe laumpe of him þat salle dye giffe litille light.

It was talde me also þat when a prelate es deed and schalle be grauen, he þat singes þe hie messe schalle fynd in a scrowe before him on þe awter þe name of him þat salle be chosen to `be´ þaire prelate. And I asked þe mounkes if it ware so, bot þai wald noʒt telle me bot said sumtyme it felle swa. And ʒit þai wald noʒt say so mykille before I said þam þat it fell noʒt to þam to hald counsaile ne to layne Goddes myracle and his grace bot for to publisch it and schew it in apperte to excit men til deuocioun. And I said þam ower þat þai did grete synne for to layne it, as me thoʒt, for þe miracles þat Godd schewes er witnesse of his grete myght, as Dauid saise in f. 26v þe sawter. | When I had said þam swilk wordes, þan at þe first talde þai me þe wordes whilk I talde ʒow before, and mare wald þai noʒt graunt me of questiouns þat I asked þam.

In þat abbay commes neuer fleesse ne flyes ne nan oþer swilk vermyn of corrupcioun thurgh myracle of Godd and of his moder

18 *in m.*] lawmpes   27 be] *above line*   38 *in m.*] Miraculum

saynt Mary and of þe haly virgyn sayne Kateryne. For sumtyme þer was so grete multitude of swilke vnclene vermyn þat þe mounkes of þat abbay ware so tourmentid wiþ þam þat þai left þe place and went away fleand þeine bycause of þam vp into þe mountes. And riȝt so come þe blissed virgyn and mett þam and badd þam turne agayne to þaire abbay, and þai schuld neuer hafe swilke greuaunce ne disese of þam mare. And þai did as scho bad þam and turned agayne. And neuer after þat day sawe þai in þat abbay flee ne flye ne na maner of swilk corrupcioun to greue þam. Before þe ȝate of þat abbay es þe welle whare Moyses strake on þe stane wiþ his ȝerde and it ran of water and salle do euermare.

Fra þis abbay men gas vp on `many´ grecez to þe mount of Moyses and þer es a kirk of oure lady whare scho mett þe mounkes, as I talde before. And vppermare into þe mount es Moyses chapelle and þe roche þat he fledd into when he sawe oure lord, in þe whilk roche es þe prynte and þe fourme of his body, for so fast he thrast his body þerto fleand þat þorow þe myracle of Godd þe fourme of his body [was] left þerin. And þare fast by es þe place whare oure lord gafe Moyses þe ten comaundementz of þe lawe writen in twa tables of stane wiþ Goddez awen handes. And vnder a roche þare es a caue whare Moyses dwelled when [he] fasted | xl. days and xl. nyghtes. f. 27r
Bot he dyed in þe haly land, and na man wate whare he was grauen.

Fra þis mount men gase ower a grete valay tille anoþer grete mount whare þe aungels groue þe body of sayne Kateryne. In þat valay es a kirk of xl. martirs whare þe mounkes of þe forsaid abbay synges oft tyme. And þat valay es riȝt calde.

And þan men gase vp on þe mount of sayn Kateryne, and it es mykille hyer þan þe mount Moyses. And þare whare sayne Kateryne was grauen es na kirk ne na chapelle ne oþer dwellyng place, bot þer es a hepe of stanes gaderd samen on þe place þer scho was grauen. þare was sumtyme a chapelle bot now it es alle doune and ȝit lies þe stanes þare. And if alle it be so þat þe colett of sayne Kateryne say þat it es alle a place whare oure lord gaffe þe lawe vnto Moyses and þar sayn Kateryne was grauen, ȝe schalle vnderstand þat it es alle in a cuntree or elles in twa steedes þat beres bathe a name, for þai er bathe called mount Synai. Bot it es a grete way betwene þam and a grete valay and a depe.

12 many] *above line* 13 *in m.*] Ecclesia 15 *in m.*] Roche 18 was] *om.*, *part of* body *erased* 21 he] *om.* 26 And þat valay] *Defective Version resumes* 27 *in m.*] Mount of sayn Kateryne

[CHAPTER 6 A WEY TO IERUSALEM]

QWHEN MEN HAS visit þis haly place of sayn Katerynes and wille turne to Ierusalem, first þai take lefe of þe mounkes and recomaundes þam specially to þer praiers. And þase mounkes giffez wiþ gude wille vitailles to pilgrimes to passe wiþ thurgh þe desertes toward Surry. And þat lastez nere xiii. day iournez or xiiii.

In þa desertes dwellez mykille pople þat men callez Arabienes, Bedoynes, and Ascopardes. Þai er folk of fulle euille condiciouns and fulle of alle maner of wickednesse and malice. Housez hafe þai nane
f. 27v bot tentes, | whilk þai make of skynnes of camelles and oþer wylde bestes þat þai ete, and drinkez water when þai may any get. And þai dwelle in placez whare þai may hafe water, as on þe Reed See and oþer placez whare þai find any water, for in þa desertes es grete defaute of water. And oft tyme it falles þat whare men fyndez water a tyme of þe ȝere, anoþer tyme þer es nane funden. And þerfore make þai na house in a certayne place bot now here and now þare as þai may fynd water. Þis folk þat I speke off trauailez noȝt aboute tillyng of land, for þai ete na breed comounly bot if it be any þat dwellez nere sum gude towne þat þai may ga to for to gete þam breed. Þai roste alle þaire flesch and þer fisch þat þai ete apon stane thurgh þe hete of þe sone. And noȝt forthy þai er strang men and wele feightand, and grete multitude þer es of þam. Þai do noȝt elles bot chacez wilde bestes to take þam for þaire sustynaunce. And þai sett noȝt by þaire lyfes. And þerfore þai drede noȝt þe sowdan ne nan oþer prince of alle þe werld þat ne þai wille feight wiþ þam and þai do þam any greuaunce. Þai hafe oft tymes foghten wiþ þe sowdan and namely þat same tyme þat I dwelled wiþ him. Armour hafe þai nane to defend þam wiþ bot anely a schelde and a spere. Þai wynd þaire heuedes and þaire nekkes in a whyte lynnen clathe. Þai er riȝt foule folk and crowelle and of euille kynde.

AFTER ÞAT MEN be passed þis deserte command toward Ierusalem þai come to a citee whilk es called Bersabee, þat was sumtyme a faire citee and a gude and inhabited wiþ cristen men, and
f. 28r ȝit es þer sum of þaire | kirkes standand. In þat citee dwelled sumtyme Abraham þe patriarke. Þis citee founded Bersabee þe wyf

7 dwellez] *followed by* many Arab *deleted* 7–8 *in m.*] Arabienez Bedoynes Ascopardes 8 of fulle] fulle of *marked for reversion* 32 *in m.*] Bersabee

of Vry and called it after hirself Bersabee. In þat citee Dauid þe kyng gat on hir Salomon þe wyse þat was kyng of Ierusalem xl. ȝere.

And fra þeine gase men to þe vale of Ebron whilk es fra þeine xii. myle. And sum men callez it þe vale of Mambre, þat es at say þe vale of gretyng, for als mykille as Adam oure forme fader made his lamentacioun in þat place a hundreth ȝere for þe deed of his sone Abel þat Cayn slew. In Ebron was sumtyme þe cheffe citee of þe Philistienes, and þare dwelled geauntz. It was also afterwardes þe citee of prestez þat ware of þe kynredyn of Iudas, Iacob sone þe patriarc. And it had swilk a priuilege þat what man so fledd þider for manslaghter or any oþer forfeture, he myght seurly dwelle in þat citee wiþouten empeching of any man or any harme takyng. In Ebron Iosue and Caleph and þaire felyschepe come first to aspye how þai myght wynne þe land of promissioun. In Ebron kyng Dauid regned first vii. ȝere and a halfe, and in Ierusalem he regned xxxiii. ȝere and a halfe. In þe citee of Ebron er þe grauez of þe patriarches Adam, Abraham, Ysaach, and Iacob, and of þaire wyfes Eue, Sara, and Rebecca, and þai er in þe hingand of þe hille.

And ower þaim es a riȝt faire kirke wele bretist aboute as it ware a castelle, þe whilk Sarzenes kepez riȝt wele. And þai hafe þat place in grete wirschippe for þe haly patriarkes þat lies þare. And þai suffer na cristen men ne Iews come in þare bot if þai hafe special lefe of þe sowdan, for þai hald cristen men | and Iews bot as hundes þat schuld comme in na haly place. f. 28v

þat place es called *spelunca duplex* or double caue or double graue, for ane lyes on anoþer. And þe Sarzenes callez it in þaire langage *Cariartharbe*, þat es to say þe place of patriarches. And þe Iews calles it *Arboch*.

In þat same place was Abraham hous þat tyme þat he sawe sittand at his dore þe three men and wirschepid ane, as haly writte witnessez sayand *Tres vidit et vnum adorauit*, þat es to say, He sawe three and he wirscheped ane. And þare tuke Abraham aungelles into his hous in steed of gestez.

And þare a lytille beside es a caue in a roche whare Adam and Eue ware dwelland when þai ware dryfen oute of paradys, and þare gat þai þaire childer. And as sum saise, in þat same place was Adam made, for men called þat place sumtyme þe felde of Damasc for it was in þe lordschippe of Damasc. And fra þeine he was translated into paradys, as þai sai, and afterward he was dryfen oute of paradys and putt þare agayne. For þe same day þat he was putte into paradys

3 *in m.*] Ebron 16 *in m.*] Graues of patriarkes 24 *in m.*] Spelunca duplex

þe same day he was dryfen oute, for alssone as he had synned he was putt oute of þat ioyful place.

þare begynnes þe vale of Ebron and it lastez nere to Ierusalem. And þare þe aungelle bad Adam þat he schuld dwelle wiþ his wyf, and þare þai engendred Seth of whas lynage oure lord Ihesu Criste was borne.

In þat valay es a felde whare men drawez oute of þe erthe a thing þat men callez *cambille*, and þai ete þat thing in steed of spice, and oft tymes þai bere it to selle in þe cuntree aboute. Men may noȝt f. 29r make þe pitte þer þai graue it vpp so depe ne so wyde þat it nes | at þe ȝere end fulle agayne vp to þe brerdes thurgh þe grace of Godd.

TWA MYLE FRA EBRON es þe grafe of Loth þe neuow of Abraham, and a lytille fra Ebron es þe mount Mambree, of whilk þat valay tuke his name. And þer es a tree of ake þat þe Sarzenes callez *dyrpe* and it es of Abraham tyme. þis es þe tree þat men callez þe drie tree. And þai say þare þat it has bene fra þe begynnyng of þe werld, and þat it was alleway grene and bare lefes vnto þe tyme þat oure lord died on þe crosse and þan it dried. And so did, as sum men saise, alle þe treesse in þe werld or \`elles´ þai failed in þaire hertes and become holle wiþin, of whilk þer er many ȝit standand in diuerse placez. Sum prophecies saise þat a grete lord of þe west syde of þe werld salle conquere þe haly land wiþ helpe of cristen men and he salle ger syng a messe vnder þat drie tree and þan salle it wax grene agayne and bere leefes and fruyt, and thurgh vertu of þat miracle many Sarzenes and Iews salle be turned to cristen faith. And forþi þat tree es halden þare in grete prys, and grete reuerence duse þe folk of þe cuntree þerto and kepez it riȝt bisily. And if alle it be called and es a drie tree neuerþeles þer es grete vertu þerin. For wha so beres any porcion þeroff apon him he salle neuer be trauelled wiþ þe falland euille ne his hors salle neuer be afounded whils he hase it apon him. And many oþer vertuz has þat drie tree, and þerfore it es halden riȝt precious.

FRA EBRON MEN GASE to Bethleem on halfe a day for it es bot fyue myle, and it es a faire way and a lykand thurgh a playne and a wode. Bethleem es bot a lytille citee and a narow bot it es wele lang | f. 29v and it es wele walled alle aboute and dyked. And it was called in alde

8 *in m.*] Cambil 12 *in m.*] Loth grafe 14 *in m.*] Drie tree 19 elles] *above line* 33 *in m.*] Bethleem

tyme Effrata, as haly writte saise, *Ecce audiuimus eum in Effrata*, þat es to say, Loo we herd him in Effrata. Toward þe este end of þat citee es a faire kirke wiþ many kirnelles and toures and wele bretist alle aboute, and wiþin þat kirk er xliiii. pilers of marble grete and faire.

And betwene þis kirk and þe citee es þe felde floridus. And it es called felde florischt for als mykille as a faire ȝung maiden was blamed wiþ wrang þat scho schuld hafe done fornicacioun, for whilk cause scho was demed to be brint in þat place. To þe whilk place scho was ledd and bun by a stake and fagotes of thornes and oþer wode laid aboute hir. And when scho sawe þe wodde begynne to brynne scho made hir praier til oure lord þat as scho was noȝt gilty of þat thing he wald helpe hir and saue hir, þat it myght be knawen tille alle men. And when scho had þus prayd scho went into þe fire. And alssone it was oute. And þase braunchez þat ware brynnand become reed roseres, and þase braunchez þat ware noȝt kindled become whyte roseres fulle of roses. And þase ware þe first rosez and roseres þat any man sawe. And þus was þe mayden saued thurgh þe grace of Godd.

Also bysyde þe qwere of þat kirk at þe riȝt syde as men commez dounward xvii. greez es þe place whare oure lord was borne, þat is now fulle wele dight and richely depaynted wiþ gold and siluer and azure and oþer diuerse coloures. And a lytil þeine as it ware three passez es þe cribbe of þe ox and þe asse. And besyde þat es a pitte wharein þe sterne felle þat ledd þe three kynges tille oure lord. And þaire names ware Iasper, Melchior, and Balthazar, bot men of Grece callez þam þus, Galgalath, Malgalath, and Seraphy. Þise three kynges offredd tille | oure lord incense, gold, and mirre. And þai come þider f. 30r
thurgh myracle of Godd for þai mette samen in a citee of Inde þat men callez Chasak, \`whilk´ is liii. day iourneez fra Bethleem, and þai ware at Bethleem þe ferthe day after þat þai had sene þe sterne.

Also vnder þe cloister of þis kirke xviii. greez at þe right syde es þe charnelle of þe innocentz whare þaire banes lies. And before þat place whare Criste was borne es þe toumbe of sayne Ierome þat was preste and cardinale, þe whilk translate þe bible into Latyne oute of Hebrew. And wiþouten þe kirk es his chaier wharein he satt when he translated þe bible. And a lytille fra þis kirk es anoþer kirk of sayn Nicholas whare oure lady restid hir when scho was delyuer of hir

6 *in m.*] Felde flurree 7 *in m.*] Miracle 26 *in m.*] thre kinges 29 whilk] *above line after* w 32 *in m.*] Charnelle 33 *in m.*] Ierome 36–7 *in m.*] ecclesia sancti Nicholai

childe. And for scho had to mykille mylke in hir pappes, whilk greued hir sare, scho mylked it oute apon þe reed stanes of marble þat ware þare, and ȝit þe spottes of þe qwhit mylk er sene apon þe stanes.

And ȝe salle vnderstand þat nerehand alle þat dwellez in Bethleem er cristen men. And þer er faire vynes aboute þe citee and grete plentee of wyne thurgh þe ordynaunce and labouryng of cristen [men] for þe Sarzenes laboures noȝt aboute vynes ne þai drink na wyne. For þaire buke of lawe þat Machomete betuke þam, whilk þai calle Alkaron (and sum callez it Massap and sum callez it Harme), forbides þam to drink wyne. For in þat buke Machomete cursez alle þase þat drinkez wyne and alle þat sellez it. For sum men saise þat he sloghe anes a gude hermyte whilk he lufd mykille in his drunkennesse, and þerfore he cursed þe wyne and þaim þat drinkez wyne. f. 30v Bot his malisoun be turned | to himself, as haly writte saise, *Et in verticem ipsius iniquitas eius descendet*, þat es to say, And intille his awen heued his wikkidnesse schalle descend.

þe Sarzenes also bringez furth na grysez ne þai ete na swyne flessch, for þai say þat it es broþer to man and [þ]at it was forbedd in þe alde lawe. Also in þe land of Palestine ne in þe land of Egipte þai ete bot lytille veel or beeff bot if it be so alde þat it may na mare trauaile ne wirk, noȝt for it es forbedd bot þai kepe þam for tillyng of land.

In þis citee of Bethleem was Dauid kyng borne, and he had syx wyfes, of whilk þe first was called Michol þe doghter of kyng Saul. He had also many lemmannes. Fra Bethleem to Ierusalem er bot twa myle. And in þe way to Ierusalem halfe a myle fra Bethleem es a kirk whare þe aungelle said to þe schephirdes of þe birth of Criste. And in þat way es þe toumbe of Rachel, Ioseph moder þe patriarc, and scho died alssone as scho had borne Beniamyn. And þare was scho grauen, and Iacob hir housband sette xii. grete stanes on hir in takenyng of þe twelfe patriarkes. Halfe a myle fra Ierusalem apperde þe sterne agayne to þe three kynges. And in þis way to Ierusalem er many kirkes by whilk pilgrimes gase to Ierusalem.

2 *in m.*] oure lady mylk 8 men] *om.* 19 þat] at he *second word deleted*
22 bot] *followed by erased* for

[CHAPTER 7 IERUSALEM]

FOR TO SPEKE of Ierusalem ȝe schalle vnderstand þat it standes faire amang hilles. And þer es nowþer ryuer ne welle bot þer commes water þerto by condytes fra Ebron. And I do ȝow to wit þat þis citee was first called Iebus vnto þe tyme of Melchisedech, and seyne it was called Salem vnto þe tyme of kyng Dauid. And he sett þise twa names samen and called it Iebusalem. And þan come Salomon and called it Ierusalem, | and so es it ȝit called. f. 31r

And aboute Ierusalem es þe kyngdom of Surry, and þareby es þe land of Palestyne and Ascalon. Bot Ierusalem es in þe land of Iudee, and it es called Iudee for Iudas [Machabeus] was prince of þat land. And it marchez estward on þe kyngdom of Araby, and on þe south syde on þe land of Egipte, on þe west syde apon þe grete see, and on þe north syde apon þe kyngdom of Surry and þe see of Cypre.

In Ierusalem was wont to be a patriark and ercebischopes and bischopes aboute in þe cuntree. Aboute Ierusalem er þir citeez, Ebron at vii. myle, Iericho at vi. myle, Bersabee at viii. myle, Ascalon at xviii. myle, Iaff at xxvii. [myle], Rames at iii. myle, and Bethleem at ii. myle. And twa myle fra Bethleem toward þe south es a kirke of sayne Markaritot þat was sumtyme abbot þare, for wham þe mounkes made mykille sorowe at his dying. And ȝit is þare paynting wharein þe grete dole þat þai made es representid and purtraid, and it es a piteous thing to behald.

Þis land of Ierusalem has bene in many diuerse naciouns handes, as Iews, Cananez, Assirienes, men of Perse, Medoynes, Massidoynes, Grekes, Romaynes, cristen men, Sarzenes, Barbarenes, Turkes, and many oþer naciouns. For Criste wille noȝt þat it be lang in þe handes of traytours ne synners, be þai cristen or oþer. And now has mescreauncez halden þat land in þaire handes vii^{xx}. ȝere and mare, bot thurgh þe grace of Godd þai schalle noȝt hald it lang.

AND ȜE SALLE VNDERSTAND þat when men commez to Ierusalem þai make þaire first pilgrimage to þe | kirk whare es þe sepulcre of oure lord, whilk was sumtyme wiþouten þe citee on þe north syde bot it es now closed wiþin þe walle of þe toune. And þer es a fulle faire kirk alle rounde, thekid wele wiþ leed, and on þe west f. 31v

2 *in m.*] Ierusalem 11 Machabeus] *blank space after erasure* 18 myle] *om.*
20 *in m.*] Merkaritot 33 *in m.*] Sepulcre

syde of þe kirke es a faire toure and a strang fore belles. And in þe myddes of þat kirke es a tabernacle as it ware a lytille hous made in maner of half a cumpas, dight riȝt wele and richely wiþ gold and siluer and azour and oþer diuerse colours, and on þe ryght syde þeroff es þe sepulcre of oure lord. þis tabernacle es viii. fote lang and fyue fote wyde and xi. fote hegh.

And it es noȝt lang sen þe sepulcre was alle open þat men myȝt kisse it and touche it. Bot for men þat come þider paynd þam to breke þe stane in pecez or pouder to bere wiþ þam, þarfore þe sowdan has gert make a walle aboute þe graue þat na man may touche it bot on þe left syde. þat tabernacle has na wyndowes bot þer es þerin many lawmpes light. Bot ymang oþer þer es ane before þe sepulcre alleway brynnand, and ilk a Gude Fridday it gase oute by itself and on þe Pasch day it lightez agayne by itself þat same hour þat our lord raise fra deed to lyf.

Also wiþin þat kirk on þe riȝt syde es þe mounte of Caluary whare oure lord was done on þe crosse. And þe crosse was sette in a mortays in þe roche þat es whyt of colour and a lytille reed melled þerwiþ. Apon þe roche dropped blode of þe woundes of oure lord when he was pyned on þe crosse, and þat es now called Golgatha. And men gase vp þerto apon grecez. And in þat mortays was Adam f. 32r heued founden aftre Noe flode | in takne þat þe synnes of Adam schuld be boght in þat same place. And abouen on þat roche made Abraham sacrifice til oure lord. And þare es ane awter, and before þat awter lyes Godfray de Boloun and Bawdewyne his broþer and oþer þat ware cristen and kynges of Ierusalem.

And þare whare oure lord was done on þe crosse es writen in Grew lettres sayand þus, *Otheos basileon ysmon presemas ergaste sothias oys*. And sum bukez saise þus, *Otheos basileon ymon proseonas ergasa sothias emesotis gis*. þat es to say on Latyn þus, *Hic deus rex noster ante secula operatus est salutem in medio terre*, þat es to say, Here Godd our kyng before werldes has wroȝt hele in myddes of þe erthe. And also apon þe roche whare þe crosse was ficched es writen þus, *Gros guist rasis thou pestes thoy thesmoysi*, or þus, *Oyos iustiys basis thou pisteos thoy themosi*. þat es to say in Latyn, *Quod vides est fundamentum tocius fidei mundi huius*, þis es to say, þat þou seez es þe ground of alle þe fayth of þis werld.

12 *in m.*] lawmpe 16 *in m.*] Mount Caluary 20 *in m.*] Golgatha
28 *in m.*] Grew 33 *in m.*] Grew

AND ȜE SCHALLE VNDERSTAND þat oure lord when he died was xxxiii. ȝere alde and three monethes. Bot þe prophecy of Dauid saise þat he schuld hafe xl. ȝere are he died þare he saise on þis wyse, *Quadraginta annis proximus fui generacioni huic*, þat es to say, Fourty ȝere was I neighbour to þis kynde. And hereby schuld it seme þat haly writte ware noȝt trewe. Bot sikerly it es trew ynogh for in alde tyme men made ȝeres of ten monethes, of whilk þe moneth of Marce was þe first and Decembre þe last. Bot Iulius Cesar þat was emperour of Rome gert sette to þise twa monethes, | Ianuere and [f. 32v] Feuerere, and ordayned þe ȝere to be of xii. monethes, þat es to say ccclxv. dayes wiþouten lepe ȝere after þe propre course of þe sone. And þerfore after accountyng of ten monethes to þe ȝere he dyed in þe fourty ȝere, and after oure ȝeres of twelfe monethes he had xxxiii. ȝere and three monethes are he dyed.

Fast by þe mount of Caluary at þe riȝt syde es ane awter whare þe piler lyes to þe whilk oure lord was bounden when he was scourged. And foure fote þeine er foure stanes whilk alleway droppez water. And sum men saise þat þase stanes grette for oure lordes deed. And nere to þis forsaid awter in a place vnder þe erthe xlii. grecez depe fand saynt Helene þe crosse of oure lord Ihesu Criste vnder a roche whare þe Iews had hidd it. And þare ware founden also oþer twa crossez þat þe twa thefez ware done apon whilk hang on ayther syde Criste. And saynt Helen wist noȝt witerly whilk was þe crosse þat Criste was done apon. And þan scho tuke ilk ane efter oþer and layd þam apon a deed man, and alssone as þe verray crosse þat Criste was done apon was laid apon þe deed body, þe cors rase fra deed to lyfe.

And þareby in þe walle es þe place whare þe foure nayles þat Criste was nayled wiþ thurgh fote and hand ware hidd, for he had two nayles in his hend and twa in his fete. And of ane of þase nayles gert þe emperour Constantyne make him ane yrne tille his brydille, þe whilk he vsed ˋayˊ when he went to bataile, for thurgh vertu þeroff he ouercome his enmys and conquerd many diuerse rewmes, þat es to say Asy þe lesse, Turkie, Ermony þe lesse and þe mare, | Surry, [f. 33r] Ierusalem, Araby, Perse, Mesopotamy, þe rewme of Halope and of Egipte bathe þe ouermare and þe neþer mare, and many oþer landes vnto wele lawe in Ethiope and vnto Inde þe lesse þat þan was cristen for þe mare party.

1 *in m.*] Elde of Criste   13 fourty] *followed by* d *erased*   16 *in m.*] Piler   17 *in m.*] iiii. stanes   23 *in m.*] Inuentio crucis   25 was] was was *first word expuncted*   27 *in m.*] Nayles   31 ay] *above line*

And þare ware in þat tyme many gode haly men and haly hermytes in þase cuntreez, of wham þe buke of *Vitas patrum* spekez. And now fore þe maste party þase landes er in payenes and Sarzenes handes. Bot when Godd wille, riȝt as þise landes er lost thurgh synne of cristen men so schalle þai be wonnen agayne by cristen men thurgh helpe of Godd.

In þe middes of þe qwere of þe forsaid kirk es a sercle in þe whilk Ioseph of Aramathy layd þe body of oure lord when he had tane him off þe crosse, and men saise þat þat cumpas es in þe middes of þe werld. And in þat place wascht Ioseph þe woundes of our lord. Also in þe kirk of þe sepulcre on þe north syde es a place whare oure lord was done in prisoun, for he was enprisouned in many placez. And þare es ȝit a porcioun of þe cheyne wharewiþ he was bunden. And þare he appered first to Mary Mawdelayne when he rase fra deed to lyfe, and scho wend þat he had bene a gardenere. In þe kirke of þe sepulcre were wont to be chanouns of þe ordre of saynt Austyne and þai had a priour, bot þe patriarc was þaire souerayne.

And wiþouten þe dore of þe kirke at þe riȝt syde as men gase vpp xviii. greez sayd oure lord tille his moder when he hang on þe crosse apon þis wyse, *Mulier ecce filius tuus*, þat est to say, Womman loo þare þi sone. | f. 33v And he ment of sayne Iohan þat stode þare bysyde, and tille him he said, Loo þare þi moder. Vppe at þis grece went Criste wiþ his crosse on his bakk to þe place whare he was crucified.

And vnder þis grece es a chapelle whare prestez synges, bot noȝt aftre oure lawe bot aftre þaire awen lawe. And alleway þai make þaire sacrement of þe awter of breed sayand þe *Pater noster* and þe wordes of þe sacrement and lytille mare, for þai knawe noght þe addiciouns of papez whilk oure prestez vsez for to say at messez. Neuerþeles þai syng þaire messez wiþ grete deuocioun. And þare nere es þe place whare oure lord rested him when he was wery of bering of þe crosse.

And ȝe schalle vnderstand þat ynentes þe kirk of þe sepulcre es þe citee maste wayke for þe grete playne þat es betwene þe citee and þe kirke on þe este syde. And wiþouten þe walles toward þe est es þe vale of Iosaphat þe whilk commes euen to þe walles. Abouen þat vale wiþouten þat citee es þe kirke of saynt Steuen whare he was staned to deed. And þare bysyde es þe ȝate whilke men callez Porta aurea, þe whilk may noȝt be opned. In at þat yhate come oure lord Ihesu rydand on Palme Sunday apon an asse, and þat ȝate opned agayne

9–10 *in m.*] Middille of þe werld 20 *in m.*] Textus 34 *in m.*] Vale of Iosaphat 36 *in m.*] Porta aurea

him when he come to þe temple. And ȝit er þe steppes of þe asse sene in thre placez of þe grece of stane.

Before þe kirke of þe sepulcre cc. passez es a grete hospitale of saynt Iohan of whilk þe Hospitalleres hase þaire first fundacioun. And to ga toward þe est fra þe hospitale es a | riȝt faire kirke þat men (f. 34r) callez *Nostre dame le graunt*. And a lytille þeine es anoþer kirke þat es called *Nostre dame de latynes*. And þare stude Mary Mawdelayne and Mary Cleophe makand sorow for oure lord when he was done to deed and drawand off þaire hare. In þe forsaid hospitale of sayne Iohan es a grete hous ordaynd for seke folk, and þer er in þat hous vi^{xx}. iiii. pilers of stane þat berez vp þe hous.

FRA ÞE KIRKE of þe sepulcre toward þe est ane aght score passez es þe temple domini whilke es riȝt a faire hous. And it es alle rounde and riȝt hye and wele thekid wiþ leed, and it es wele paued wiþ whyte marble. Bot þe Sarzenes wille suffer na cristen men ne Iews comme þerin, for þai say þat so foule men schuld noȝt comme into so haly place. Neuerþeles I come in þare and in oþer placez whare I wald, for I had lettres of þe sowdan wiþ his grete seele in þe whilk he commaunded straitely til alle his subiettes þat þai schuld late me see alle þe placez whare I come, and þat þai schuld schew me þe relykes and þe placez at my wille, and þat þai schuld lede me fra citee to citee if mister ware, and benignely ressayue me and alle my felaws and be obeischaunt to myne askynges in alle thing þat was resounable bot if it ware agaynes þe realle dignitee of þe sowdan or elles agayne þaire lawe. Tille oþer þat askes leue of þe sowdan and grace to passe by þe placez beforesaid he giffez comounly bot his signet, þe whilke pilgrimes beres before þam thurgh þe cuntree hingand apon a spere or apon a rodd, to þe whilke þe folk of þat land dose grete reuerence | Bot to me bycause I (f. 34v) was lang in his courte and in his seruice he didd speciale grace.

Tille his forsaid signet swilk reuerence þai do þat when þai see it passe before þam, þai knele doune þerto as we do when þe preste passez by vs wiþ þe pyxe. And tille his lettres also þai do grete reuerence, for when þai comme tille any lorde or til any oþer man, alssone as he seez þam he inclynes þerto reuerently and ressayfez þam and lays þam apon his heued, and seyne he kissez þam and redez þam kneland and þan proferes him to do alle thing þat þe bringer wille efter þe tenour of þam.

13 *in m.*] Templum domini   18 *in m.*] litera soldani   32 þe] *preceded by deleted graph*   36 thing] *followed by deleted graph*   37 tenour] tenenour

In þis forsaid temple domini ware wont to be chanouns reguleres and þai had ane abbot to wham þai ware obedient. And in þis temple was Charlemayne when þe aungelle broght him þe prepuce of oure lord when he was circumcised, and afterward kyng Charles gert bere it to Parysch.

And ȝe schalle vnderstand þat þis es noȝt þe temple þat Salomon made, for þat temple lasted bot a thousand cii. ȝere. For Tytus, Vaspasiane sone, þat was emperour of Rome layd ensege vnto Ierusalem for to destruy þe Iews for þai did Criste to deed wiþouten leue and ascent of þe emperour. And when he had taken þe citee he gert brynne þe temple and cast it doune and destruyd it, and tuke alle þe Iews and slew of þam elleuen hundreth thowsand, and þe remenaunt he putte in presoun and salde of þam xxx. for a peny for he had herd telle þat þai salde Criste for xxx. penys.

f. 35^{r} Lang after þis þe emperour Iulyan Apostata, whilk | renayd and forsuke cristen fayth, gafe þe Iewes leue to make agayne þe temple in Ierusalem for þe hatredyn þat he had tille cristen men, if alle he ware a cristen man before. And when þai had made þe temple þer come ane ertheqwakyng, as Godd wald, þat kest alle doune þat þai had made.

And seyne þe emperour Adrian þat was of þaim of Troy reparailed þe citee of Ierusalem and restored þe temple and made it new agayne in þe maner þat Salomon made it, realle and noble. Bot he wald suffer no Iew come þerin bot alle [anely] cristen men, for if alle it ware so þat he ware noȝt cristen he lufd cristen men mare þan any oþer men saue men of his awen fayth. And þis emperour gert enclose þe kirk of þe sepulcre wiþ a walle and made it to be wiþin þe citee þat before was wiþouten. And he chaunged þe name of þe citee and called it Helyam, bot þat name lasted noȝt lang.

To þe temple domini duse þe Sarazenes grete reuerence and saise þat þat place es riȝt haly. And when þai gang into it þai do off þaire schone and knelez oft sythez wiþ grete reuerence. And when my felawes and I sawe þam do so we didd off oure schoos and thoȝt it ware mare skille þat we cristen men didd swilke wirschepe þareto at þe reuerence of Godd þan mistrowand.

þis temple hase lxiiii. cubites of wydenesse and als many of lenth and of heyght vi^{xx}. and fyfe, and it es wiþin alle aboute of pilers of marble, and ymiddez of þe temple es a stage of xxiiii. grecez hie and gode pilers alle aboute. þis place callez þe Iews *sancta sanctorum*. And

21 *in m.*] Adriane 24 anely] *om.* 39 *in m.*] Sancta sanctorum

in þat place come nane bot alle anely þe bischope of þaire lawe when he made | þaire sacrificez, and þe folke stude alle aboute in diuerse f. 35v stagez after þat þai ware of dignytee and wirschepe. And þare er into þis temple foure entreez, and þe dures er of cipresse craftily made and wele. And wiþin þe est dore oure lord said, Here es Ierusalem. And on þe north syde wiþin þe dore es a welle bot þare rynnes na water oute of it, of whilk haly writte spekes þus, *Vidi aquam egredientem de templo* et cetera. And on þe toþer syde es a roche þat men called sumtyme Moriac, bot seyne was it called Bethel whare þe ark of Godd stude and oþer reliques of þe Iews. Þis ark gert Titus lede wiþ þe reliques vnto grete Rome when he had discumfit þe Iews.

In þat arc ware Moyses tables wharin þe ten comaundementz ware writen and Aaron wand and þe ȝerde of Moyses wiþ þe whilk he departid þe Reed See when þe childer of Israel passed thurgh it drie fote and kyng Pharao folowed þam. And wiþ þat ilke ȝerde Moyses smate on þe drie roche and þan water come oute rynnand at grete fuysoun. And wiþ þat same wand he didd many wonders. In þe forsaid ark also was a vesselle of gold fulle of manna þat men callez aungelles fode wiþ many oþer ournementz and clothing of Aaron and of þe tabernacle. And þare was a table of gold euen sqware wiþ xii. precious stanes and a boist of grene iasper wiþ foure figures and vii. names of oure lord þerin and vii. candelstiks of gold and xii. fiolles of gold and foure encensours of gold and ane awter of gold and foure lyouns of gold, apon whilk þai had cherubyn of gold xii. span lang, a cercle wiþ þe xii. signez of þe firmament and a tabernacle of gold and | xii. trumppes of siluer and a table of siluer, vii. haly lafes, and f. 36r many oþer reliques and precious thinges þat pertende to Goddes seruice before þe incarnacioun of Criste.

And also apon þis roche sleped Iacob when he sawe aungelles steigh vpp and doune by a stye and said on þis wyse, *Vere locus iste sanctus est et ego nesciebam*, þat es to say, Forsothe þis place es haly and I wist noght. And þare held Iacob þe aungelle stille þat chaunged his name and called him Israel. And in þat place sawe Dauid þe aungelle smytand þe folk wiþ a swerde and seyne puttand it alle bludy in þe schethe.

And on þis roche oure lord sette him when þe Iews wald hafe staned him to deed, and þe roche clafe in twa and in þat rift he hidd him, and a sterne come doune and gafe him light. And on þis roche

7 writte] *followed by* haly wri *deleted* 10 *in m.*] Archa dei

satt oure lady and lerned hir sawter. And þare oure lord forgafe synnes to þe womman þat was taken in avoutry. And þare was Criste circumcised. And þare schewed þe aungelle þe natiuitee of sayn Iohan baptist. And þare offerd Melchisedech breed and wyne tille oure lord in takenyng of þe sacrement þat was to come.

And þare kneled Dauid prayand til oure lord þat he wald hafe mercy of him and of his folke, and oure lord herd his praier. And þare he wald hafe made þe temple, bot oure lord forbedd him by ane aungelle for he had done treyson when he slogh Vry a gude knyght bycause of his wyf. And þerfore alle þat he had ordaynd to þe makyng of þe temple he tuke it to Salomon his sone, and he made it. And he prayd oure lord þat alle þase þat prayd in þat place deuotely and wiþ gude hert þat he wald here þaire praier and graunt þat þai f. 36v asked | riȝtwisely, and oure lord graunted it. And þerfore Salomon called it þe temple of counsaile and helpe of Godd and of þe grace of Godd. Wiþouten þe dore of þe temple es ane awter whare þe Iewes ware wont to offer dowfes and turtils. And in þat temple was þe prophete Zachary slayne. And off a pynnacle of þis temple kest þe Iews sayne Iame doune, þe whilk was þe first bischope of Ierusalem. And at þe entree of þis temple is þe ȝate þat es called *speciosa* whare sayne Petre heled þe cruked man and made him for to ga.

A lytille fra þis temple on þe right syde es a kirk theked wiþ leed þat es called þe scole of Salomon. And toward þe south es þe temple Salomon, þe whilk es a fulle faire place and it standez in a faire playne and a large. And in þat place dwelled knyghtes þat ware called Templeres, and þat was þe fundacioun of þe Templeres and of þaire ordre. And riȝt as þar was þare dwelland knyghtes so was þer chanounes dwelland in þe temple domini.

FRA þIS TEMPLE toward þe este at vi^{xx}. pascez in a nuke of þe citee es þe bathe of oure lord, and into þis bathe was water wont for to come out of paradys. A lytille þerfra es oure lady bedd, and nere þare es þe toumbe of saynt Symeon. And wiþouten þe temple toward þe north es a faire kirke of saynt Anne our lady moder. þare was oure lady consayued, and before þat kirke es a tree þat began to growe þat same nyght.

And as men gase doune fra þat kirke xxii. grecez lyes Ioachim oure lady fader in a toumbe of stane. And þare besyde him lay sumtyme f. 37r saynt Anne, bot saynt Helyne gert translate hir to Con|stantynople.

11 *in m.*] Salomon

In þis kirke es a welle in maner of a cisterne þe whilk es called *probatica piscina*, and it had sumtyme v. entreez. In þat cisterne ware aungels wont to bathe þam and stirre þe water, and what man so first bathed him þerin after stirring of þe water he was made hale what sekenes so he had. And þare was þe man made hale þat was seke xxxviii. ȝere, and þare oure lord said vntil him, *Tolle grabatum tuum et ambula*, þat es at say, Take þi bedd and ga.

And a lytill þeine was þe hous of Pilate and also þe hous of Herode þe kyng þat gert slae þe innocentz. Þis ilke Herode was a ful wikked man and a felle. For first he gert sla his wyf whilk he luffed passand alle oþer creatures, and for þe grete lufe þat he had tille hir, when he sawe hir deed he went oute of his witte and so was he lang. Afterward when he was commen agayne to his witte by processe of tyme he gert sla his childer þat he had geten of hir. And þan he gert sla his oþer wyf and a sone þat he had of hir and his awen moder. And so he wald hafe done his broþer, bot he dyed are he myght come tille his purpose.

And when he sawe þat he suld dye he sent after his sister and alle þe grete lordes of his land. And when þai ware commen he gert putte alle þe lordes in a toure. And said vnto his sister he wist wele þat men of his land schuld make na sorwe for him when he ware deed, and þerfore he gert hir swere þat scho suld gere do `to´ deed alle þise lordes alssone as he ware deed, and þan schuld alle þe cuntree make sorowe at my deed. And þus he made his testament | and dyed sone after. Bot his sister fulfilled noȝt his wille, for alssone he was deed scho delyuerd þe lordes oute of þe toure and talde þam hir broþer wille and lete ilk ane ga whare he wald. f. 37v

And ȝe schalle vnderstand þat þare ware three Herodes, þe whilk ware wikked men and cruelle. He, þis of wham I speke off, was called Herode Ascalonyte. And he þat gert smyte off sayne Iohan baptist heued was called Herode Antipater. And Herode Agrippa gert sla sayne Iame, sayne Iohan broþer þe euaungelist, and putte sayne Petre in prisoun.

FORÞERMARE in þe citee of Ierusalem es a kirk of saynt saueour, and þare es þe left arme of sayne Iohan Crisostom, and þare es þe mare party of sayn Steuen heued. And a lytille þeine toward þe south

2 *in m.*] Probatica piscina 4 was] *followed by vertical caret with illegible letters in margin* 6 *in m.*] Text 8 *in m.*] herode 22 to] *above line* 28 *in m.*] Three herodes

as men gas to mount Syon es a faire kirke of sayne Iame whare his heued was smyten off. And þan es þe mount Syon, and þare es a faire kirke of Godd and oure lady whare scho was dwelland and dyed. And þare was sumtyme ane abbot wiþ chanounes regulers. And fra þat place was oure lady borne wiþ þe apostils to þe vale of Iosaphat. Þare es also a stane broȝt tille oure lady by aungelles fra þe mount of Synai, and it es lyke in alle thinges to þe roche of þe mount sayne Kateryne. And þare nere es þe ȝate þat oure lady went furth att to Bethleem.

Also in þe entree of mount Syon es a chapelle, and in þat chapelle es þe stane grete and large wiþ whilk þe sepulcre of Criste was couerd when he was layd þerin, whilk stane þe three Mariez saw
f. 38r turned vpward and tumbled off þe graffe when | þai come to þe sepulcre. And þare es a lytille pece of þe piler to þe whilk oure lord was bunden when he was scourged. And þare was Annas hous þat was bischope of þe Iews in þat tyme. And þare es a party of þe burde on þe whilk Criste made his maundee wiþ his disciples and gafe þam his body in fourme of breed and wyne. And þare denyed Petre oure lord thryesse are þe cokk crewe. Vnder þis chapelle for to ga doune xxxii. grecez es þe place whare oure lord wascht his disciples fete, and ȝit es þare þe vesselle þat þe water was in. And þare nere es þe place whare sayne Steuen was grauen. And þare es ane awter whare oure lady herd aungelles syng messe. Þare apperde Criste first to his disciples after his resurreccioun and þe dures sperde and said vnto þam *Pax vobis*. And on þe mount Syon apperde Criste to sayne Thomas and bad him fele his woundez, and þan trowed he first and said, *Dominus meus et deus meus*.

In þe forsaid chapelle behind þe hye awter ware alle þe apostils togyder of Whitsonondy when þe haly gaste descended on þam in liknesse of fyre. And þare made `Criste´ pasch wiþ his disciples. And þare sleped sayn Iohan þe euangelist in oure lord knee and sawe slepand many priuee thinges of heuen.

Þe mount Syon es wiþin þe citee and it es sumwhat hyer þan oþer placez of þe citee. And þe citee es stranger on þat syde þan on anoþer syde, for at þe fote of mount Syon es a faire castelle and a strang, þe whilk þe sowdan gert make. On mount Syon was kyng Dauid and Salomon and oþer many grauen. And þare es þe place whare sayne Petre grette fulle tenderly when he had forsaken Criste. |
f. 38v And a lytil þeine as it ware a fynger stane cast es anoþer chapelle

8 ȝate] *preceded by erasure of four letters* 30 Criste] *above line*

whare oure lord was demed to deed, and þare was Cayphas hous. Fra þis chapelle toward þe est a vii^{xx}. passez es a depe caue vnder a roche whilk es called *Galilea domini*, and þare hidd sayne Petre him after þat he had denyed Criste thrys. Betwene temple Salomon and þe mount Syon es þe place whare oure lord raised þe mayden fra deed to lyfe.

Vnder þe mount Syon toward þe vale of Iosaphat es a welle þat men callez *Natatorium Syloe*. Þare was oure lord waschen after þat he was baptized, and þare he made þe blynd to see. Þare also was þe prophete Ysai grauen. A lytille þeine euen ouer ynentes þe forsaid welle es ane ymage of stane of alde werk whilk Absalon gert make, and it es called Absalon hand. And a lytille þeine es þe tree on whilk Iudas hanged himself when he had salde Criste. And þan es þe synagog whare þe bischope of þe Iewes and þe Pharisenes come samen to hald þaire counsailes agaynes Ihesus. And þare Iudas kest þe xxx. penys before þam and said, *Peccaui tradens sanguinem iustum*, þat es to say, I hafe synned betrayand riȝtwyse blude.

And on þe toþer syde of mount Syon toward þe south a stanecast es þe felde þat was boght wiþ þase xxx. penys and it es called þare Acheldemak, þat es to say þe felde of blude. In þis felde er many grafez of cristen pilgrimes, for þare ware pilgrimes wont to be grauen. Þare er also many kirkes and chapelles and hermytages whare hermytes ware wont for to dwelle. And a c. pascez þeine toward þe este es þe charnelle of þe hospitale of sayne Iohan.

| A MYLE FRA IERUSALEM toward þe west es a fayre kirke whare f. 39r þe tree growed of whilk þe haly crosse was made. And twa myle þeine es a faire kirke whare oure lady mette wiþ Elizabeth when þai ware bathe wiþ childe and sayne Iohan stirred in his moder wambe and did wyrschepe tille oure lorde his maker. And þare vnder þe awter es þe place whare sayne Iohan baptist was borne. And bot a myle þeine es þe castelle of Emaus to þe whilk twa of Cristez disciples went after þe resurreccioun, and þare þai knew oure lord in breking of breed.

And twa myle fra Ierusalem es þe mount Ioy whilk es a faire place and a lykand, and þare lyes Samuel þe prophete in a faire toumbe. And it es called mount Ioy for þare may pilgrimes first see to Ierusalem, of whilk sight þai hafe grete ioy and comforth after þaire grete trauaile. Betwene Ierusalem and þe mount of Oliuete es þe vale of Iosaphat vnder þe walles of þe citee, as I said before. And ymiddes

12 *in m.*] Iudas   30 *in m.*] Emaus   32 *in m.*] mount ioy   36–7 *in m.*] valle Iosaphat

of þe vale es a lytille bekk þat es called *torrens Cedron*, and ouer þis bekk lay þe tree þat þe haly crosse was made off for a plaunchoure to men at gang on ower þat bekk. And noȝt bot a lytille þeine es a pitte in þe erthe, and þarein es þe base of þe piler to whilk Criste was bunden þat tyme he was scourged. And in þe middez of þe vale es a kirke of oure lady and þare es oure lady graue. And ȝe schalle vnderstand þat oure lady was when scho dyed lxxii. ȝere alde.

And þare nere hir grafe es þe place whare oure lorde forgafe sayne Petre alle his synnes. And bot a lytille þeine toward þe west vnder ane awter es a welle þat commes fra ane of þe ryuers of paradys. And
f. 39v it | es for to wit þat þof þis kirke seme now lawer þan þe erthe aboute it, at þe first fundacioun þeroff it was noȝt swa. Bot of breking of þe walles of þe citee þat hase fallen doune þe erthe aboute þe kirk es risen and so it es now hegher þan þe kirk þat at þe first tyme þat þe kirk was made was euen þerwiþ. Neuerþeles þe comoun opinioun es þat þe erthe es waxen heghe swa of þe self sen þe tyme þat oure lady was grauen þare and ȝit waxez day by day. In þis kirk ware wont to be blakk mounkes þe whilk had ane abbote.

Besyde þis kirk es a chapelle nere þe roche þat es called Gethsemany whare Iudas kissed oure lorde when he was taken of þe Iews. And þare left Criste his disciples before his passioun when he went to pray and said, *Pater si fieri potest transeat a me calix iste*, þat es to say, Fader if it may be done lat þis passioun ga fra me. And ȝit may men see in þe roche þe prynte of oure lord hend þare he thrast þam to þe roche when þe Iews tuke him. And a stanecast þeine toward þe south es anoþer chapelle whare oure lord swette blude.

And þare nere es þe toumbe of king Iosaphat, of wham þat vale tuke his name for he was king of þat cuntree. And a bowschote fra þeine toward þe south es a kirk whare sayne Iame was grauen and Zachary þe prophete. On þe ta syde of þe vale of Iosaphat es þe mount of Olyuete, and it es called so bycause þare growes many olyues. And it es hegher þan þe citee of Ierusalem and þerfore fra þeine [men may see] into alle þe stretez of Ierusalem. Betwene þat hille and þe citee es noȝt bot þe vale of Iosaphat, þe whilk es noȝt
f. 40r fulle large. Apon þat hille stode | oure lord when he steigh intille heuen, and ȝit may men see þe steppe of his left fote in a stane þat he stode on.

1 *in m.*] Cedron 6 *in m.*] oure lady grafe 7 *in m.*] Elde of oure lady
10 ane[1]] *followed by* vnde *deleted* 27 *in m.*] Iosaphat 31 *in m.*] Mons olìueti
33 men may see] *om.*

And þare was sumtyme ane abbey of black chanouns, bot now es þer noȝt bot a kirk. And a lytille þeine xxviii. paassez es a chapelle and þare es þe stane on whilk oure lord satte and prechid to þe folk sayand þus, *Beati pauperes spiritu quoniam ipsorum est regnum celorum* et cetera, þat es to say, Blissed be þai þat er pouer in spirit for þaires es þe kingdom of heuen. And þare he taght his disciples þe *Pater noster* wrytand þare in þe stane, þe whilk wryting schewez ȝit to þis day. And þare nere es a kirk whare Mary Egipciane lyes in a toumbe. And a lytille þeine toward þe est es Bethphage whare oure lord sent twa of his disciplez to fecche him ane asse on Palme Sononnday. A lytil fra þe mount of Olyuete toward þe est es a castelle þat men callez Bethany. Þare dwelt Symon þe leprous þat herberd oure lord and his disciples. He þis Symon afterwardes was baptized of þe apostils and called Iulyan and seyne made a bischope. Þis Iulyan es he þat men callez on for gude herbery.

In þat same place forgafe oure lord Mari Mawdelayne hir synnes, and þare scho wescht his fete wiþ teres of hir eghen and dried þam wiþ hir hare. And þare was Lazare raised fra deed to lyfe whilk had lyggen foure daies stinkand in graue. And þare was þe hous of Lazare and of Martha his sister. Þare also dwelt Mary Cleophe. Þis castelle es bot a myle fra Ierusalem. And a lytille þeine es þe place whare oure lord was when he wepid for þe citee of Ierusalem. And þare nere es þe place whare oure lady | gafe sayn Thomas hir gyrdle after f. 40v hir assumpcioun. And a lytille þeine es a stane wharon oure lord satt and preched, and in þe same place he salle appere on þe day of dome. A lytille fra þe mount of Olyuete es þe mount of Galile whare þe apostels ware alle togyder when Mary Mawdelayne talde þam of Cristes rysing fra deed to lyfe. And in mydd way betwene mount Olyuete and mount Galile es a kirk whare þe aungelle talde oure lady before of hir dying.

FRA BETHANY to Iericho er fyue myle. Iericho was sumtyme a faire citee, bot it es destruyd and so þer es now bot a lytille village. Þis citee tuke Iosue thurgh þe miracle of Godd and kest it doune and made it euen playne wiþ þe erthe, and commaunded þat it schuld neuer be bigged agayne, and also he weried alle þa þat bigged it agayne. Of þis citee was Zacheus þat þe gospelle spekez off, þat clambe vp intil a sycomour tree for to see oure lord because he was a lytille man. Of þis citee also was Raab þe comoun womman þat

12 *in m.*] Bethany   14 *in m.*] Iulian bone hostelle   31 *in m.*] Iericho

ressayued þe messangers of Israel whilk come for to aspye þe cuntree, and feled þam in hir hous amang towe of lyne and said þai ware went oute of þe citee are þe ȝates ware spered, and afterwardes by nyght scho lete þam ouer þe walle of þe citee by a rape and saued þam fra þe deed. Wharfore afterward when þe citee was wonne scho was wele rewarded as scho was wele worthy. For haly writte saise, *Qui recipit prophetam in nomine prophete mercedem prophete accipit*, þat es to say, He þat ressayuez a prophete in name of me he schalle take hyre of a prophete. And þerfore scho had \`a´
f. 41r spe|ciale gift of Godd for scho prophecied to \`þe´ forsaid messangeres þat þai schule wynne alle þat land, and so it befelle. And afterward wedded hir Salomon [to þe son of Nason] þat was prince of þe kynredyn of Iuda, and of þaire kynredyn by processe of tyme come oure lady saynt Mary þe moder of oure lord Ihesu Criste.

FRA BETHANY men gase to þe flum Iordan thurgh deserte and it es nere a day iournee. Fra Bethany also til a hille whare oure lord fasted xl. days and xl. nyghtes er sex myle, and men callez þat hille Quarentane. And þare þe fende come to tempte oure lord and said vntille him þus, *Dic vt lapides isti panes fiant*, þat es to say, Bidd þat þir stanes be breed. Apon þat hille in þe same place was sumtyme a faire kirke, bot now þer es na thing left bot ane hermytage whare a maner of [cristen] men dwellez þat er called Georgienes for sayn George conuerted þam. And apon þat hille dwelled Abraham a grete whyle. Betwene þis hille and þe flum Iordan rynnes a lytille bekk of whilk þe water was sumtyme wonder bitter, bot fra þe prophete Helizeus had blist it, it was swete ynogh and hable for to drink. And þe fote of þis hille toward þe playne es a grete welle whilk rynnes into Iordan. Fra þis hille vnto Iericho es bot a myle as men gas dounward to þe flum Iordan. And in þe way as men gase to Iericho satt þe blynd man cryand, *Ihesu fili Dauid miserere mei*, þat es to say, Ihesu Dauid son hafe mercy on me.

THREE MYLE fra Iericho es þe Deed See. Betwene Iericho and
f. 41v þat see | es þe cuntree of Engaddy. And þare growed bawme sumtyme, bot it was translated fra þeine intille Egipte whare ȝit þe treessez þat þe bawme growez on er called þe vynes of Engaddy. On þe ta syde of þis see as men commes doune fra Araby es a hille of Moabites whilk es called Arnon. Apon þis hille ledd Balach, Beor

9 a[2]] *above line* 10 þe] *above line* 12 to þe son of Nason] *om.* 18 *in m.*] Quarentane 22 cristen] *om. with caret mark* 32 *in m.*] Mare mortuum

son, þe prophete Ba`la´haam for to wery þe childer of Israel. Þis ilke Deed See departez þe land of Iudee and of Arabie, and it lastez fra Zoraa vntille Araby. Þe water of þis see es fulle bitter and salt þarwith, and if þe erthe be sprenged þerwiþ it salle wax barayne and neuer bere fruyt. Þis water chaungez þe coloure oft sythez. Þis see castez a thing oute of it whilke men callez *asfaltum*. And men `may´ find ilk a day on ilke syde of þis see grete lumppes þaroff, ȝa als grete as a hors, casten vpon þe land, and it es lyke pikk. And þerfore sum men callez it þe *lac asfaltit* þat es to say þe lac of pikke. It es also called a see for þe gretenesse þeroff, for it es vii^{c}. and foure score furlanges on lenth and cl. on brede. And it es called þe Deed See for it rynnes noȝt ne nowþer ebbez ne flowez bot standez ay stille and also for it bringes furth ne nurischez na qwikk thing, for it wille ressayfe na maner of qwikk thing into it, nowþer man ne beste, fisch ne fewle. And þat hase bene proued, for men hase oft tymes casten þerin misdoers þat hase bene foriugged for þaire trespasse and it kest þaim oute agayne alssone. Schippes may nane na ga þeron bot if þai be wele enoynted wiþ pikk, for þer may na thing þat es deed comme þeron þat it ne sinkes to þe | ground alssone as it commes þeron bot f. 42r if [it] be enoynted wiþ pikk. If men caste into it a lanterne light it fletez abouen, and if it be casten þerin vnlight alssone it synkez to þe ground. Also if men cast yrne þerin it commes vp agayne and fletez abouen, and if men cast a fether þerin it synkez to þe grund. And þat es agaynes kynde.

And riȝt so for synne agaynes kynde ware fyue citees, whilk stode þare sumtyme, sunken and fordone, þat es to say Sodom and Gomorre, Aldama, Soboym and Segor. Bot Segor at þe praier of Loth was saued for þe mare party, for it stude on a hille and ȝit in clere weder men may see of þe walles þeroff abouen þe water. Nere þis see dare na man dwelle ne drink of þe water þeroff. Sum men, as I said before, `callez´ it þe *lac asfaltit*, and sum þe fendes lac, sum þe stynkand flum for þe water þeroff es stynkand. By þis see syde growez tressez þat berez appels faire of coloure and delitable to behald, bot when a man brekez þam or scherez þam he fyndes noȝt in þam bot aschez and poudre and coles, in taken of þe vengeaunce þat Godd tuke on þa fyue citeez and þe cuntree aboute þam, brynnand þaim wiþ þe fire of helle.

At þe riȝt syde of þis see was Loth wyf turned intil a salt catte

1 Balahaam] la *above line* 6 *in m.*] asfaltum may] *in m.* 20 it[1]] *om.*
31 callez] *in m.* 38 *in m.*] Vxor loth

because scho luked behind hir agaynes þe bidding of þe aungelle þat tyme þat Godd fordidd þe forsaid citeez. And ȝe schalle vnderstand þat Loth was Aram sone, þe whilk Aram was Abraham broþer. And Sara, Abraham wyf, and Melcha, Nachor wyf, ware Loth systers. Sara what tyme þat scho bare Ysaach was four score ȝere alde and
f. 42[v] ten. Abra|ham also had anoþer sone þat hight Ismael, and he was circumcized when he was xiiii. ȝere alde. Bot Ysaach was circumcized when he was viii. days alde, and þai ware bathe circumcized on a day.

þE FLUM IORDAN rynnes into þe Deed See and þare it endez for ferrere rynnes it noȝt. And it es bot a myle fra a kirk of sayne Iohan baptiste toward þe west whare sayne Iohan baptized oure lord, and þare vsez cristen men to bathe þam comounly. And a myle fra Iordan es anoþer water þat men callez Iaboth, whilk Iacob passed ouer when he come oute of Mesapotamy. þe flum Iordan es na grete water bot it es riȝt plentifous of fisch. And it commez fra þe mount Liban of twa welles þat springes vp þare, of whilk þe tane hat Ior and þe toþer Dan, and of þir twa welles takez it þe name. And it rynnez thurgh a cuntree þat es called Maran and seyne thurgh þe see of Tiberias and vnder þe hilles of Gelboe, and þare es a faire playne on ayther syde þe ryuer. þe mountes `of´ Lyban lastes on lenth to þe deserte of Pharan, and þai departe þe kyngdom of Surry and þe cuntree of Fenice. Apon þir hilles growez cedres wonder hye, and þai bere lang appels whilk er er als grete as a mannes heued.

þe flum Iordan departez Galilee and þe land of Ydumee and þe land of Betron, and in sum place it rynnez vnder þe erthe vntil a faire playne þat men callez Meldan, and þare es Iordan riȝt brade. In þat playne es þe sepulcre of Iob. In þis flum was Criste baptized of sayne Iohan, and þare was herd þe voice of þe fader sayand, *Hic est filius* |
f. 43[r] *meus dilectus in quo michi bene complacui* [*ipsum audite*], þat es to say, Here es my sone þat I luffe of wham I am wele payd. Heres him. And þare þe haly gaste descended on him in liknessse of a douffe. And so was þare at his baptizing alle þe trinytee.

Thurgh þat flum Iordan passed þe childer of Israel drye fote, and þai sett grete stanes in myddes of þe water in taken of þe miracle. Also in þat flum Naaman of Siry bathed him seuen sythes and he was

2 ȝe] *followed by erasure of three letters* 10 *in m.*] Iordanis 21 *in m.*] Montes libani of`´] *in m.* 23–4 lang appels] appels lang *marked for reversion* *in m.*] Poma longa 30 *ipsum audite*] *om.* 36 bathed] *preceded by* bathed *expuncted*

clensed of lepre and made fisch hale. Aboute þe flum Iordan er many kirkes and cristen men dwelland at þam. And a lytille þerfra es a citee þat es called Hayla, þe whilk Iosue enseged and tuke. Beȝond Iordan es þe vale of Mambree and it es a riȝt faire vale. Also twa myle fra þe hille þat I spakk off before whare oure lord fasted xl. days and xl. nyghtes toward Galile es a hie hille and vpon þat hille ledd þe fende oure lord and schewed him alle þe kyngdomes of þe werld and said vntille him, Alle þir (quod he) salle I giffe þe with þi þou wille falle doun and adoure me.

[CHAPTER 8 ÞE CASTEL OF CARRAS AND OÞERE]

AND ȜE SCHALLE VNDERSTAND þat for to ga fra þe Deed See estward oute of þe marchez of þe land of promissioun es a strang castelle and a faire standand on a hille þat men callez Carras, þat es to say Mount Real. Þis castelle gert Bawdewyne make þat was king of Ierusalem, and conquerede alle þat land and inhabited it wiþ cristen men. And vnder þat castelle es a faire toune þat men calles Soboach wharin many cristen men dwellez suerly ynogh vnder tribute.

Fra þeine men gase to Nazareth wharoff oure lord had hise toname. And fra þeine | to Ierusalem es iii. day iourneez. And f. 43v
men gase thurgh þe cuntree of Galilee, thurgh Ramathaim Sophim, and by þe hilles of Effraym whare Helchana dwelt and Anna, Samuel þe prophete fader and moder. Þare was Samuel borne, bot he was grauen on þe mount Ioy, as I said before.

And þan commes men to Sylo whare þe arke of godd was keped vnder Hely þe preste of þe lawe. And þare made þe folk of Ebron sacrifice tille oure lord, and þare spak oure lord first vnto Samuel. And þare nere at þe left syde es Gabaon and Rama Beniamyn, of whilk haly writte spekez.

Fra þeine men gase to Sychem þat by anoþer name es called Sychar, and it es in þe cuntree of Samary and it es x. myle fra Ierusalem. Sum men callez it Neopolis, þat es to say þe new citee. Þare fastby es Iacob welle whare oure lord spak to þe womman Samaritane. And þare was sumtyme a kirk bot it es now destruyd.

26 *in m.*] Sylo 29 *in m.*] Gabaon 31 *in m.*] Sychem vel Sychar 34 *in m.*] fons Iacob

þare besyde þat welle gert Ieroboam kyng of Israel make twa calfez of golde, and sent þe tane of þam to Dan and þe toþer to Bethel, and comaunded þe folk þat þai schuld wirschepe þam in steed of goddes. A myle fra Sychar es a citee þat men callez Luza whare Abraham dwelled sumtyme. And a lytille þeine es þe sepulcre of Ioseph, Iacob sone, þat gouerned Egipte, and fra Egipte ware his banes broght and grauen þare. In þe cytee of Sychem was Dyna, Iacob doghter, rauyst, for wham hir breþer sloghe mykille of þe folk of þat citee. A lytille fra þat citee es þe mount Garisym whare þe Samaritanes makes þaire f. 44r sacrificez. | In þat hille schuld Abraham hafe offerd his sone Ysaach til oure lord. And þare nere es þe vale of Dothaym. And in þat vale es þe cisterne wharin Ioseph was casten of hys breþer before þai salde him to þe Ismaelites, and it es twa myle fra Sychar.

Fra þeine men gase to a citee of Samary þat es called Sebaste, and it es þe chieff citee of þat cuntree and it standez amanges hilles as Ierusalem duse. Bot þat citee es noȝt now so grete as it was sumtyme. þare was sayne Iohan baptist grauen betwene twa prophetez, þat es to say Helizeus and Abdias, bot he was heueded in þe castelle of Macheron beside þe Deed See. And his disciples bare him to Sebaste, and þare gert Iulyan Apostata take his banes and brynne þam, for he was emperour þat tyme, and þe askes of him ware casten in þe wynd. Bot þe finger wiþ whilk sayne Iohan schewed oure lord sayand, *Ecce agnus dei* et cetera myght noȝt be brynt. þis fynger sayne Tecle þe virgyn gert bere into mountes and þare es done grete wirschepe þerto. In þat place was sumtyme a faire kirke bot now it es destruyd, and many oþer kirkes also þat ware þare.

þare was þe heued of sayne Iohan closed in a walle, bot þe emperour Theodosius gert take it oute, and he fand it lapped in a clathe alle blody and so gert he bere it to Constantinople. And þare es ȝit þe ta half þeroff, and þe toþer half es at Rome in þe kirke of sayne Siluestre. And þe vesselle wharein his heued was layd when it was smyten off es at Geen and men dos grete wirschepe þarto. Sum men saise þat sayne f. 44v Iohan heued es at Amyas | in Pykardy, and sum saise þat it es þe heued of sayn Iohan þe bischope. I wate noȝt. Godd wate.

Fra Sebaste to Ierusalem er xii. myle. And betwene þe hilles of þis cuntree es a welle þat chaungez his coloure foure tymes in þe ȝere. For sumtyme it es grene and sumtyme reed, sumtyme trublee and sumtyme clere, and men callez þat welle Iol.

7 *in m.*] Dyana 9 *in m.*] Garisym 11 *in m.*] Dothaym 14 *in m.*] Sebaste 17 *in m.*] Iohan baptist 37 *in m.*] fons

þe folk of þat cuntree er called Samaritanes and þai ware conuerted and baptized thurgh þe apostels. Bot þai hald noȝt þe apostels techinges and so þai er fallen in errours and haldez a secte by þamself and a lawe diuerse fra þe lawe of cristen and of Iewes, Sarzenes and payenes. Neuerþeles þai trowe in a godd and saise þer es nane bot he þat made alle and alle schalle deme. Þai kepe þe fyue bukes of þe bible efter þe letter and vsez þe sawter as þe Iews duse. Þai say þai er verray Goddes childer and better luffed wiþ Godd þan any oþer men. Þaire clething also es diuerse fra oþer men and þaire heuedes þai wende in a reed lynnen clathe to be knawen fra oþer, for þe Sarzenes lappez þaire heuedes in whyte, and cristen men þat dwelles þare in blewe, and Iews in ȝalow clathe. For þare dwellez many Iews payand tribute as cristen men duse.

And if ȝe wille witt whatkyn lettres þe Iews vsez, here ȝe schalle fynd þam sette alle redy and þe names of þe lettres also as þai calle þam:

Aleph Beth Gymel Deleth He Vau Zai Heth
Theth Ioth Caph Lameth Men Nun Sameth Ain
Fe Sade Coph Res Sen Tav.

Now wille I sette þe figures of `þe´ lettres þat þai use | . . . f. 45r

FRA ÞIS CUNTREE þat I hafe spoken off men gase to þe playne of Galilee and lefes þe hilles on þe ta syde. Galile es a cuntree of þe land of promissioun. And in þat cuntree es þe citee of Naym and þe citee of Capharnaum and of Corozaim and of Betsayda whare sayne Petre and saynt Andrew wa[re] borne. And at Corsaym salle Antecriste be borne. Bot sum men sayse he schalle be borne in Babiloyne, and þerfore saise þe prophecie þus, *De Babilonia exiet coluber qui totum* [*mundum*] *deuorabit*, þat es to say, Of Babiloyne salle a nedder comme þat salle deuoure alle þe werld. And he þis Antecriste salle be nurischt in Bethsaida and he salle regne in Corozaym. And þerfore saise haly writte of þaim þus, *Ve tibi Corozaym Ve tibi Bethsaida Ve tibi Capharnaum*, þat es to say, Wa be to þe Corozaym Wa be to þe Bethsaida Wa be to þe Capharnaum. Also þe Cane of Galilee es þare iiii. myle fra Nazareth, and þare was

1 *in m.*] Samaritani 15 *in m.*] lettres Iudeorum 17–19 *above these names are written lower case Roman graphs in the sequence* a–y 20 þe[2]] *above line there follow scribal forms of 22 Hebrew graphs and above them lower case Roman graphs in sequence, see frontispiece* 22 *in m.*] Galile 25 ware] was 26 *in m.*] Antecriste 28 *mundum*] *om.* 34 *in m.*] Cana Galile

sayn Symon borne. þare also did oure lord þe first miracle at þe wedding of Architriclyne when he turned water into wyne.

In þe marchez of Galilee betwene þe mountaynes was þe arch of Godd taken. And on þe toþer syde es þe hille of Endor in Hermon. And a lytille þeine Barach, Abymalech sone, and þe prophetisse Delbora ouercome þe oste of Ydumee when Cisara þe kyng was slayne thurgh Iabel, Aber wyf, as tellez þe byble. And in þat same place Gedeon and ccc. men wiþ him discomfit three kynges, þat es | f. 45v to say, Zeb, Zebee, and Salmana and pursued ouer þe flum Iordan and slew þam and þaire folk for þe maste party. Fyue myle fra Naym es þe citee of Iesrael, þe whilk also es called Zaraym. Of þat citee was Iesabel þe wikked qwene þat gert sla vnriȝtwisely Naboth for his vyneȝarde. A lytille fra þis citee es þe felde of Mageddo whare þe kyng of Samary slewe Iosias þe kyng of Iuda, þe whilk efterward was broght to þe mount Syon and grauen þare. Also a myle fra Iesrael er þe mountes of Gelboe whare kyng Saul and Ionathas his sone and a grete noumer of þe childer of Israel ware slayne in bataile. Wharfore kyng Dauid weried þe forsaid mountes. And a myle þeine toward þe este es a citee þat men callez Citople or Bethsaym. Apon þe walles of þat citee hinged þe Philistenes þe heued of kyng Saul.

FRA ÞEINE MEN GASE thurgh þe playne of Galile to Nazareth whilk was sumtyme a grete citee, bot now þer es noȝt bot a lytille village and it es noȝt walled aboute. In Nazareth was oure lady borne, bot scho was consayued at Ierusalem. Of Nazareth tuke oure lord his toname. And þare wedded Ioseph oure lady when scho was xiiii. ȝere alde. And þare þe aungelle Gabriel grette oure lady sayand þus, *Aue gracia plena dominus tecum*, þat es to say, Hayle Mary fulle of grace Godd es wiþ þe. And in þat same place es a chapelle bigged bysyde a piler of a kirk þat was þare in alde tyme and þare es grete offering of f. 46r cristen pilgrimes. þis chapelle gers | þe Sarzenes kepe riȝt straytely bycause of auauntage of þe offerandes. And þare er wonder euille Sarzenes and mare cruelle þan er in any oþer place, for þai hafe destruyd alle þe kirkez þat ware wont to be þare. And þare es þe welle of Gabrielle whare oure lord was wont to bathe him when he was ȝung, and at þat welle was he wont to fecche his moder water and þare was scho wont to wasch his clathez. Fra Ierusalem to Nazareth er iii. day iourneez, and þare was oure lord nurischt.

4 *in m.*] mons Endor 8 *in m.*] Gedeon 16 *in m.*] Gelboe 21 *in m.*] Nazareth 34 *in m.*] Fons gabrielis

Nazareth es als mykille at say as floure of gardyne, and it may wele be called so for þare was nurischt þe floure of lyf, þat es to say oure lord Ihesu Criste.

And twa myle fra Nazareth in þe way as men gase to þe citee of Acon es þe citee of Sephor. And halfe a myle fra Nazareth es þe leep þat oure lord leped fra þe Iews when þai ledd him apon a hie roche to hafe casten him downe and slayne him, bot he passed thurgh þam and leped til anoþer roche whare his steppes er ȝit sene. And þerfore saise sum men when þai hafe drede of thefez þis verse þat es writen here, *Ihesus autem transiens per medium illorum ibat*, þat es to say, Ihesus furthpassand ȝode thurgh þe middes of þam. And þai say also þir versez of þe sawter buke, *Irruat super eos formido et pauor in magnitudine brachii tui domine Fiant immobiles quasi lapis donec pertransiat populus tuus domine donec pertransiat populus tuus iste quem possedisti*, þat es to say, Falle on þaim drede in þe gretenesse of þine arm lord Be þai vnmouand as a stane vnto þat tyme þat | þi f. 46^{v} folk passe lord vnto þi folk passe whilk þou boght. And when þis es said a man may ga seurly wiþouten lettyng.

AND ȜE SCHALLE VNDERSTAND þat oure lady saynt Mary when scho bare Criste was of xv. ȝere elde, and wiþ him scho was in erthe xxxiii. ȝere and iii. monethes, and after his passioun scho liffed xxiiii. ȝere. And so scho liffed in þis erthe lxxii. ȝere and three monethes.

Fra Nazareth to þe mount Thabor es iii. myle and it es a faire hille and a hie. And þare was sumtyme a toune and many kirkes bot now þai er alle destruyd. Bot ȝit þer es a place þat þai calle þe scole of oure lord whare he teched his disciples þe priuetez of heuen. And at þe fote of þat mount Melchisedech þat was kyng of Ierusalem and Goddes preste mette Abraham in þe commyng doune fra þat mount when he come fra þe descomfiture of his enmys. And on þat hille oure lord transfigured himself before Petre, Iames, and Iohan whare þai sawe him spekand wiþ Moyses and Helyas. And þerfore said Petre, *Bonum est nos hic esse faciamus hic tria tabernacula*, þat es to say, It es gude to be here Late vs make three tabernacles. And Criste bad þam þat þai suld telle na man þat visioun vnto þe tyme þat he ware risen fra deed to lyfe. And apon þat same hille and in þat same place apon þe day of dome salle foure aungels blawe þaire bemes and

5 *in m.*] Sephor 6 *in m.*] Saltus domini 16 þat^{2}] þ^{t}/þ^{t} 19 *in m.*] Elde of oure lady 24 *in m.*] Thabor 26–7 *in m.*] Scola domini

raise alle þat er deed vnto þe lyf. And þai schalle come in body and f. 47r saule before Godd þe souerayne iugge in þe vale of | Iosaphat to take þaire dome apon Pasch day in þe tyme of Cristes resurreccioun. For as doctoures saise þe same tyme þat he went tille helle and heried it, þe same tyme salle he spoile þe werld and take his frendes and lede þam to ioy wiþouten end and dampne þe wikked til ay lastand payne.

ALSO A MYLE fra þe mount Thabor es þe mount Hermon. And þare was þe citee of Naym before þe ȝates of whilk oure lorde raised þe widow sone fra deed to lyfe. Also three myle fra Nazareth es þe castelle of Saffra whare Zebedeus and Alpheus childer ware borne. And seuen myle fra Nazareth es þe mount Cain, and vnderneth it es a welle whare Lamech slew Cayn wiþ ane arowe supposing he had bene a wylde beste.

FRA SAFFRA gase men to a citee þat es called Tyberias þe whilk standez apon þe see of Galile. And if alle it be called a see neuerþeles it es na see ne arme of þe see bot a staunke of fresch water. And it es nere a hundreth furlanges lang and fourty on brede, and þer er many gude fischez þerin, and it commes oute of Iordan and rynnez thurgh þe myddes of þe citee, and it es riȝt profitable for þe cuntree. And þare þare `it and´ Iordan partes es a grete brigg by þe whilk men wendez oute of þe land `of´ beheste into þe land of Basan and into þe land of Gerassen þe whilk marchez apon Iordan. And fra þeine may men wende to Damasc on three days thurgh þe cuntree of Traconyte, þe whilk lastez fra Hermon to þe see of Galilee, þe f. 47v whilk also es called þe see of Ty | berias or þe staunkes of Genasareth. And þis diuersitee of names it hase of þe citez þat standes þerapon. Apon þis see ȝode oure lord drie fote when he said to Petre, *Modice fidei quare dubitasti*, þat est to say, þou man of litil faith whi had þou doute. And þat was when he went to Criste on þe water and was in poynt to drowne and Criste tuke him by þe hand and said þe wordes þat I said before. And also Criste apperde til his disciples after his resurreccioun fischand in þis see and filled þaire nettes fulle of fisch, and þai broȝt him parte of a roste fisch and a hony combe. In þis see also fisched Petre and Andrew, Iames and Iohan when Criste called þam and bad þam folow him, and þai alssone left schippe and nettes and folowed him.

In þis cite of Tiberias es þe tabil on whilk oure lord ete wiþ his

7 es] es es *in m.*] Mount hermon 8 before] *followed by* of *deleted* 10 *in m.*] Saffra 15 *in m.*] See of galile 20 it and] *above line* 21 of² *above line*

disciples after his resurreccioun, of whilk etyng haly writte saise þus, *Cognouerunt dominun in fractione panis*, þat es to say, þai knew oure lord in breking of breed.

BESYDE ÞIS CITEE es a hille whare oure lord fedd v^{m}. men wiþ fyue laues and twa fisches. In þis citee also a wikked man on a tyme kest a brynnand fyrebrand at oure lord for to stirre him to ire and hitt him on þe heued, þe whilk brand efterwardes hitt on þe erthe and stakk stille þerin and growed and by processe of tyme it wex a grete tree and ȝitt it growes þare.

Also at þe heued of þis see of Galile toward þe north es a castelle [þat] es called Sephor nere Capharnaum, and in alle þe haly land es þer noght | a stranger castelle þan it es. In þat castelle es a gude litil f. 48^{r} toune whilk hase þe same name þat þe castelle hase. And in þat castelle was saynt Anne oure lady moder borne, and þare was þe hous of Centurio. Þat cuntree es called Galilea gentium, and it felle in þe lote of Zabulon and of Neptalim.

AND AS MEN COMMEZ fra þis castelle at xxx. myle es þe citee of Dan, þe whilk also es called Cesarea Philippi, and it standez at þe fote of þe mount `Liban´ whare þe flum Iordan begynnez. And þare also begynnez þe land of beheste and lastez vnto Bersabee in lenth for to ga fra þe north toward þe south, and it es nere ix^{xx}. myle. And on brede it lastes fra Iericho to Iaffe, and þat es fourty myle of þe mylez of Lumbardy or of oure cuntree, for þai er bathe ane. Bot I speke noȝt of leeges of Fraunce, Gascoyne, Prouince, or Almayne whare þai hafe grete myles.

And ȝe schalle vnderstand þat þe haly land es in Surry. For Surry lastez fra þe desertes of Araby vnto Cicil, þat es to say Ermony þe mare, for to ga fra þe south to þe north, and fra þe este syde to þe west syde it lastez fra þe grete desertes of Araby vnto þe west see. Bot in þis rewme of Surry er many rewmes contende, þat es to say Iudee, Palestine, Galile, Sem Cecil, and many oþer cuntreez.

And in þat cuntree and many oþer aboute it þer es swilk a custom þat when twa rewmes er at were and owþer party ensegez citee, toune or castelle, þan in steed of messangers to ga betwene þe partys þai ordayne dowfes for to bere lettres | and bindez þam aboute þe f. 48^{v} nekkes of þe dowfes and þan þai late þam flie furth. And þai thurgh

11 þat] *om.* 18 *in m.*] Cesarea philippi 19 Liban] *in m.* 20 *in m.*] longitudo et latitudo terre repromissionis 22–3 *in m.*] leuce lumbardiales et nostre eiusdem sunt longitudinis 31 *in m.*] Nota

comoun custom and vsage þat þai er wont vnto fliez to þe toþer party, and when þe letters er tane fra þaire neckes þai flie agayne whare þai ware nurischt.

AND ȜE SCHALLE VNDERSTAND þat amanges þe Sarezenes in diuerse placez þer dwellez many cristen men vnder tribute, þe whilk vsez diuerse lawez and customes after þe constitucioun and þe ordinaunce of þe rewmes whare þai dwelle. Neuerþeles alle er þai baptized and trowez in Godd, fader and sonne and haly gaste. Bot ȝit þai faile in sum articles of oure beleue. Þare er sum cristen men þat er called Iacobynes, þe whilk sayn Iame þe apostel conuerted and sayn Iohan þe evaungelist baptized þam. And þai say and affermez þat confessioun suld be made alle anely to Godd and noȝt to man. For þai say Godd bad neuer þat a man schuld schryfe him tille anoþer man, and þerfore Dauid saise in þe sawter, *Confitebor tibi domine in toto corde meo*, þat es to say, Lord I salle schryfe me to þe in alle my hert. And in anoþer place he saise þus *Delictum meum tibi cognitum feci*, þat es to say, Lord to þe I salle make aknawen my trespas. And also he saise þus, *Deus meus es tu et confitebor tibi*, þat es to say, þou ert my Godd and to þe I salle be schrifen. And ȝit he saise in anoþer place, *Quoniam cogitacio hominis confitebitur tibi*, þat es to say, For thoght of man salle schryfe to þe. For þai say þat a man schuld alle anely ask him forgifnes wham he trespast to. | f. 49r Bot Godd ordayned neuer ne na prophete, as þai say, þat a man suld schew his synnes til any bot alle anely to Godd. And þerfore þai alegge þe auctoritez of þe sawter þat I talde ȝow before.

Þai say also þat saynt Austyne and sayne Gregore and oþer doctours affermez þe same. For saynt Austyne saise on þis wyse, *Qui scelera sua cogitat et conuersus fuerit veniam sibi credat*, þat es to say, Wha so knawez his synnes and es turned he may trowe to hafe forgifnes. And sayn Gregore sayse on þis maner, *Dominus potius mentem quam verba considerat*, þat es to say, Oure lord takes mare hede to thoȝt þan to word. Saynt Hilari also saise, *Longorum temporum crimina in ictu oculi perient si corde nata fuerit contempcio*, þat es to say, Synnez þat er done of lang tyme salle perisch in twynkelyng of ane egh if despysing of þam be borne in a mannes hert. Swilk auctoritez þai alegge in þaire awen langage and noȝt in Latyne.

10 *in m.*] Iacobynes   27 *in m.*] Augustinus   30 *in m.*] Gregorius
32 *in m.*] hilarius

And for þir auctoritez þai say þat men schalle schryfe `þam´ alle anely to Godd and noȝt to man. And þerfore when þai wille schryfe þam þai make a fyre besyde þam and castez þerin encense, and when þe `reke´ gase vp þai say, I schryfe me to Godd and askez forgifnes `of my synne´. And noȝtforþi in alde tyme þis was þe maner of schryfing, bot sayn Petre and oþer apostels þat come seyne thurgh gude skille has ordaynd þat men salle schryue þam to prestez þat er men as þai er. For þai considred þat men may giffe na gude medecyne to a man þat es seke bot if þai knawe þe kynde of þe sekenesse, and riȝt so a man | [f. 49v] may gyffe no couenable penaunce bot if he knawe þe qualitee and þe quantitee of þe synne. For a maner of synne es mare greuous þan anoþer, and in sum place mare þan in sum oþer, and in sum tyme mare þan in sum oþer. And þerfore it es nedefulle þat a man knawe þe synne wiþ þe circumstauncez þat salle enioyne couenable penaunce.

OþER CRISTEN MEN þer er þat er called Surrianez. þai hald a lawe in meen betwene vs and þe Grekez. And þai late þaire berdes grow as þe Grekez dus, and makes þe sacrement of þe awter of soure bred as þe Grekez duse, and vsez þe lettres of Grewe, and schryfez þam as þe Iacobynes duse.

Also þer er oþer þat er called Georgienes whilk sayn George conuerted, and him þai honoure and wirschepes before alle oþer halowes. And alle þai hafe þaire crownes schauen, þe clerkes rownde and þe lawed men foure cornerd. And þai hald þe lawe of Grekez.

Ȝit es þare anoþer [maner] of folk þe whilk er called cristen men of gyrdils for þai er gyrdid as frere menoures er. Sum also er called Nestorianes, sum Arrianes, sum Nubienes, sum Gregorienes, sum Indynes whilk er of Prestre Iohan land. Alle er þai called cristned men, and many of þe articles of oure beleue þai hald and vsez, bot neuerþeles in many poyntes þai vary fra vs and fra oure faith. Alle þaire variaunce ware to mykil to telle.

1 þam] *in m.* 4 reke] *in m.* 5 of my synne] *in m.* 6 þat] *preceded by erasure of 8 letters* 8 na gude] *repeated and first occurrence deleted* 16 *in m.*] Surrianes 21 *in m.*] Georgienes 25 maner] *om.*

[CHAPTER 9 A WAY FRO GALILE TO IERUSALEM þURȝ DAMAS]

SEN I HAFE talde ȝow of many maners of men þat dwellez in cuntrez beforesaid, now wille I turne agayne to my way and telle how
f. 50r men salle | come fra þase cuntreez vnto þise cuntreez agayne. Qwha so wille comme fra þe land of Galile þat I spakk off before he schalle by Damase, whilk es a faire citee and fulle of gude marchandyse. And it es three iournez fra þe see and fra Ierusalem fyue iournes. Bot þai cary marchandyse apon cameles, mules, dromedaries, and hors, and oþer maner of bestez. And þase marchandisez er broght by see fra Inde, fra Persy, fra Caldee, fra Ermony, and fra many oþer regiounes. þis citee founded Eleazar of Damasc þat was þe sone of þe steward of Abraham þe patriark, and þerfore was þe citee called Damasc after his surename, for he wend to hafe bene lord of þat cuntree after Abraham, for Abraham þat tyme had noȝt geten his sone Ysaac. In þat place slew Cayn his broþer Abel.

Besyde Damasc es þe mount Seyr. In Damasch er many welles, bathe wiþin þe citee and wiþouten, and þer er also many faire gardyns riȝt plentifous of fruyte. þer es nowerwhare swilke anoþer citee of gardynes and of fruyte. In þat citee also es wonder mykille folk, and it es wele walled aboute wiþ a dowble walle. In þat citee also dwellez many phisicienes, and þare vsed sayn Paule sumtyme þe craft of phisic before þat he was conuerted. And sayne Luc was his disciple to lere phisic and many oþer ma, for in þat citee hald he scole in þat science, bot efterwardes he was a phisiciene of saules. In Damasc was he conuerted and dwelled þerin three days and three
f. 50v nyghtes and nowþer ete ne drank ne sawe na sight | wiþ his bodily eghen, bot in spirit he was rauischt intille heuen whare he sawe heuenly priuetez.

A litille fra Damasc es a castelle þat es called Arkes and it es a gude castelle and a strang.

FRA DAMASC men commes by a place þat es called *Nostre dame de Sardenake* fyue myle on þis syde Damasc, and it es apon a roche. And it es a faire place and a delitable and þer semez as it ware a castelle, and so þare was sumtyme. And þare es a faire kirk whare cristen mounkes and nonnes dwellez. Vnder þe kirk also es a vowte

7 *in m.*] Damasc 33 *in m.*] Sardenak 34 es] *followed by* sette *deleted*

whare cristen men dwellez. And þai hafe þare riȝt gude wyne. And in þe kirk behind þe hie awter in þe walle es a table of tree on þe whilk ane ymage of oure lady was depaynted sumtyme, þe whilk oft tymes turned into flesch, bot þat ymage nowe es bot lytille sene. Neuerþeles þat table euermare droppez oel as it ware of oliue, and þare es a vesselle of marble vnder þe table to ressayue þe oel. Þaroff þai giffe to pilgrimes for it heles of many sekenesse. And men saise þat if it be keped wele seuen ȝere efterwardes it turnes into flesche and blud.

Fra Sardenak men commez thurgh þe vale of Bochar, þe whilk es a faire vale and a plentifous of alle maner of fruyte. And it es amanges hilles, and þer er þarin faire ryuers and grete medews and noble pasture for bestez. And men gas by þe mountes of Libane whilk lastez fra Ermony þe mare towardes þe north vnto Dan, þe whilk as þe ende of þe | land of repromissioun toward þe north, as I [f. 51r] said before. Þir hilles er riȝt fruytfulle and þare er many faire welles and cedres and cipressez and many oþer treesse of diuerse kyndes. Þare er also many gude tounes toward þe heued of þir hilles fulle of folk.

BETWENE ÞE CITEE of Arkez and þe citee of Raphane es a riuer þat es called Sabatory, for on þe Seterday it rynnez fast and alle þe weke elles it standes stille and rynnez noȝt or elles bot fairely. Betwene þe forsaid hilles also es anoþer water þat on nyghtes fresez hard and on days es na frost sene þeron.

And as men commez agayne fra þase hilles es a hille hier þan any of þe oþer, and þai calle it þare þe hegh hille. Þare es a grete citee and a faire þe whilk es called Tryple, in þe whilk er many gude cristen men ȝemand þe same rytes and customes þat we vsen.

Fra þeine men commez by a citee þat es called Beruch whare sayne George slew þe dragoun, and it es a gude toune and a faire castelle þerin. And it es iii. iournez fra þe forsaid citee of Sardenak. At þe ta syde of Beruch xvi. myle to comme hiderward es þe citee of Sydon. At Beruch entres pilgrimes into þe see þat wille come to Cipre, and þai aryfe at þe porte of Surry or of Tyere and so þai come to Cipre, in a lytille space. Or men may come fra þe porte of Tyre and come noȝt at Cipre and aryfe at sum hauen of Grece and so comme to þise partyse, as I said before.

3 ane] *followed by* ane *deleted* *in m.*] Miracle of ane ymage 9 *in m.*] Vale of bochar 12 *in m.*] mountes of libane 20 *in m.*] Sabatory 22 *in m.*] Nota 26 *in m.*] Triple 28 *in m.*] Beruch

[CHAPTER 10 þE SCHORTESTE WEYE TO IERUSALEM]

f. 51v | I HAFE TALDE ȝow now of þe waye by whilk men gase ferrest and langest to Ierusalem, as by Babilon and mount Synay and many oþer placez whilk ȝe herd me telle off, and also by whilk ways men schalle turne agayne to þe land of repromissioun. Now wille I telle ȝow þe rightest way and þe schortest to Ierusalem. For sum men wille noȝt ga þe toþer, sum for þai hafe noȝt spending ynogh, sum for þai hafe na gude cumpany, and sum for þai may `noȝt´ endure þe lang trauail, sum for þai drede þam of many perils of desertes, sum for þai wille haste þam hameward desirand to see þare wifes and þare childer or for sum oþer resonable cause þat þai hafe to turne sone hame. And þerfore I wille schew how men may passe tittest and in schortest tyme make þaire pilgrimage to Ierusalem.

A man þat commes fra þe landes of þe west, he gas thurgh Fraunce, Burgoyne, and Lumbardy and so to Venice or Geen or sum oþer hauen, and schippes þare and wendez by see to þe ile of Greff, þe whilk partenez to þe Ianuenes. And seyne he aryuez in Grece at Porte Mirrok or at Valone or at Duras or at sum oþer hauen of þat cuntree, and ristez him þare and byez him vitailes and schippez agayne and sailez to Cipre and aryuez þare at Famagost and comez noȝt at þe ile of Rodes. Famagost es þe chieff hauen of Cipre, and þare he refreschez him and puruays him of vitailes and þan he gase f. 52r to schippe and commez na mare on land | if he wille before he comme to Porte Iaffe þat es þe next hauen to Ierusalem, for it es bot a day iournee and a half fra Ierusalem, þat est to say xxxvi. myle.

Fra þe Porte Iaffe men gase to þe citee of Rames, þe whilk es bot a lytille þeine, and it es a faire citee and a gude and mykille folk þerin. And wiþouten þat citee toward þe south es a kirk of oure lady whare oure lord schewed him tille hir in three cloudes, þe whilk betakned þe trinitee. And a lytille þeine es ane oþer citee þat men callez Dispolis bot it hight sumtyme Lidda, a faire citee and a wele inhabited. þare es a kirk of sayne George whare he was heuedid. Fra þeine men gase to þe castelle of Emaus and so to þe mount Ioy. þare may pilgrimes first see to Ierusalem. At mount Ioy liggez Samuel þe prophete. Fra þeine men gase to Ierusalem. Beside þir

9 noȝt] *above line* 25 *in m.*] Iaffe 27 *in m.*] Rames Rames] Rames ffarfa 32 *in m.*] lidda 34 *in m.*] Emaus *in m.*] mount Ioy

ways es þe citee of Ramatha and þe mount Modyn, and þeroff was Matathias, Iudas Machabeus fader, and þare er þe graues of þe Machabeez. Beȝond Ramatha es þe towne of Techue, wharoff Amos þe prophete was and þare es his grafe.

[CHAPTER 11 ANOÞER WEY TO IERUSALEM]

I HAFE TALDE ȝow before of þe haly placez þat er at Ierusalem and aboute it, and þerfore I wille speke na mare of þam at þis tyme. Bot I wille turne agayne and schewe ȝow oþer ways a man may passe mare by land, and namely for þaim þat may noȝt suffer þe sauour of þe see bot es leuer to ga by land if alle it be ˋþeˊ mare payne. Fra a man be entred into þe see he schalle passe tille ane of þe hauenes of Lumbardy for þare es þe best making of purueaunce | of vitailes, or f. 52v he may passe to Ieen or Venice or sum oþer. And he salle passe by see into Grece to þe porte Mirrok or to Valone or to Duras or sum oþer hauen of þat cuntree. And fra þeine he salle ga by land to Constantinople. And he salle passe þe water þat es called Brace sayne George, þe whilk es ane arme of þe see. And fra þeine he salle by land ga to Ruffynelle whare a gude castelle es and a strang. And fra þeine he salle ga to Pulueral and seyne to þe castelle of Synople, and fra þeine to Capadoce þat es a grete cuntree whare er many grete hilles. And he salle ga thurgh Turky to þe porte of Chiutok and to þe citee of Nyke whilk es bot vii. myle þeine. Þat citee wanne þe Turkes fra þe emperour of Constantinople, and it es a faire citee and wele walled on þe ta syde, and on þe toþer syde es a grete lake and a grete riuer þe whilk es called Lay. Fra þeine men gase by þe hilles of Nairmount and by þe vales of Mailbrins and straite felles and by þe toune of Ormanx or by þe tounes þat er on Riclay and Stancon, þe whilk er grete waters and noble, and so to Antioche þe lesse whilk es sett on þe ryuer of Riclay. And þare aboutes er many gude hilles and faire and many faire wodes and grete plentee of wylde bestes for to hunt at.

AND HE ÞAT WILLE GA anoþer way, he schalle ga by þe playnes of Romany costayand þe Romayn see. On þat coste es a faire castelle þat men callez Florach and it es right a strang place. And vppermare

1 *in m.*] Ramatha *in m.*] mount modyn 3 *in m.*] Thecue 11 þe[2]] *above line*

f. 53r amanges þe mountaynes es a faire citee þat es called Toursout | and þe citee of Longemaath and þe citee of Assere and þe citee of Marmistre. And when a man es passed þase mountaynes and þase felles he gase by þe citee of Marioch and by Artoise whare es a grete brigg apon þe riuer of Ferne þat es called Farfar, and it es a grete riuer berand schippes and it rynnes riȝt fast oute of þe mountaines to þe cite of Damasc. And besyde þe citee of Damasc es anoþer grete riuer þat commes fra þe hilles of Liban whilk men callez Abbana. At þe passing of þis riuer saynt Eustace þat sumtyme was called Placidas lost his wyf and his twa childer. Þis riuer rynnes thurgh þe playne of Archades and so to þe Reed See. Fra þeine men gase to þe cite of Phenice whare er hate welles and hate bathez. And þan men gase to þe cite of Ferne, and betwene Phenice and Ferne er x. myle and þare er many faire woddes.

And þan men commez til Antioche whilk es x. myle þeine. And it es a faire citee and wele walled aboute wiþ many faire toures, and it es a grete cite bot it was sumtyme gretter þan it es nowe. For it was sumtyme twa myle on lenth and on brede oþer half myle, and thurgh þe myddes of þat citee ranne þe water of Farphar and a grete brigg ower it, and þare ware sumtyme in þe walles aboute þis citee ccc. and fyfty toures and at ilk a piler of þe brigg was a toure. Þis es þe cheeffe cite of þe kyngdom of Surry. And ten myle fra þis cite es þe porte of saynt Symeon, and þare gase þe water off Farphar into þe see.

Fra Antioche men gase to a cite þat es called Lacuth and þan to Gebel and þan to Tortouse. And þare nere es þe land of Channel |
f. 53v and þare es a strang castelle þat es called Maubek. Fra Tortouse passez men to Tryple by see or elles by land thurgh þe straytes of mountaynes and felles. And þare es a citee þat es called Gibilet. Fra Triple gase men to Acres, and fra þeine er twa ways to Ierusalem, þe tane on þe left half and þe toþer on þe riȝt half. By þe left way men gase by Damasc and by þe flum Iordan. By þe riȝt way men gase by Maryn and by þe land of Flagamy and nere þe mountaynes vnto þe cite of Cayphas þat sum men callez þe Castelle of Pilgrimes. And fra þeine to Ierusalem er iii. day iournez in þe whilk men schalle ga thurgh Cesaria Philippi and so to Iaffe and Rames and þe castelle of Emaus and so to Ierusalem.

[CHAPTER 12 A WEY AL BI LONDE TO IERUSALEM]

Now hafe I talde ȝow sum ways by land and by water þat men may ga to þe haly land after þe cuntreez þat þai come fra. Neuerþeles þai come alle to ane ende.

ȜIT ES ÞARE anoþer way to Ierusalem alle by land and passe noȝt þe see fra Fraunce or Flaundres, bot þat way es fulle lang and perlious and of grete trauaile, and þerfore few gase þat way. He þat schalle ga þat way, he schalle ga thurgh Almayne and Pruysse and so to Tartary.

Þis Tartary es halden of þe Grete Caan of Cathay, \`of′ wham I think to speke afterward. Þis es a fulle ille land and sandy and lytille fruyt berand. For þare growes na corne ne [v]yne ne beenes ne peese ne nan oþer fruyt conable to man for to liffe wiþ. Bot þare er bestez in grete plentee and þerfore þai ete bot flesch wiþouten breed and soupez þe broo. And þai drink mylke of alle maner of bestez. | Þai ete f. 54r
cattes and hundes, ratouns and myesse, and alle oþer maner of bestez. And for þai hafe lytille wode þai dight þaire mete wiþ dung of bestez dried at þe sone. Þai ete bot anes on þe day, nowþer prince ne oþer, and ȝit þat anes þai ete bot riȝt lytille. Þai er riȝt foule folk and felle and fulle of malice.

Þat cuntree es selden wiþouten grete tempestez. And in somer es þer grete thundres and leightens þat slaez mykille folk and many bestez. And riȝt sodaynely es þare chaungeyng of þe aer, nowe grete calde and now grete hete, and so þare es euille dwelling. Þe prince þat gouernes þat land es called Baco, and he dwellez in a citee þat men callez Orda. Sothely þare wille na gude manne dwelle in þat land, for it es gude to sawe in humbloks and nettles and swilk oþer wedes and oþer gude nane, as I hafe herd say for I hafe noȝt bene þare.

Bot I hafe bene in oþer landes þat marchez þeron, as þe land of Russy and Nyfland and þe kingdom of Crakow and Lettow and in þe kingdom of Graften and many oþer placez. Bot I went neuer by þat way to Ierusalem and þerfore I may noȝt wele telle it. For as I hafe vnderstanden men may noȝt wele ga þat way bot in wynter for waters and maracez þat er þare whilk a man may not passe bot if he hafe riȝt

11 of[2]] *in m.* 13 vyne] wyne

hard frost and þat it be wele snawen abouen. For warne þe snawe ware þare schuld na man passe owere þe ysz.

Of swilk way schalle a man ga iii. day iournez fra Pruysse are he f. 54v comme to þe land of Sarezens habitable | whare Sarzenes dwellez. And if alle it be so þat cristen men ilk a ȝere passe þare, þai cary þaire vitailes wiþ þam apon þe ysz wiþ sleddes and carres wiþouten wheles, for þare schalle þai fynd nane bot þat þai bring wiþ þam. And als lang as þaire witailes lastes may þai habyde þare and langer noȝt. And when spyes of þe cuntree seez cristen men come to werray apon þam þai rynne to þe tounes and criez riȝt lowd *Kera Kera Kera*, and alssone þai aray þam for to kepe þam.

And ȝe schalle vnderstand þat þe frost and þe ysz es mykille harder þare þan here, and þerfore ilk a man þare hase a stewe in his hous þare he etez and drinkes. For þare es owtrage calde bycause it es at þe north syde of þe werld whare comounly es mare intense calde þan in oþer placez for þe sone schynez bot lytille þare. And on þe south syde of þe werld es it in sum place so hate þat na man may dwelle þare for þe owtrage hete.

[CHAPTER 13 TREWÞE OF ÞE SARASYNS]

FOR ALS MYKILLE as I hafe spoken of Sarzenes and of þaire landes I wille now telle ȝow a party of þaire lawe and þaire belefe after þat it es contende in þe buke of þaire lawe þat es called Alkaron, and sum callez it *Messaph* and sum *Harme* after langagez of diuerse cuntreez, þe whilk buke Machomete gafe to þam. In þat buke amanges oþer thinges es contende, as I hafe oft tymes redd þerin and sene, þat gude men when þai er deed salle ga vnto paradys and þai þat er wikked salle ga to þe payne of helle. And þis trowez stedfastly alle Sarzenes. And if a man ask þam of whilk paradys þai mene, þai say it es a place of delytez whare a man schalle fynd alle f. 55r maner of fruytez alle tymes | of þe ȝere, and riuers rynnand wiþ wyne, mylke, and hony and fresch water. And þai schalle hafe faire palaycez and grete and faire housez and gude after þai hafe disserued. And þase palacez and housez er made of precious stanes, gold, and siluer. And ilk a man salle hafe iiii^{xx}. wyfes of faire

21 *in m.*] Of þe lawe of þe Sarzenes

damiselles, and he schalle hafe at do wiþ þam when him list and he salle euermare fynd þam maydens. þis trowe þai alle þat þai salle hafe in paradys, and þis es agayne oure lawe.

Also þe Sarzenes trowez þe incarnacioun and gladly wille þai speke of þe virgin Mary and saise þat scho was lerned by þe aungelle and þat þe aungelle Gabrielle said to hir þat scho was chosen of Godd before þe begynnyng of þe werld for to consayfe Ihesu Criste and for to bere him wham scho bare and scho mayden efter as scho was before. And þis witnessez wele þe buke of Alkaron. And þai say þat Criste spak alssone as he was borne, and þat he was and es a haly prophete and a verray in worde and in dede and meke and riȝtwise to alle and wiþouten vice.

þai afferme also þat when þe aungelle grette oure lady and talde hir of þe incarnacioun, bycause scho was ȝung scho was gretely aschamed `and´ astonayd of his wordes, and principally as þai say bycause of a mysdoer þat was þat tyme in þat cuntree, þe whilk hight Takyna, þat delt wiþ sorcery and thurgh his enchauntementz feyned him ane aungelle and begyled ȝung damyselles ofte sythes and lay by þam. And þerfore was Marie fered and coniured þe aungelle þat he suld say hir wheþer he ware Takyna or noȝt. And þe aungelle answerd hir and bad hir hafe na drede for he was verray messanger of Godd.

| Also þaire buke of Alkaron saise þat when Mary was delyuer of f. 55v
hir childe vnder a palme tree scho was gretely aschamed and weped and said scho wald scho ware deed. And alssone þe childe spakk and comforthed hir and said, Be noȝt affered for in þe Godd hase his sacrement for þe saluacioun of þe werld. And in many oþer placez witnessez þaire buke of Alkaron þat Ihesu Criste spakk alssone as he was borne. And þat buke saise þat Criste was sent fra Godd allemyghty intil erthe for to be ensaumple and mirroure til alle men. þat buke also spekez of þe day of dome, how þat Godd schalle comme and deme alle men. þe gude he salle drawe on his party and glorifie þam in ioy wiþouten end, and þe wikked he salle dampne til aylastand paynes of helle. Amanges alle prophetes þai say þat Criste es þe best, þe worthiest and next to Godd and þat he made þe ewangels in þe whilk es helefulle teching and sothefastnes and preching til þaim þat trowes in Godd, and þat he was mare þan prophete liffand wiþouten syn þat gafe sight to þe blynd and heled meselles and raised men fra deed to lyfe and went alle qwikk into

15 and[1]] *above line*

heuen. And when þai may `get´ þe gospels writen þai do grete wirschepe to þam and namely þe gospelle of *Missus est*, whilk gospelle þai þat er letterd amanges þam kissez wiþ grete deuocioun and saise it oft tymes amanges þaire praiers.

Þai fast ilk a ȝere a hale moneth and etez na mete bot at euen, and abstenez þam fra þaire wyfez alle þat moneth. Bot þai þat er seke er noȝt constreyned to þat fast.

Also þe buke of Alkaron spekez of þe Iewes and saise þat þai er f. 56r wikked and cursene for þai wille noȝt trowe þat | Ihesus was sent fra Godd, and þat þai lye falsly on Mary and hir sone Ihesu Criste when þai say þat þai didd him on þe crosse, for þai crucified noȝt Ihesus as þai say for Godd tuke him vp til him wiþouten deed and transfigured þe fourme and þe liknesse of his body into Iudas Scarioth and him didd þe Iews on þe crosse and wend it had bene Ihesus. Bot Ihesus was taken alle qwikk, þai say, intil heuen and so salle he comme to deme alle þe werld. And þis wate noȝt cristen men, and þerfore þai say þai er noȝt right belefand when þai trowe þat Ihesu Criste was done on þe crosse. Alle þir poyntes er contende in þe buke of Alkaron. Þe Sarzenes saise also þat if Ihesu Criste had bene crucified Godd þan had done agayne his riȝtwisnesse for to suffer swilk ane innocent die wiþouten gylt, and in þat þai say we erre. Neuer`þeles´ in þat erre þai.

Þai graunt wele þat alle þe werkes of Criste and alle his wordes and his techings and his ewaungelles er gude and trewe and his myracles verray and clere, and þat þe virgyne Mary was a gude mayden and a haly before þe birth of Criste and efter also and vnwemmed, and þat þase þat trowes parfitely in Godd salle be sauf.

And for als mykille as þai ga þus nere oure faith in þir pointes and many oþer, me think þat mykille þe titter and þe lightlier þai schuld be conuerted tille oure lawe thurgh preching and teching of cristen men. Þai say þai wate wele and findez by þaire prophecies þat Machometes lawe `salle faile´ as þe Iewez lawe es failed, and þat þe cristen lawe schalle last to þe werldes end.

And if a man ask þam of þaire beleue and how þai trowe þai f. 56v answere and saise, We trowe in Godd þat made heuen and | oþer thinges of noght and wiþouten him es na thing made. And we trowe þe day of dome schalle comme whare ilk man schalle hafe his mede after his disserte. We trowe also verraily þat alle es sothe þat Godd

1 get] *in m.* 13 Scarioth] yScarioth *first letter added between scribe's words*
21 þeles] *in m.* 32 salle faile] *in m.* 34 *in m.*] Faith of þe sarzenes

has spoken thurgh þe mouthes of his haly prophetez whils þai welk in erthe.

Also þai say þat Machomete bad and commaundid in þe buke of Alkaron þat ilk a man schuld hafe three or foure wyfes. Bot now take þai ma, for sum of þam hase nyne, bot of concubines ilke man takes als many as he may sustene of his gudes. And if any of þaire wyfes do amisse agaynes hir husband and lat anoþer man lye by hir, þan is it leuefulle tille hir husband to putte hir away fra him and take anoþer in hir steed, bot him behufez gyffe hir a porcioun of his gudes.

Also when men spekes to þam of þe trinytee þay say þai er three persones bot noȝt a Godd, for þaire buke of Alkaron spekes noȝt of þe trinitee. Neuerþeles þai graunt and sais þat Godd has worde and elles ware he dumbe, and þat he hase a spirit and þat elles behufed him be wiþouten lyf.

And when men spekes to þam of Cristez incarnacioun, how by þe worde of þe aungelle Godd sent wisdom intil erthe and lightid in virgin Mary and thurgh the worde of Godd þai þat er deed schalle be raised apon þe day of dome, þai say þat alle þis es sothe and alle þis þai trowe, and þat Goddes worde has grete vertu, and he þat knawez noȝt Goddes worde he knawez noȝt Godd. Þai say also þat Criste was Goddes worde. And so saise þaire Alkaron þare it saise þat þe aungelle spakk to Mary and said, Mary Godd salle send to þe worde of | his mouth and his name salle be called Ihesu Criste. Also þai say f. 57r
þat Abraham was Goddes frende and Moyses Goddez forspeker and Ihesu Criste was þe worde and þe gaste of Godd, and þat Macomete was þe verray messanger of Godd, and of alle þir foure Ihesus was þe worthiest and maste excellent.

And þus it semez þat þe Sarzenes has many articles of oure trouth þof it be noȝt parfytely, and þarfore it ware þe lighter to conuerte þam and to bring þam tille oure trouth, and namely þase þat er letterd and has knawyng of scriptures. For þai hafe amanges þam þe euaungelles and þe prophetes and alle þe bible writen in Sarzene langage. Bot þai vnderstand noȝt haly writte spiritually bot after þe letter as þe Iews does. And þerfore saise sayne Paule, *Litera occidit spiritus autem viuificat*, þat es to say, þe lettre slaez and þe spirit qwikkens.

And þerfore þe Sarzenes saise þat þe Iewes er wikked men and cursed for þai hafe broken þe lawe þat Godd gafe þam thurgh Moyses. And cristen men say þai er wikked and ille for þai kepe noȝt þe commaundement of þe gospelle whilk Ihesus Criste bad þam.

NOW WILLE I TELLE ȝow what þe sowdan did tille me apon a day in his chaumbre. He gert alle men void his chaumbre, bathe lordez and oþer þat ware þerin, for he wald speke wiþ me in priuetee betweene vs twa. And when alle ware gane furth he asked me how cristen men gouerned þam in oure cuntreez. and I said, Lord wele thanked be Godd.

And he answerd and said, Sikerly nay. It es noght so. For ȝour prestez, quod he, seruez noȝt Godd duely in gude liffyng as þai f. 57v schuld do. For þai schuld giffe to | lewed men ensaumple of gude liffyng, and þai do euen þe contrary for þai giffe þam ensaumple of alle wikkidnesse. And þerfore on haly days when þe folk schuld go to þe kirke to serue Godd þai go to þe tauerne and occupiez alle þe day and parchaunce alle þe nyght after in drinkyng and in glotry as þai ware bestez oute of resoun þat knawez noght when þai hafe ynoghe. And afterwardes thurgh drunkennesse þai falle at grete wordes and feyghtes and flytez tille ilk ane of þam sla oþer. Þe cristen men also vsez ilk ane to begyle oþer and falsely to swere grete athes. And þerwiþ þai er `so´ bolned in pride and vayne glory þat þai wate neuer how þai may clethe þam, bot now þai vse schort clathes, now syde, now strayte, now wyde.

Ȝe schuld, he said, be symple, meke and sothfast and almousgerne as Criste was, in wham ȝe say ȝe trowe. Bot it es alle oþerwise. For cristen men er so prowde, so enuyous, so grete glotouns, and so licherous, and þerto so fulle of couetise þat for a lytille siluer þai wille selle þaire doghters, þaire sisters, ȝa and þaire awen wyfes to lat men lye by þam. And ilk ane takes oþer wyf, and nane haldez his fayth tille oþer. And so þe lawe þat Criste gaffe ȝow wikkidly and ille ȝe despise and brekez it. And certaynely for ȝour synne ȝe hafe lost alle þis land, þe whilk we hafe and haldez, for bycause of ȝour ille liffing and ȝour synne and noȝt of oure strenth Godd has giffen it intille oure handes. And we wate wele þat when ȝe serue ȝour Godd duely and wele and plesez him wiþ gude werkes na man schalle mow agaynestand ȝow. We knawe wele also by oure prophecyes þat cristen f. 58r men schalle recouer þis land agayne in tyme | commyng when ȝe serue ȝour Godd wele and deuotely. Bot als lang as ȝe liffe as ȝe do in wikkednes and in synne we hafe na drede of ȝow, for ȝour Godd wille noȝt helpe ȝow.

When I had herd þe sowdan speke þir wordes and many ma whilk I wille noȝt telle at þis tyme, I asked him wiþ grete reuerence how he

1 *in m.*] Interrogacio Soldani 18 so] *above line*

came to þus mykille knawyng of þe state of cristiantee. And þan he gert calle in agayne alle þe grete lordes and þe worþi þat he sent furth of þe chaumbre before, and he assigned foure of þam þat ware grete lordes for to speke wiþ me, þe whilk rekned me alle þe maner of my cuntree and descryued me þe maners of oþer cuntrees of cristendom als graythely and als verraily as þai had bene euer ȝit dwelland in þam. And bathe þe sowdan and þai spakk Fransch wonder wele, and þerof I meruailed me gretely. And at þe last I vnderstude þat þe sowdan sent of his lordes into diuerse rewmes and diuerse landes in gyse of marchandes, sum wiþ preciouse stanes, sum wiþ clathez of gold, and sum wiþ oþer iowelles, þe whilk in swilk maner visitez alle rewmes for to aspie þe maners of vs cristen men and to knawe oure febilnes.

And þan me thoȝt grete schame þat Sarzenes whilk hase nowþer riȝt beleue ne parfite lawe schuld þus reproue vs of oure inparfitenesse and kepez þaire vayne lawe better þan we do þe lawe of Ihesu Criste, and þai þat schuld be turned thurgh oure gude ensaumple to þe faith and þe lawe of Ihesu Criste, þai er drawen away thurgh oure wikked liffing. And þerfore it es na wonder if þai calle vs synfulle and wikked, for it es sothe. Bot þai er riȝt deuote in þaire lawe and riȝt trewe | and wele kepez þe comaundementz of þaire Alkaron whilk f. 58v
Godd sent to þam by his messangere Machomete, to wham as þai say þe aungelle Gabrielle spakk oft tymes and talde him þe wille of Godd.

AND ȜE SCHALLE VNDERSTAND þat Machomete was borne in Araby and first he was a pouer knafe þat keped hors and camelles and went wiþ marchaunds intil Egipte, þe whilk was þat tyme inhabited wiþ cristen men. And in þe desertes of Araby by þe hie way toward Egipte was a chapelle and ane hermyte dwelland þerat, and into þis ilke chapelle went Machomete for to speke wiþ [þe] hermyte. And when he entred þe chapelle þe dure, whilk was riȝt lawe, sudaynely it wex als hie as it had bene þe ȝate of a grete palace. And þis, as þai say, was þe first myracle þat he didd when he was ȝung.

After þat began Machomete to be wyse and riche, and he was a grete astronomyere. And þe prince of þe land of Corodan made him keper and gouernour of his land. And he gouerned it wisely and graciousely so þat when þe prince was deed he wedded þe princesse, whilk was called Cadrige.

25 *in m.*] Machomete 30 þe] *om.*

And þis ilke Machomete had þe falland euille and oft tymes he felle by violence of þat sekenesse, and þe lady had mykille sorow þat scho had wedded him. Bot he made hir at vnderstand þat ilke a tyme þat he felle so þe aungelle Gabriel apperid and spakk wiþ him and for þe grete briȝtnesse of þe aungelle he felle doune. And þerfore saise þe Sarzenes þat þe aungelle Gabriel spakk oft tymes wiþ him.

f. 59^{r} þis Machomete regned in Araby þe ȝere | of oure lord vi^{c}. and twenty, and he was of þe kynde of Ismael þat was Abraham sone whilk he gatte apon Agar his chaumberere. And þerfore sum Sarzenes er called Ismaelitez, sum Agarrenes, and sum Ammonytes after twa sones of Loth whilk he gat on his twa doghters. And sum er properly called Sarzenes after þe citee of Sarras.

Also Machomete lufed wele sum`tyme′ a gude hermyte þat dwelled in þe wildernes a myle fra þe mount Synai in þe way as men gase fra Araby to Caldee and tille Inde, a day iournee fra þe see whare marchaunds of Venice commez oft tymes for to by marchandyse. And Machomete went so oft to þis hermyte to here him preche þat his seruands wex heuy þerwiþ and euille apaid, for he went so oft þider and so gladly herd þis hermyte preche þat many tymes he gert his men wake alle þe nyght ouer, and his men thoȝt þai wald fayne þis ilke hermyte had bene deed. So it befelle apon a nyght þat Machomete was drunken of wyne and felle on slepe. And whils he sleped his men drew oute his awen swerde of þe schethe and wiþ þat swerde þai slew þe hermyte. And when þai had done þai putte vp þe swerde agayne into þe schethe alle bludy.

And at morue when Machomete wakned and fand þe hermyte deed he was wonder wrathe and wald hafe slayne his men, for he said þai had murtherd him amang þam. Bot þai alle wiþ ane accorde and ane ascent said þat himself had slayne him in his slepe when he was drunken, and þai schewed him his swerde alle bludy.And þan trowed he þat þai said sothe, and þan he cursed wyne and alle þase þat it drinkez.

f. 59^{v} And þerfore Sarzenes þat er deuoute | in þaire lawe wille drynke na wyne. Bot þai hafe ane oþer maner of drinke gude and delicious and riȝt nurischand, þe whilk es made of diuerse spiceries and namely of calamel wharoff gude sugur es made. Neuerþeles sum Sarzenes wille drinke wyne gladly in priuetee bot noȝt in apperte, for if þai drink wyne openly þai schalle be blamed þerfore.

3 him] *originally* hir *last letter erased and suspension added* 4 apperid] *followed by* tille *deleted* 13 tyme] *above line*

Also it fallez sumtyme þat sum cristen men becomez Sarzenes owþer for pouert or symplesse or for wikkednesse of þamself. And he þat es þe cheeff maister and keper of þaire lawe when he ressayuez þam to þaire lawe saise on þis wyse, *La elles ella sila Machomet rores alla hec*, þat es to say, þare es na Godd bot ane and Machomete his messangere.

Sen I hafe talde ʒow sumwhat of þe Sarzenes lawe and of þaire maners and customes now wille I telle ʒow of þaire letters whilk þai vse wiþ þe names and þe maner of þaire figures:

Almoy Betach Cathi Delphoi Ephoti Fothi Garaphi Hethim Iocchi Kacchi Lothyn Malach Nahalet Orthi Porizeth Qutholath Routhi Salathi Tothintus Vzazot Yrtim Theth.

þir er þe names of þaire letteres and now wille I sett þe figures of þam . . .

Here will I sett þaire letters on anoþer maner as I hafe sene þam made in sum oþer bukes, and þis maner payes me better þan þe toþer.

Almoy Bethath Cathi Delphoi Ephothi Fothi Garophi Hechim Iocchi Kaythi Lothim Malach Nahalot Orthi Corizi Ʒoch Rutolath Routhi Salathi Thatimus | Yrthom Azazoth Arotthi Ʒotipin Ichetus. f. 60r

And þir er þe letters . . . . þir foure letters hafe þai mare þan we hafe for diuersitee of þaire langage bycause þai speke so in þaire throtes, as we hafe in oure speche in Ingland twa oþer letters þan þai hafe in þaire abce, þat es to say þ and ʒ whilk er called þorn and ʒok.

[CHAPTER 14 DYUERSITEZ OF FOLK AND OF CUNTRES]

HERE HAFE I TALDE ʒow and declared of þe haly land and of cuntreez þeraboute and of many ways þider and to þe mount Synai, to Babiloine, and oþer placez of whilk I hafe spoken off before. And now wille I passe forþermare and speke of diuerse landes and iles þat

10 *in m.*] Abce of þe Sarzenes *Scribal forms of 22 letters follow in text. See frontispiece* 15 *in m.*] litera saracenorum *Scribal forms of 22 follow 24 (not 25) scribal forms* 19 *in m.*] Anoþer abce 23 letters] *there*

er beȝond þe haly land. For þer er many diuerse kingdomes and cuntreez and iles toward þe este party of þe werld wharin er many diuerse folk and diuerse kyndez of bestes and many oþer meruailous thinges. And þase cuntreez er departed wiþ þe foure fludes þat commez oute of paradys terrestre.

For Mesopothamy and þe kyngdome of Caldee and Araby er betwene þir twae fludes, þat es at say Tygre and Eufrates. And þe kingdom of Medie and of Perse er betwene Tygre and Nilus. And þe kingdom of Surry, of Palestine, and of Phenice er betwene Eufrates and þe see Mediterrany, þe whilk see lastez on lenth fra þe citee of Marrok, þe whilk standes apon þe Spaynisch see, vnto þe grete see, so þat it lastez beȝond Constantinople iii^{m}. and fourty myle of Lumbardy. And toward þe see þat es called Occiane es þe kingdom of Scithy whilk es alle enclosed wiþ hilles.

f. 60^{v} Vnder Scithi | fra þe see of Caspy vnto þe flude of Thanay es þe land of Amazoun, and þat es þe land of wymmen whare wymmen dwellez by þamself and na men amanges þam. And þan es þe rewme of Albany, a grete land, and it es called swa for þe folk of þat land er whitter þan þe folk of oþer landes aboute it. And in þat land er wonder grete dogges and wight þe whilk feight wiþ any lyouns and sla þam. And þan es þe land of Hircany, of Bactrice, and many oþer.

And betwene þe Reed See and þe grete see Occiane toward þe south es Ethiopi and Libi þe vppermare, for Liby þe nethermare begynnez at þe Spaynisch see whare þe pilers er of Hercules and lastez til Egipte and Ethiopy. In Liby þe see semez mykille hegher þan þe land and it es like as it schuld ouerflowe alle þe land and ȝit passez noȝt þe bankes. In þat land es a grete hille þe whilk men may see on ferrum, bot þai may noȝt come nere it. In Libi whan a man turnez him to þe est his schadow es on his riȝt syde as it es here in þis cuntree on oure left syde. In þe Liby see er na fischez fun for þare may nane liffe þerin bycause of þe owtrage hete of þe sone. For þe water þare bycause of grete hete es euermare as it ware buyland.

And ȝe schalle vnderstand þat þer er many ma cuntreez and iles in þase parties of þe werld, whilk ware to mykille to telle alle, bot of sum salle I telle mare playnely afterwardes.

NOW HE ÞAT WILLE PASSE into Tartari or Perse or to Caldee or Inde, he schalle `entre´ þe see at Geen or at Venice or at sum oþer
f. 61^{r} hauen before nefned | and so passe þe see and arryue at þe hauen of

18 *in m.*] Albany 25 *in m.*] meruaile 28 *in m.*] meruaile 37 entre] *in m.*

Trapazonde, whilk es a gude citee and was sumtyme called *le Porte de Pounce*. In þis citee lyes saynt Athanase þat was bischope of Alisaundre, and he made þe psalme *Quicunque wlt*. þis Athanase was a grete doctour of diuinitee, and for he preched mare profoundely of haly writte þan oþer didd þerfore he was accused to þe pape of heresy. And þe pape sent for him and gert putte him in presoun. And whils he was in presoun he made þe psalme beforsaid and sent it to þe pape and said, If I be ane heretyc, quod he, þan es alle heresy þat here es writen for þis es my trouthe. And when þe pape sawe þat, he said it was alle hally oure beleue and gert deliuere him oute of presoun and comaunded þat psalme to be said ilk a day at prime. And he hald Athanase for a gude man and a haly, bot Athanase wald neuer after ga to his bischoperyke agayne for þat wikked men had thurgh hatredyn accused him to þe pape.

Trapazedy was sumtyme halden of þe emperour of Constantinople. Bot a myghty man and a riche wham þe emperour sent to kepe it agayne þe Turkes held it stille vntille himself and gert calle him emperour of Trapazedy.

Fra þe citee of Trapazedy men gase to lytille Hermony. In þat cuntree es ane alde castelle set apon a roche whilk es called in Fransch *le chastel despuere*, þat es to say in Inglish þe castelle of þe sperhawke. And it es betwene þe citee of Larrais and þe citee of Percipre, þe whilk es þe lordes of Croke, and he es a riche man and a gode cristen man. In þat castelle men fyndes a sperhawke | [f. 61v] sittand apon a perke and a faire lady of fairye sittand þerby and kepand it. And wha so wille come and kepe þat sperhawke wakand it continuelly vii. days and vii. nyȝtes (or as sum men saise iii. days and iii. nyghtes) wiþouten company and wiþouten sleping, þis faire lady salle come to him at þe seuend day or þe thridd day end, and scho salle graunt him whatsumeuer he askez of erthely thing. And þat hase bene many a tyme assayd.

For þare come sumtyme a kyng of Ermony, a myghty lorde and a worþi, and woke þis hawke to þe end of þe days, and þan þe lady come to him and bad him ask what erthely thing as he wald as he þat wele ˋhadˊ done his deuer. þe kyng answerd and said, I am, quod he, a lorde riche ynogh, forþi I wille nan oþer thing ask bot þi body to hafe it at my wille. And scho answerd and said, Vnhappily, quod scho, and vnwisely has þou asked for my body may you noȝt hafe

1 *in m.*] Trapazedy 2 *in m.*] Athanasius 14 pape] *deleted after 1535*
21–2 *in m.*] Castelle of þe Sperhawke 35 had] *above line*

bycause I am noȝt erthely bot spiritualle. Certes, quod þe kyng, I wille ask nothing elles. Now fra þi foly, quod þe lady, may I noȝt drawe þe. Bot I schalle giffe þe vnasked þat es riȝtwyse. For þou and alle þat of þee salle come salle hafe were wiþ[outen] ferme pees alleyway vnto þe nynde degree and alleways be in þe subieccioun of ȝoure enmys and hafe defaute of alle maner of gude. And riȝt so it es befallen. For þe king of Ermony had neuer pes bot ay were sene þat tyme, and he and alle his er ay pure and nedy and liffez vnder þe tribute of þaire enmys.

Anoþer tyme þer come a symple mannes sone and woke þe sperhawke, and he asked of þe lady þat he myȝt be riche and f. 62r happy in marchandyse for to gete werldly gudes. | And scho graunted him and he become þe ricchest marchand of alle þat land so þat he knew noȝt þe thowsand parte of his gude. And so he was wyser þan þe kyng before.

After þis þer come a knyght of þe Templers and woke þis sperhawke wele and asked þat he myght hafe euermare his purs fulle of gold. And þe lady graunted him his asking, bot scho said þat he asked þe destruccioun and þe vndoyng of his order for þe grete pride of his ricches and þe grete trist of þat purs. And so it befelle afterward.

Forþi it es gude to him þat schalle wake þis hawke þat he be wele warre þat he slepe noȝt, for if he slepe he bese lost for euer and neuermare comme whare men er.

Þis ilke castelle es noȝt in þe riȝt way to þe cuntrez before neuend, bot he þat wille see swilk meruailes him behoues sumtyme þus wende oute of þe way.

ÞE RIȜT WAY FRA TRAPAZEDY til Ermony þe mare es to a citee þat men calles Artiron, þe whilk was wont to be a gude citee and a riche and a faire bot þe Turkes hase destruyd it. Aboute it growez bot lytille [vynes] or lytille oþer fruyt for þe land es hegh and calde. Bot þer er many riuers and gude welles þat commes vnder þe erthe fra Eufrates, þe whilk es fra þat citee a day iournee. And þis riuer of Eufrates commes vnder þe erthe toward Inde and afterward it commez vp in þe land of Allazar. Thurgh þis Ermony þe mare men passez and commez to þe see of Perse.

Fra þe forsaid citee of Artiron men gase to a hille þat es called Sabissebella or Sabissatolle. And þere nere es anoþer hille þat men

4 wiþouten] wt   29 *in m.*] Artyron   31 vynes] *om.*

callez Ararath, | f. 62^{v} bot þe Iews callez it Thano, whare Noe schippe restid after þe flude. And ȝit es it þare and may be sene on ferrom in clere wedir. Þat hille es seuen myle hegh. Sum saise þai hafe bene þareatt and putte þaire fyngers in þe hole whare þe fende ȝode oute when Noe said *Benedicite* bot þai say noȝt sothe. For þer may na man ga vp on þat hille for snawe þat es alleway þerapon, bathe wynter and somer. Ne þer come neuer man þerat sene Noe was, bot a mounk þat thurgh grace of Godd ȝode þider and broȝt þeine wiþ him a burde of þe schippe, þe whilk es ȝit in ane abbey at þe fote of þe hille. Þis ille mounk desired gretely to ga vpon þat hille, and so apon a day he afforced him þerto and went vpward on þe hille. And by he had gane þe thridd parte of þe hille he was so wery þat he myȝt na ferther and he rested him þare and felle on slepe. And when he wakned he fand him doune agayne at þe fote of þe hille. And þan he besoght Godd þat he wald suffer him ga vp, and ane aungelle come to him and bad him ga vp. And he did so and broght þeine þe forsaid plaunke. And seyne come neuer man þare, and þerfore þai say wrang þat saise þai hafe bene þare.

A LYTILLE ÞEINE es þe cite of Dayne þe whilk Noe founded. And also a lytille þeine es þe cite of Anye in þe whilk ware wont to be i^{m}. kirkes. Fra þe forsaid hille men gase to a cite þat es called Taurizo and it es a faire cite and a gude. Besyde þat citee es a hille of salt | f. 63^{r} and þeroff may ilke man take what he wille. And þare dwellez many cristen men payand tribute to þe Sarzenes. Þe citee of Taurizo was sumtyme called Faxis. And it es ane of þe gude citez of marchandisez in þe werld, and þider commez marchandez oute of many landes, for þare may þai fynd for to selle alle maner of marchandise þat þai wille spirre efter. Þis cite es in þe emperour land of Persy, and men saise þat þe emperour takez mare of þat citee to customez of marchandise þan þe ricchest cristen king of þe werld may dispend.

FRA ÞIS CITE men gase by many tounes and castelles and many iournez toward Inde and commez to a cite þat men \`callys´ Sodome, þe whilke es x. day iournez fra Taurizo, and it es a faire cite and a noble. And þare dwellez þe emperour of Perse alle þe somer bycause þe cuntree es calde. And þare er many grete riuers þat wille bere grete schippez.

1 *in m.*] mount Ararath   *in m.*] Noe schippe   22–3 *in m.*] hille of salt
28 *in m.*] Nota   33 callys] *in m.*

Seyne men gase toward Inde many day iournez thurgh many cuntreez and commez to a cite þat es called Cassach, þe whilk es a gude citee and a riche and plentifous of corne and oþer maner of vitailes. At þat citee, as men saise, mette þe three kynges þat went to make offerand to Criste in Bethleem, and it es fra Bethleem three and fyfty day iourneez.

Fra þis citee men gase til anoþer cite þat es called Beth, and it es a day iournee fra þe grauelly see. Þis es þe nobillest [citee] wiþin þe empire of Perse, and sum callez it Cardabago and sum Vapa. Þe Sarzenez þare saise þat þer may na cristen men `dwelle´ in þat citee nawhile þat ne þai schalle dye. Þe cause why wate na man.

f. 63^{v} | Fra þeine men gase many iourneez by many citez, þe whilk ware ouerlang to rekken, to þai comme til a citee þat es called Carnaa, þat was wont to be so grete þat þe walle aboute was xxv. myle. And þare endez þe land of þe emperour of Perse.

And if ȝe wille wit whatkyn letters þai vse, here ȝe may here þam:

Alma Bem Cem Dem Ethin Fofthin Gith Hith
Iothin Kinyn Lathin Moin Nichoin Ozeph Phisan
Quinth Yr Seth Toith Vith Xith Ya Zofin.

FRA MEN PASSE FRA CARNAA þai entre into þe land of Iob, and it es a faire cuntree and a gude and grete plentee þerin of fruytz and oþer ricches. And þat land es called Sweze. In þat land es þe citee of Theman. And ȝe schalle vnderstand þat [Iob] was Are son of Gosra and he was prince and lord of þat cuntree, and he was so riche þat he knew noȝt þe end of his gudez by a hundreth partes. And if alle he ware a paynyme neuerþelatter he serued Godd fulle deuoutely after þe custom of his lawe, whas seruyse was acceptable to Godd. Afterward it befelle thurgh þe sufferaunce of Godd þat sudaynely he felle to grete mischeffe and grete pouert when he was of elde iii^{xx}. ȝere and xviii. Bot Godd hafand reward til his grete pacience and his mekenesse sent him agayne mare ricches þan euer he had before and mare wirschepe. Þe whilk efterward when þe kyng of Ydumee was deed was made kyng of Ydumee and, as sum saise, his name was chaunged and calle[d] Iobab. And þare he liffed clxx. ȝere and when he dyed | f. 64^{r} he was of age cc. ȝere and xlviii. In þe

2 *in m.*] Cassach 7 *in m.*] Cardabago 8 citee] *om.* 10 dwelle] *in m.* 17 *in m.*] litera persarum 17–19 *the names have the letters of the Roman abc above* 22 *in m.*] Iob land 23 Iob] *om. with caret* 25 a] a h 30 xviii] *above line where ten is deleted* 34 called] calle

land of Iob es na defaute of thing þat es nedefulle to þe liffyng of man.

þare er hilles whare men findez manna mare plentifously and better þan in any oþer place. Manna es called breed of aungels and it es a thing riȝt whyte and swete, ȝa swetter þan sugur or hony. And it commez of þe dew of heuen þat fallez on þe herbes, and þare it coagules and waxez white. And men duse it in medecines for grete men and riche for costyfnes and for clensing of corrupte blude.

þis land of Iob marchez on þe land of Caldee, þe whilk es a grete land and þaire langage es gretter and mare generalle þan of any land on þat syde þe see. And men gase þider by þe toure of Babilon, as I said before, whare þe first chaungeyng of tunges was made, and it es fra Caldee foure day iournez. In þe rewme of Caldee er riȝt faire men and wele apparailed in clathes of gold and precious stanes. Bot þe wymmen er riȝt layth and ille araid and þai ga barfote. And þai hafe on ane vnthrifty garement, wyde and schort by þe knee, and it has lang slefez and wyde as it ware of blak mounkes hingand to þaire fete. þaire hare of þaire heuedes es blak and grete and hingez doune aboute þaire scholdres. And þir wymmen er riȝt blak and vggly to behold and of euille nurture.

In þe rewme of Caldee es a citee þe whilk es called Vr wharin Thare, Abraham fader, dwelled sumtyme, and þat was in þe tyme of Ninus þat was king of Babiloyne, of Araby, | and of Egipte. He þis f. 64v Ninus made þe cite of Niniue, bot Noe began it first, and bycause þat Ninus endid it þerfore is it called Niniue after his name. In Niniue was Thoby grauen of wham haly writt spekez.

Oute of þe citee of Vr went Abraham at þe bidding of Godd after þat his fader was deed, and tuke wiþ him Sara his wyf and his broþer sone Loth for þat tyme he had na childer himself, and come into þe land of Canaan and dwelled þare in a place þat es called Sychem. þis Loth was he þat was saued at þe subuersioun of Sodome and Gomorre.

þe folk of Caldee has a propre langage and propre lettres and figures. And þir er þe figures of þaire lettres . . .

BESYDE CALDEE es þe land of Amazone whilk we calle þe maydenland or þe land of wymmen for þare dwellez na men þerin

3 *in m.*] Manna 9 *in m.*] Caldee 18 hare] hare hare *first word deleted* 21 *in m.*] Vr 23 and] *ampersand*/and 24 *in m.*] Ninus rex 34 *there follow 22 scribal forms of these letters* 35 BESYDE] E syde *with guide letter* e *within the initial and marginal mark for correction*

bot alle anely wymmen, noȝt as sum men saise for þat na man may liffe in þat land bot forþi þat wymmen wille noȝt suffer men for to hafe goueraunce of þe rewme. For þare was sumtyme a kyng in þat land þe whilk hight Colopheus, `and men dwelland þerin as duse in oþer cuntrez´. And it befelle þat þis kyng had were wiþ þe kyng of Sithy, and so befelle þat he went ane tyme to bataile agaynes þe grete kyng his aduersary and was slayne in þe stoure and alle þe grete men
f. 65r of | his rewme wiþ him. And when þe qwene and oþer ladys of þat land herd telle þat þe kyng and his lordes ware þus slayne þai gadred þam togyder wiþ ane ascent and armed þam wele and tuke wiþ þam grete company of wymmen and slewgh doune clenly alle þe men þat ware left amanges þam. And sene þat tyme hiderward wald þai neuer late men dwelle wiþ þam ower seuen days ne neuer suffer knafe childe be nurisched amanges þam.

Bot when þai wille hafe felischepe of men þai drawe þam to þe syde of þe land whare þaire lemmans dwellez, and þare þai dwelle wiþ þam viii. or ix. days and þan wendez hame agayne. And if any of þam be wiþ childe and hafe a sone þai kepe it tille it can speke and ga and ete by itself and þan sendez it to þe fader or elles slaez it. And if it be a mayden childe þai schere away hir a pappe, of a womman of grete astate hir left pappe and brynnez it for scho salle þe better bere hir schelde. And if þai be of lawe degree þai schere away þe riȝt pappe for it salle noȝt lette þam to schote, for þai can riȝt wele þe craft of schotyng.

þare es euermare in þat rewme a qwene þat has þe gouernaunce of þe land and til hir þai er alle obeyand. And þis qwene es euermare chosen by eleccioun for þai chese hir þat es þe doghtyest in armes. þir wymmen er noble werrayours and wys, and þerfore kynges of oþer rewmes neghe þam wagez þam for to helpe þam in þaire weres.

þis land of Amazone es bot ane ile closed alle aboute wiþ water
f. 65v outetaken twa placez whare er twa entreez. And beȝond | þir waters dwellez þaire forsaid lemmanes to þe whilk `þai´ may ga when þam list for to hafe bodily lyking of þam.

Besyde þe land of Amazone es a cuntree þat es called Termegutte, a faire cuntree and a lykand. And for þe grete bewtee and bountee of þis cuntree kyng Alexander wald hafe sett þare þe first citee of

4 land] *followed by* as ware in oþer cuntrez *deleted* 4–5 and men . . . cuntrez] *at foot of page with correction mark* 8 of[1]] of/of 10 ascent] as/scent *first letter expuncted* 33 þai] *in m.*

Alysaunder, for in þat land he made xii. Alysaunders, of þe whilk þis es þe first, bot now it es called Celsite.

ON ÞE TOÞER SYDE of Caldee toward þe southe es þe land of Ethiopy, þe whilk es a grete land and lastez vntil Egipte. Ethiopy es diuised in twa principale parties, þat es to say in þe south party and þe ˋestˊ. Þe south party es called Mauritayne, and þe folk of þis party es blacker þan of þe este party. In þis party also es a welle þat on þe day es so calde þat na man may drink þaroff, and on þe nyght so hate þat na man may suffer his hand þerin. Beȝond Mauritayne for to wende by see toward þe southe es a grete cuntree bot it es inhabitable bycause of þe owtrage hete of þe sone. In Ethiopy alle þe waters er so trublee and so salt for ouermykille hete of þe sone þat na man dare wele dele wiþ þam. And þe folk of þat land wille lightly be drunken, and þai hafe lytille appetite to þaire mete, and þai hafe comounly þe flux, and þai liffe bot schort tyme.

And in þat land er folk of diuerse schappes. For þare er sum þat hase bot a fote, and þai wille rynne so fast apon þat a fote þat it es wonder to see. And þat ilke fote es | so mykille þat it wille couer and f. 66r oumbre alle his body for þe sone. In Ethiopy er ȝung childer white hared and when þai er of elde þaire hare waxez blakk. In þis land of Ethiopy es þe citee of Saba of whilk ane of þe three kynges þat offerd tille oure lord was kyng.

[CHAPTER 15 ÞE LAND OF YNDE]

FRA ETHIOPY men gase intille Inde thurgh many diuerse cuntrez. And ȝe schalle vnderstand þat Inde es diuised into three partys, þat es to say in Inde þe mare þe whilk es a hegh cuntree and a hate, and in Inde þe lesse þe whilk es a temperee land and it es toward þe south. Þe thridd parte es toward þe northe and it es ˋsoˊ calde a cuntree þat for þe grete calde and continuele frost þe water congelez into cristalle. And apon þe roche of cristalle growez gude dyamaundes þat er of þe colour of cristalle bot þai er mare dymme coloured þan þe cristalle and broune as oile. And þai er so hard þat þare may na metalle pulisch þam ne breke þam. Oþer dyamaundes fyndez men in Araby þat er noȝt so gude, whilk er mare

4 *in m.*] Ethiopy 6 est] *above deletion* 10 þe] *followed by* see *deleted*
17 es] es/es 24 *in m.*] Inde 28 so] *above line* 31 *in m.*] Dyamaundez

tendre. And sum er fun in Cypre þat er mare tendre þan þe toþer, and þerfore may þai þe lightlyer be pulischt. Also men fyndez sum in Macedoyne bot þase of Inde er þe best. And sum er fun oft tymes in a masse þat commez oute of þe myne whare men fyndez gold, and þase er als hard as þase of Inde.

And if alle it be so þat men fyndez gude dyamaundes in Inde apon þe roche of cristalle, also men fyndez dyamaundes gude and hard apon þe roche of þe adamaund in þe see and apon hilles also of þe mykilnes of hesille nuttes. and þai er foure cornerd of þaire awen growyng | [f. 66v] and foure squarre. And þai growe samen male and female, and þai er nurischt wiþ dew of heuen. And þai engender and consayuez as it ware in þaire kynde and bringes furth smale childer and so þai multiply and growez alleway. I haue many tymes assaied and sene þat if a man take þam wiþ a lytille of þe roche þat þai growe on, so þat þai be taken vp by þe rutes and oft sythes wette wiþ þe dew of May, þai growe ilke a ȝere visibilly, so þat þe smale waxez grete.

A man salle bere þe dyamaund at his left syde, and þan es `it´ of mare vertu þan on þe riȝt syde, for þe strenth of his growyng es toward þe north, whilk es þe left syde of þe werld and þe left syde of a man when he turnez his visage toward þe este.

And if ȝe wille knawe þe vertuz of þe dyamaund I salle telle ȝow as Ysidre *libro 16 Ethicorum capitulo de cristallo* and Bertilmew *De proprietatibus rerum libro 16 capitulo de adamante* saise. Þe dyamaund giffez to him þat berez it on him hardynesse if it be freely giffen him and it kepes þe lymmes of a man hale. It giffez him grace to ouercome his enmys if his cause be riȝtwys, bathe in were and in motyng. It kepez him in his riȝt witte. It kepez him fra stryfez, debates, ryotes, and fra ille dremes and fantasies, and fra wikked spirits. And if any man þat deles wiþ sorcery or enchauntementz wald grefe him þat beres þe dyamaund he schalle noȝt dere him. Also þer salle na wylde beste assayle him þat berez it ne ȝit na venymous beste.

And ȝe schalle vnderstand þat þe dyamaund schuld be giffen freely noȝt couaitid ne boght, and þan it es of mare vertu and makes | [f. 67v] a man mare stalworth agayne his enmys. It helez him þat es lunatyc. And if venym or puyson be broȝt in place whare þe dyamaund es alsone it waxez moyst and begynnez to swete. And men may wele

11 engender] *followed by* of *deleted* 18 it] *above line* 22 *in m.*] þe vertuz of þe dyamaund

polisch it, bot sum werkmen for malice wille noȝt polisch it for þat men schuld trowe þat þai myȝt noȝt be pulischt.

In Inde also may men fynd dyamaundz of violet colour and sumwhat browne, þe whilk er riȝt `gude´ and fulle precious. Bot sum men luffez þam noȝt so wele as þir oþer þat I hafe spoken off before. Neuerþeles me think þam als gude and als precious as þe oþer, for sikerly I hafe ofte sythez sene þam assaid. Þai hafe oþer also þe whilk er white as cristalle bot þai er mare dymme and trublee, neuerþeles þai er riȝt gude and of grete vertu. And þai er nerehand alle foure sqware and poynted, bot sum of þam er of þaire awen kynde three cornerd and sum sex.

Ȝit wille I telle ȝow mare of þis stane and namely for þam þat berez þis stane to diuerse cuntreez for to selle. He þat wille by þis stane, it es nedefulle tille him þat he cune parfitely knawe þat stane for þe dessait of þam þat sellez þam. For oft tymes þai selle to þaim þat hafe na grete knawyng of stanes, in steed dyamaundez, cristalles pale and oþer maner of stanes, þe whilk er noȝt so hard as dyamaundes and comounly þaire poyntes er broken off and þai wille lightly be polischt. Neuerþeles sum werkmen wille not polische þam fully for to gere men wene þat þai may noȝt be polischt forhard.

Neuerþeles man may assay þe | dyamaund in þis manere. First for f. 67v
to take þe dyamaund and rubbe it on þe safir or on cristalle or sum oþer precious stanez or on clene burnyscht stele. And seyne take þe adamand þat drawez þe nedille til him, by þe whilk schippemen er gouerned in þe see, and lay þe dyamaund apon þe adamand and lay a nedille before þe adamaund. And if þe dyamaund be gude and vertuous, þe adamand drawes noȝt þe nedille to him whils þe dyamaund es þare. And þis es þe assay whilk þai make beȝond þe see. Bot it fallez oft tymez þat þe gude dyamaund losez his vertu by defaute and incontinence of him þat beres it, and þerfore it es nedefulle to make it hafe his vertu agayne or elles it es of lytille prys.

IN INDE er many diuerse cuntreez, and it es called Inde bycause of a water þat rynnez thurgh þat land, þe whilk men callez Inde. In þat water men fyndez eles of xxx. fote lang. And folk þat dwellez nere þat water er ille coloured, ȝalow, and grene. In Inde er ma þan v^{m}. iles þat men dwellez in, gude and grete, wiþouten oþer þat men dwellez noȝt in. And in ilke ane of þa iles er many citez and tounes

4 gude] *above line* 14 *in m.*] Assay of þe dyamaund 14 he] *followed by* knawe *deleted* 37 þa] þt

and mykille folk. For men of Inde er of þat condicioun þat þai passe noȝt comounly oute of þaire awen land for þai dwelle vnder a planett þat es called Saturnus. And þat planet makes his turne by þe twelfe signes in xxx. ȝere, and þe mone þe whilk es oure planet passez by þe xii. signes in a moneth. And for Saturnus es of so late mouyng þerfore men þat dwellez vnder him and | [f. 68r] in þat climate hase na gude wille to be mykille stirrand aboute bot for to dwelle stille in þaire awen land and to couaite nan oþer. Bot in oure cuntree es euen þe contrary. For we er in a clymate þe whilke es vnder þe goueraunce of þe moone þat es a planet of light mouyng and it es þe planet of way, and þerfore it giffez vs wille to be mykille stirrand aboute and to ga into diuerse cuntrez of þe werld, for it passez aboute þe werld mare lightly þan anoþer planet.

ALSO MEN GASE thurgh Inde by many cuntreez vnto þe grete see Occean, and þan þai fynd þe ile of Chermes whider marchandes of Venice, of Geen, and of many oþer cuntreez commez to bye marchandysez. Bot it es so hote þare in þat ile þat men ballokes hyngez doune to þaire schankes for þe grete violence of hete þat dissoluez þaire bodys. And men of þat cuntree þat kennez þe manere byndez þam `vp´ and vsez certayne oynementz calde and restrictiue to hald þam vpp, or elles myȝt þai noȝt liffe.

In þis land and in Ethiopy and many oþer cuntrez men and wymmen gase comounly to waters and lays þam in þam alle naked fra vndrun of þe day to it be passed none for þe grete hete of þe sone, and þai ligg alle vnder þe water bot þe heued. And wymmen þare schamez noȝt þof men see þam naked, and þare may a man see mykille dishonestee.

In þis ile er schippes made wiþouten nayles or bandes of yrne, and þat es bycause of roches of adamaundez þat er in þe see whilk wald drawe schippes to þam. | [f. 68v] And þare es `so´ grete plentee of þase rochez in þase parties þat if any schippes passed þer away in þe whilk ware any maner of yrne þai schuld to þe rochez by þe vertu of þe adamaund so þat þai schuld eschape on na wyse.

FRA ÞIS ILE men wendez by see to þe ile of Cana whare es grete plentee of wyne and of corne. It was sumtyme a grete ile and a gude hauen þerin, bot it es destruyd by þe see for þe mare party. Þe kyng of þat ile was sumtyme so grete and so myghty þat he faght wiþ grete

3 *in m.*] Saturnus   15 *in m.*] Chermes   17 *in margin a sleeved hand points to the text*   20 vp] *in m.*   30 so] *above line*   34 *in m.*] Cana

Alexander. Folk of þat ile hase diuerse lawes. For sum wirschepez þe sone in steed of Godd, sum þe fire, sum nedders, sum treessez, sum þe first thing þat þai mete at morue, sum wirschepez simulacres, sum ydoles. Betwene simulacres and ydoles es a grete difference, for simulacres er ymages made to þe liknes of sum thing þat es kyndely, and ydoles er ymagez made to þe likness of what thing a man wille þat es noȝt kyndely; for amanges alle maner of bestes ȝe schalle fynd nane þat hase three heueds, ane of a man, anoþer of a hors, anoþer of ane oxe or of sum oþer beste, as þai make þaire ydoles.

And ȝe schalle vnderstand þat þai þat wirschepes simulacres wirschepes þam for sum worthy men þat ware sumtyme doghty men in armes as Hercules, Achilles, and swilk oþer, whilk didd many meruailes in þaire tymes. For þai say þai wate wele þai er noȝt Godd of kynde þat made alle thing, bot þai er riȝt wele wiþ | f. 69r Godd for meruailes þat þai didd. And so say \`þai´ of þe sone for it chaungez oft þe tymes of þe ȝere and giffez hete to nurisch alle thing of þe erthe. And for it es of so grete profit þai say þai wate wele þat it es wele wiþ Godd and þat Godd lufes it mare þan any oþer thing, and þerfore þai wirschepe it. And þe same þai say of oþer planets and of þe fyre bycause of þe grete profit þat commes of þam.

And of ydoles þai say þat þe ox es þe halyest bestes þat es in erthe and maste profitable for he duse mykille gude and nane ille. And þai wate wele, þai say, þat may noȝt be wiþouten speciale grace of Godd. And þerfore þai make þaire godd half man and half ox, for man es þe fairest and þe best creature þat Godd made and þe ox þe halyest.

Þai do wirschepe also to nedders and oþer bestez whilk þai mete first at morue and namely to þase bestez þat er gude and happy to mete after whaym þai spede wele alle þe day efter, whilk þai hafe proued of lang tyme. And þerfore þai say þis gude metyng commez of Godd, and þerfore hafe þai gert make ymagez lyke to þase in þaire houses þat þai may wirschepe þam before þai mete wiþ any oþer thinges.

In þis ile of Cana er many wylde bestez as lyouns, leopards, beres, and swilk oþer. And þare er ratouns als grete as hundes er here, and þai take þam wiþ grete mastyfes for cattes er to smale to take þam. In þis cuntree and in many oþer when men er deed þai graue þam noȝt for þer es so grete hete þat alssone þe flessh es consumed euen to þe bane.

Fra þeine men commez to a citee þat es called Sarchie | f. 69v and it es a

4 *in m.*] Simulacres and ydoles 15 þai] *in m.* 34 *in m.*] Ratons

faire citee and a gude. And þare dwellez many gude cristen men of gude beleue, and þare er many men of religioun and namely of freres.

FRA þEINE MEN GASE to þe land of Lombe by see. In þat land growez peper in a forest whilk es called Combar, and it growez in na place of þe werld bot anely in þat forest. þat forest es xxiiii. iournez on lenth. And þare er twa gude citez, of þe whilk þe tane hat Flabryne and þe toþer Zinglauns. And in bathe þir citez dwellez cristen men and Iews in grete noumer, for þe cuntree es right plentifous and gude. Bot it es riȝt hate and þerfore þer es grete haboundance of diuerse nedders and wormez.

And ȝe schalle vnderstand þat pepre growez in maner of wilde [v]ynes besyde þe treesse of þe forest for to be suppoweld by þam. þe fruyt þeroff hinges in grete clustres in maner of bobbes of grapes, and þai hing so thikk þat bot if þai ware `noȝt suppoweld´ by oþer treesse þai myght noȝt bere þaire fruyt. Qwhen þe fruyt es rype it es alle grene lyke þe berys of wodbind, and þan þai gader þe fruyt and driez it at þe sone and seyne layez it apon a flure til it becom blakk and runklid.

And so þai hafe þare three maners of peper growand on a tree, þat es to say lang peper rype of þe awen kynde, whyte peper noȝt brynt ne birstlid wiþ fyre ne wiþ hete of þe sone, and blak peper dried wiþ hete of þe fyre or of þe son. Lang peper calle þai *spotyn*, blakk *fulphul*, and whyte *bonoile*. First comez oute þe lang peper when þe
f. 70r lefez begynnez to spring, | and it es lyke vnto þe floure of þe hesille þat springes oute before þe lefes. þan commez oute white peper wiþ þe lefes in grete clustres a[s] it ware grene grapes, þe whilk when it es gaderd es whyte and it es sumwhat lesse þan blakk peper. Seyne springes oute blak peper in grete haboundaunce. Of þe white peper selle þai bot lytille til oþer cuntrez or elles noȝt bot kepez it tille þaire awen vse, for it es better and mare profitable and of mare attemperee wirkyng þan þe oþer and langer wille [be] kepid in his vertu.

And ȝe schalle vnderstand þat ay þe heuer peper es þe better it es and þe newere. Neuerþeles it fallez oft tyme þat marchands sophisticatez peper when it es alde, as Ysidorus tellez. For þai take alde peper and stepez it and strewez apon it spume of siluer or of leed and driez it agayne, and so bycause of þe weight it semes fresch

4 *in m.*] Lombe 5 *in m.*] Peper 13 vynes] wynes 15 noȝt suppoweld] *in m.* 27 as] at 32 be] *om.*

and new. And þai hafe nane of þir three maners of peper so grete haboundaunce as of þe blakk.

In þat cuntree, as I said before, er many diuerse maners of nedders and of oþer wormes bycause of þe grete hete of þe cuntree and also of þe peper. And sum men saise þat a certayne tyme of þe ȝere when þai ga for to gader þis peper, þai make fyres here and þare for to brynne þe nedders or elles make þam to flee þeine. Bot saue þaire grace it es noȝt so. For if þai þus made fires aboute þe peper þai schuld brynne þe peper and þe treesse þat it growez on or elles drie þam so þat þai schuld na mare bere fruyt, and þat es noȝt trew. Bot þai enoynt þaire hend and þaire fete and oþer placez of þaire bodys wiþ ane oynement made of | þe iuys of a fruyte þat þai calle lymons f. 70v
menged wiþ oþer certayne thinges, and þan þai ga baldely for to gader þe peper. And þe nedders and venymous wormes when þai fele þe reflaire of þe oynement fleez away. And on þis wyse in sothefastnes get þai þe peper.

AT þE HEUED of þis ilk forest es þe citee of Polombe, and besyde þat citee es a mountayne wharoff þe citee takez þe name for men callez þe mountayne Polombe. And at þe fote of þis mountayne es a welle noble and faire, and þe water þeroff has a swete sauour and reflaire as it ware of diuerse maner of spicery. And ilke houre of þe day þe water chaungez diuersely his sauour and his smelle. And whaso drinkes fastand thryes of þat welle he salle be hale of what maner of malady þat he hase. And forþi þai þat wonnez nere þat welle drynkez þeroff þe ofter, and þerfore þai hafe neuermare sekenesse bot euermare þai seme ȝung. I Iohan Maundeville sawe þis welle and drank þeroff thrys and alle my felawes and euermare sene þat tyme I fele me þe better and þe haler and supposez for to do tille þe tyme þat Godd of his grace wille make me to passe oute of þis dedly lyf. Sum men callez þat welle *fons iuuentutis*, þat es for to say þe welle of ȝowthehede, for þai þat drinkez þeroff semez alleway ȝung. And þai say þis welle commez fra paradys terrestre for it es so vertuous. Thurghoute alle þis cuntree þer growes þe best gynger þat es owerwhare, and marchaunds commez þider fra ferre cuntreez for to bye it.

IN þIS CUNTREE þe folk þeroff wirschepez þe ox | in steed of f. 71r
Godd for þe sympilnes and þe gudenesse þat commez of him. And

17 es] *preceded by* es *deleted* *in m.*] Polombe 20 *in m.*] Welle 36 IN] An *in m.*] Ox

þai say þare þat þe ox es þe halyest best of þe werld and many vertuz has in him. For sex ȝere or seuen þe ox wille drawe in þe plugh and helpe to labour for mannes sustynaunce, and efter þat men may ete him.

þe kyng of þat land hase euermare ane ox wiþ him wharesoeuer he be and honoures it as his godd. And he þat kepez þis ox gaders þe dung of him in a vesselle of gold and þe vryne in anoþer. And alle þat euer he gaders on þe nyght on þe morue he beres to þaire prelate whilk es called Archiprothopapaton, and he berez it to þe kyng and makes þarower many blissings. And þan þe kyng puttez his handes in þe vryne of þe ox þe whilk þai calle *gaul* and þerwiþ he rubbez his frunt and his breste. And þan wiþ grete reuerence he takez of þe dung and rubbez it on his visage and his breste as he did wiþ þe vryn in þat entent þat he be fulfilled wiþ þe vertu of þe haly ox and þat he be blissed wiþ þat haly thing. And after þe kyng oþer lordes and princes dose on þe same maner, and efter þaim seruandes and oþer men, ilk ane in þaire degree, als lang as oght lastez þeroff.

In þat cuntree þaire ydoles, þat es þaire fals goddes, hase half schappe of man and half of ane ox. And in þase ydoles þe fende spekez to þam and giffes answere of whatso þai ask. Before þise fals goddes þai sla þaire childer many tymes in steed of sacrifice and takes
f. 71v þaire blude and sprenklez it apon þaire maw|mets and þus þai make þaire sacrifice to þam.

And when a man dies in þat land þai brynne his body for þat he suld suffer na payne when he es in his graue thurgh etyng of wormes. And if he hafe na childer þai brynne his wyf wiþ him. For þai say þat it es resoun þat scho bere him cumpany in þe toþer werld as scho did here in þis werld. And if scho hafe childer þai late hir liffe for to bring `þam´ vp if scho wille. And if it be swa þat scho chese rather to liffe wiþ hir childer þan to be brynned wiþ hir housband, þan salle scho be arettid vntrew and vnkynde and scho salle neuer be praised ne na man salle efter þat tyme trist on hir. And if þe wyf dye before hir husband he schalle noȝt be brynt wiþ hir agayne his wille, bot if him list he may take him anoþer wyf.

In þat cuntree also growez gude wynes, and þare salle þe wymmen drinke wyne and noȝt þe men. And wymmen schafez þer beerdes and noȝt men.

29 þam] *in m.*

FRA þIS LAND men gase by many diuerse placez to a cuntree þat es called Mabaron, and it es fra þe forsaid land x. day iourneez. And it es a grete rewme and a large and many gude citeez and tounes þerin. In þat land of Mabaron liez sayne Thomas þe apostle, and his body alle hale, in a faire toumbe in þe citee of Calamy, for þare was he martird and grauen. Bot afterwardes þe Assirienes tuke his body and bare it to a citee in Mesopotamy þat es called Edisse. Bot eftsones it was translated agayne to þe forsaid | f. 72r citee and layd in þe forsaid toumbe. And his arme wiþ his hand þat he putt in oure lordes syde after his resurreccioun when he said *Noli esse incredulus sed fidelis* lyez wiþouten in a vesselle, and by þat hand men of þat cuntree giffez þaire iugementz to wit wha has riȝt. For if any stryf be betwene twa parties and aythere party affermez þat he has riȝt in his cause, þan þai ger write in a scrowe þe riȝt of ayther party and puttez þase billes in þe hand of sayne Thomas. And als fast þe hand castez oute þe bille þat contenez þe fals cause and þe toþer it haldez stille. And þerfore men commez oft tymes oute of ferre cuntreez þider for to declare a riȝtwys cause betwene party and party þe whilk es in doute.

þe kirke whare sayne Thomas lyes es mykille and faire and fulle of ymagery of þaire mawmets, and þase ymagez er ilk ane of þe stature of twa men at þe leste. Bot þare es ane þat passez alle oþer of stature, and þat es richely and really enourned wiþ gold and precious stanes alle aboute and sittez in a chaier nobelly arraied. And he has aboute his nekk as it ware brade gyrdils of silke wele hernayst wiþ gold and preciouse stanes. To þat ymage men commez fra ferre in pilgrimage wiþ grete deuocioun als comounly as cristen men commez to sayne Iames. And sum of þam for þe grete deuocioun þai hafe to þat mawmet ay as þai ga er lukand douneward to þe erthe and wille noȝt luke aboute þam for þai schuld see na thing þat schuld lette þaire deuocioun. | f. 72v þare commez sum also þider in pilgrimage þat beres scharpe knyfes in þaire handes wiþ whilk ay as þai ga by þe way, þai wound þamself in þe legges and þe armes and in oþer placez of þaire body, þat þe blude rynnez doune fra þer woundes in grete fuysoun. And þis þai do for lufe of þat ydole and saise þat he es fulle blissed þat wille dye for þe lufe of his mawmet. And sum of þam bringez wiþ þam þaire childer and slaez þaim and makes sacrifice of þam to þaire mawmet, and þai take þe blude of þaire childer and sprenklez it

2 *in m.*] Mabaron 4 *in m.*] Saynt Thomas of Inde 12 *in m.*] Nota
21 *in m.*] Ydole

apon þe ymage. Sum also fra þai passe oute of þer housez til þai come before þaire mawmet at ilke a thridd passe knelis doune apon þe erthe wiþ grete deuocioun. And þai bring wiþ þam incense and oþer thinges swete smelland for to turify þat ymage as we do here to Goddes body.

And þare es before þat ymage as it ware a poonde or a vyuer fulle of water, and into þat pilgrimes castez gold and siluer and precious stanes wiþouten noumer in steed of offerand. And forþi þe mynisters þat kepez þat ilk mawmet, when þai hafe mister of any monee for reparailyng of þaire kirk or for any oþer thing þat fallez to þat ilke mawmet, þai ga to þat ilke poonde and takez oute þeroff also mykille as þam nedez.

And ȝe schalle vnderstand þat when grete festez commez of þat mawmet, as þe dedicacioun of þat kirk or þe tronyng of þat mawmet, alle þe cuntree assemblez þider and þai sett þis mawmet wiþ grete [f. 73r] wirschepe in a chariot, wele arraid wiþ clathez of gold and | of silke, and ledez him wiþ grete sollempnitee aboute þe citee. And before þe chariot gase first in processioun alle þe maydens of þe cuntree, twa and twa togyder, and þan alle þe pilgrymmes þat commez þider fra ferre cuntreez, of whilke sum for þe grete deuocioun þai hafe to þat mawmet fallez doune before þe chariot and latez it gang ouer þam. And so er sum of þam slayne, sum þaire armes and sum þaire schankes broken, and þai trowe þat þe mare payne þai suffer here for þe lufe of þaire mawmet þe mare ioy in þe toþer werld salle þai hafe and þe nerre þaire godd salle þai be.

And sikerly þai suffer so mykille payne and martirdom apon þaire bodys for þe lufe of þat ilke mawmet þat vnnethes wille any cristen man suffer half so mykille ne þe tende parte for þe lufe of oure lorde Ihesu Criste. For sumtyme þare slaez þamself for luffe of þat mawmet cc. or three apon a day, whas bodys er broȝt before þat mawmet and accounted in noumer of sayntes. For riȝt as a man amanges vs wald think it a grete wirschepe if þare ware in his kyn canonized a haly martir or a confessour and his vertuz and his myracles writen in bukes, riȝt so think þaim it a grete wirschepe when any of þer cusyns or of þer frendes slaez þamself for lufe of þer mawmet and wrytez þaire dedes and þer names in bukes and in þaire letanys. And ay þe ma of þer kyn þat slaez þamself on þis wise þe mare glad þai er, and [f. 73v] saise ilk ane of þam tille oþer, We hafe ma | sayntes in oure kynne þan ȝe haue.

24 hafe] *adds and deletes* And next/before þe chariot

And when any of þam purposez him to sla himself for his mawmet lufe he callez alle his frendes togyder and gers many mynstralles ga before þam wiþ grete sollempnytee and so þai come before þe mawmet. And he þat salle sla himself standes before þe mawmet wiþ a scharpe drawen knyf in his hand, and wiþ þat knyf he cuttez oute a pece of his flesch and castez it in þe visage of þe mawmet, and saise deuote praiers and commendez him tille his godd, and seyne he smytez himself wiþ þe knyf in diuerse placez ay tille he falle doune deed. And þan his frendez offers his body to þe mawmet syngand and sayand, Loo how þi lele seruand has done for þe. He hase forsaken wyf and childer and alle þe ricches and solacez of þe werld and his awen lyf for þi lufe and made sacrifice vnto þe of his flesch and his blude. Wharfore we pray þe þat þou sett him besyde þe amanges þi dere frendez in þe ioy of paradys for he hase wele disserued it. And when þai hafe þus done þai brynne his body and ilke ane of þam takez a porcioun of þe aschez and kepez þan in steed of relyques. And þai say it es a haly thing and þat thurgh þe vertu of þase aschez þai schalle be saued and keped fra alle maner of perils.

And when þai lede þaire mawmet aboute þe citee as I talde before, wiþ processioun next before þe chariot gase alle þe mynistralles of þe cuntree wiþ alle maner instruments of music and þai make a grete melody. And | when þai hafe þusgates ledd him alle aboute þe citee (f. 74r) wiþ grete sollempnytee þai lede him agayne vnto þe temple and settez agayne in his place þare he was wont to be. And þan for wirschepe of þat mawmet and of þe feste diuerse persones slaez þamself wiþ scharpe knyfes in grete noumer, as I said before.

FRA ÞIS CUNTREE men gase by þe grete see Occean thurgh many iles and diuerse cuntrez, whilke ware lang to telle. At þe last after lii. day iourneez men commez tille a land, a large and a mykille, þe whilke es called Lamory. In þat land es wonder grete hete. And þe custom es þare þat men and wymmen gase alle naked and schamez noȝt for to schew þam swilke as Godd made þam. And þai scorne oþer þat er cledd, for þai say þat Godd made Adam and Eue naked and þat men schuld hafe na schame of þat þat Godd made for na thing þat es kyndely es foule. Þai say also þat men þat vsez clathez er of anoþer werld or elles þai trowe noȝt in Godd þat made alle þe werld.

In þat cuntree es na mariage betwene man and womman bot alle

30 *in m.*] Lamory

þe wymmen of þat land er comoun tille ilke man. And þai say if þai did oþerwyse þai did grete synne bycause Godd said tille Adam and Eue, *Crescite et multiplicamini et replete terram*, þat es to say, Waxez and beese multiplied and fillez þe erthe. And forþi na man þare saise, þis es my wyfe, ne na womman, þis es my housband. And when [f. 74v] wymmen er delyuer of childer þai | giffe þam to wham þai wille of men þat hase lyen by þam.

And on þe same wyse þe land es comoun tille ilke man, for þat þat a man hase a ȝere anoþer hase anoþer ȝere, and ilke man takez what him list, now here now þare, for alle thinges er comoun, as I said before, bathe cornes and alle oþer gudes, for þare es na thing vnder lokk and als riche es a man as anoþer.

Bot þai haue ane euille custom amanges þam, for þai wille gladlier ete mannes flesch þan any oþer. Neuerþelatter þe land es plentifous ynogh of flesch and fisch and of corne and also of gold and siluer and many oþer gudes. And þider bringes marchandes childer for to selle, and þe men of þat cuntre byes þam. And þase þat er fatte þai ete, and þase þat er noȝt fatte þai fede to þai be fatte and þan slaez þam and etez þam. And þai say it es þe best and þe swettest flesch of þe werld.

AND ȜE SCHALLE VNDERSTAND þat in þis land and in many oþer þareaboute men may noȝt see þe sterne þat es called *Polus Articus*, whilk standes euen north and stirrez neuer by whilk schippemen er ledd, for it es noȝt sene in þe south. Bot þer es anoþer sterne whilke es called *Antartic* and þat es euen agayne þe toþer sterne, and by þat sterne er schippemen ledd þare as schippemen er ledd here by *Polus Articus*. And riȝt as þat sterne may noȝt be sene here, on þe same wyse þis sterne may noȝt be sene þare. And þareby may men see wele þat þe werld es alle rounde, for parties of [f. 75r] þe firmament | whilk may be sene in sum cuntree may noȝt be sene in anoþer. And þat may men proue þus. For if a man myght fynd redy schipping and gude company and þerto had his hele and wald ga to see þe werld, he myght ga alle aboute þe werld, bathe abouen and benethe. And þat prufe I þus after þat I hafe sene. For I hafe bene in Braban and sene `by´ þe astrolaby þat þe *Pole Artyc* es þare liii. degreez hegh, and in Almayne towardes Beem it has lviii. degrez, and forþermare toward þe north it has lxii. degrez of height and sum mynutes. Alle þis I parsayued by þe astrolaby.

4 beese] *last two letters gone* 13 *in m.*] Ane euille custom 22–3 *in m.*] Polus Articus potest videri 31 *in m.*] Nota 34 by] *in m.*

And ȝe schalle vnderstand þat in þe south, euen ynentes þis sterne, es þe sterne þat es called *Pole Antartic*. þise twa sternes stirrez neuermare, and aboute þaim mouez þe firmament as a qwhele duse aboute ane axeltree. And so þe lyne þat es betwene þise twa sternez departez alle þe firmament in twa partes, ayther ylike mykille.

Afterwardes I went toward þe south and I fand þat in Liby seez men first þe sterne Antartyke. And as I went ferrer I fand þat in hie Liby it hase in height xviii. degreez and sum mynutes, of whilke mynutes lx. makez a degre. And so passand by land and by see toward þe cuntree þat I spakk off are, and oþer landes and iles þat er beȝond, I fand þat þis sterne Antartik had in height xxxiii. degreez.

And if I had had cumpany and schipping þat wald hafe gane ferrer, I trowe forsothe þat we schuld hafe sene alle þe roundenesse of þe firmament, þat es to say | bathe þe emisperies, þe vppermare [f. 75v] and þe nedermare. For as I sayd ȝow before, halfe þe firmament es betwene þise twa sternes, þe whilk I hafe sene. And of þe toþer I sawe a party toward þe north, þat es to say lxii. degreez and x. mynutes vnder þe pole Artyk. And anoþer party I sawe toward þe south, þat es to say xxxiii. degreez and xvi. mynutes degreez vnder þe pole Antartyke. And halfe þe firmament contenez bot nyne score degreez, of whilk I hafe sene lxii. degreez of Artyk and ten mynutes, and of Antartyk toward þe south I hafe sene xxxiii. degreez and xvi. mynutes. þise er iiii^{xx}. and xv. degreez and nere half a degree. And so þer lakkez bot iiii^{xx}. and foure degreez and mare þan halfe a degree þat I ne hafe sene alle þe firmament. For þe ferthe parte contenez iiii^{xx}. and x. degreez. And so þe three partes hafe I sene and v. degreez mare and nere a half.

And þerfore I say sikerly þat a man myght go alle þe werld aboute, bathe abouen and bynethe, and come agayne to his awen cuntree so þat he had his hele, gude schipping, and gude company, as I said before. And alleway he schuld fynd men, landes and iles and citeez and townes as er in þir cuntrees. For ȝe wate wele þat þase men þat dwellez euen vnder þe pole Antartyk er fote agayne fote to þase þat dwellez euen vnder þe pole Artyke, als wele as we and þase men þat dwelles agaynes vs er fote agayne fote. And riȝt so it es of oþer parties | of þe werld for ilke a party of þe erthe and of þe see [f. 76r] hase his contrary of thinges whilk er euen agaynes him.

7 *in m.*] Liby 33 *in m.*] Nota

And ȝe schalle vnderstand þat as I coniecture þe land of Prestre Iohan emperoure of Inde es euen vnder vs. For if a man schalle ga fra Scotland or Ingland vnto Ierusalem he salle ga alleway vpward, for oure land es þe lawest party of þe west and þe land of Prestre Iohan es in þe lawest party of þe este. And þai hafe day when we hafe nyght, and nyght when we hafe day. And als mykille as a man ascendes vpward oute of oure cuntreez to Ierusalem, als mykille schalle he go dounward to þe land of Prestre Iohan, and þe cause es for þe erthe and þe see er rounde.

For it es þe comoun worde þat Ierusalem es in myddes of þe erthe, and þat may wele be proued þus. For and a man þare take a spere and sett it euen in þe erthe at midday when þe day and þe nyght er bathe ylyke lang, it makez na schadowe tille na party. And Dauid also beres witnes þeroff þare he saise, *Deus autem rex noster ante secula operatus est salutem in medio terre*, þat es to say, Godd oure kyng before þe begynnyng of þe werld wroght hele in myddes of þe erthe.

And þerfore þai þat gase oute of oure cuntreez of þe west toward Ierusalem, als many iournez as þai make to ga þider vpward, als many iournez salle þai make to ga into þe land of Prestre Iohan dounward fra Ierusalem. And so he may ga into þase iles enuirounand alle þe roundenesse of þe erthe and of þe see tille he com euen vnder vs.

f. 76^{v} | And þerfore I hafe oft tymes thoght on a tale þat I herd when I was ȝung, how a worthy man of oure cuntree went on a tyme for to see þe werld. And he passed Inde and many iles byȝonde Inde whare er ma þan v^{m}. iles, and he went so lang by land and by see envirounand þe werld þat he fand ane ile whare he herd men speke his awen langage. For he herd ane dryfe bestez sayand to þam swilke wordes as he herd men say til oxen in his awen cuntree gangand at þe plugh, of whilk he had grete meruaile for he wist noȝt how it myght be. Bot I suppose he had so lang went on land and on see envirounand þe werld þat he was commen into his awen marchez, and if he had passed forþermare he schuld hafe commen euen to his awen cuntree. Bot for he herd þat meruaile and myght get schipping na ferrere he turned agayne as he come, and so he had a grete trauaile. And it befelle efterward þat he went into Norway, and a tempest of wynd in þe see drafe him so þat he arryued in ane

1 *in m.*] Nota 14 *in m.*] Dauid 15 þat] *caret in margin* 18 *in m.*] Narracio 25 a^{1}] *followed by* ȝung man *deleted*

ile. And when he was þare he wist wele it was þe ile in whilk he had bene before and herd his awen speche as men drafe bestez.

And þat myght right wele be, þof alle it be þat symple men of cunnyng trowe noȝt þat men may ga vnder þe erthe bot if þai falle vnto þe firmament. For as vs think þat þase men er vnder vs, so think þaim þat we er vnder þaim. For if a man myghte falle fra þe erthe to þe firmament, by mare skille þe erthe | and þe see þat er so f. 77^{r}
heuy schuld falle vnto þe firmament. Bot þat may noȝt be as Godd witnessez himself þare he saise, *Non timeas me qui suspendi terram ex nichilo*, þat es to say, Hafe na drede of me þat hynged þe erthe of noȝt.

And if alle it be possible þat a man may ga alle aboute þe erthe neuerþeles of a thowsand parauenture ane schuld noȝt do it in alle his lyf for to take þe riȝt way alle aboute þe erthe til he come tille his awen cuntree agayne þat he come fra. For þer er so many wayes and cuntreez þat a man schuld lightly faile bot if \`it´ ware by special grace of Godd. For þe erthe es riȝt grete and large and it contenes in roundenesse aboute, abouen, and bynethe xx^{m}. iiii^{c}. and xxv. myle after þe opinioun of alde wyse men þat saise it, whilke I wille noȝt reproue. Bot after my feble witte me thinke saue þaire grace þat it es mykille mare aboute.

And for to make ȝow to vnderstand how, I ymagyne a figure of a grete compas. And aboute þe poynt of þat compas, whilke es called þe centre, be anoþer lytille compas departed by lynes in many parties, and þat alle þase lynes mete samen on þe centre so þat als many parties or lynes as þe grete compas hase be on þe lytille compas if alle þe space be lesse. Now be þe grete compas sette for þe firmament, þe whilk by astronomyeres es diuided in twelfe signez, and ilke a signe es diuided in xxx. degreez. þis es ccc. and lx. degreez þat it es aboute. Now be þe lesse compas sett | for þe erthe and f. 77^{v}
departid in als many parties as þe firmament, and ilk ane of þase parties answere to a degree of the firmament. þise er in alle dcc. and xx. Now be þise alle multiplied ccc. tymes and lx. and it schalle amount in alle til xxxi^{m}. myle and fyue, ilke a myle of viii. furlangs as myles er in oure cuntree. And so mykille hase þe erthe in roundenesse alle aboute after myne opinioun and myne vnderstanding.

And ȝe schalle vnderstand after þe opinioun of alde wise philosophres and astronomyeres þat Ingland, Scotland, Wales, ne Ireland er noȝt rekned in þe height of þe erthe as it semez wele by

16 it] *above line* 17 *in m.*] Largenesse of þe erthe and þe see

alle þe bokes of astronomy. For þe height of þe erthe es departed in vii. parties, þe whilk er called vii. climates after þe vii. planetes þat er called climates, and til ilk ane of þa planetes es approperd ane of þe climatez. And þise cuntreez þat I spakk of er noȝt in þase climatez for þai er dounward toward þe west. And also iles of Inde, whilke er euen agaynes vs, er noȝt rekned in þe climates for þai er toward þe est. þise climatez environs alle þe werld. Neuerþeles sum astronomieres appropers þise forsaid contreez to þe mone whilk es þe lawest planet and swiftliest makez his course. Now wille I turne agayne to my mater þare I left and telle ȝow of ma cuntreez and iles whilke er in Inde and beȝond.

NERE þIS ILE OF LAMORY whilke I spakk off es anoþer ile þat men callez Somobor. þis es a grete ile and a gude and a noble kyng
f. 78r þerin | and a myghty. þe folk of þis cuntree gers merk þam in þe visage wiþ a hate yrne for grete noblay to be knawen fra oþer folk, for þai hald þamselfe þe maste worþi folke of þe werld. And þai hafe were euermare agaynes þe naked men whilk I spakk off before.

And nere þis ile es anoþer ile þe whilk es called Boteniga, a gude ile and fulle replenischt of many maners of ricches. And aboute þis ile er many oþer iles and diuerse cuntreez and diuerse maners of men, of whilk it ware to mykille to speke of alle.

Bot to passe a lytille þeine by see men schal fynd a grete ile þat es called Iaua. And þe kyng of þat ile es a grete lord and a myghty and hase vii. oþer kinges vnder him of vii. iles whilke er aboute þat ile. In þe ile of Iaua es wonder mykille folk. And þare growez diuerse maners of spicery in mare plentee þan in oþer placez, þat es to say gynger, clowes, canelle, nutemuges, macez, and many oþer. And ȝe schalle vnderstand þat þe maces er þe huskes of þe nutemug. In þis ile es grete plentee of alle thing.

þe kyng of þis land hase a faire palays and a riche. For alle þe grecez into his halle and his chaumbres er ane of gold, anoþer of siluer. þe flurez also of þe halle and þe chaumbres er of gold and siluer. And alle þe walles wiþin er couerd wiþ plates of gold and siluer, and in þase platez er storys of kynges and knyghtes and batailes, wiþ corounes and cercles on þaire heuedes of precious
f. 78v stanes. þare wille na man trowe þe noblay and | þe ricchesse of þis palaise bot if he hafe sene it. þe kyng of þis ile es so grete and so myghty þat he hase oft tymes discomfit þe Grete Caan of Cathay in

18 *in m.*] Boteniga   23 *in m.*] Iaua

bataile, whilk es þe myghtiest emperour of all þe werld. For þai hafe oft bene at were bycause þe Grete Caan wald hafe made þe forsaid kyng to hald his land of him, bot þe kyng hase alleway agaynestanden him and putt him off manly.

AND FOR TO GA FORTHE by see men findez anoþer ile þat es called Thalamasse, and sum callez it Pathen. And it es a grete kingdom with many faire citeez and tounes. In þis land growes treesse þat beres mele of whilke men make breed, faire and whyte and of gude sauour, and it semez a[s] it ware of wheet bot it es noȝt allinges of þe same sauour. Þare er also oþer treessez þat berez venym agayne whilke es na medecyne bot ane, and þat es to take þe lefes of þe same treessez and stampe þam and tempre þam wiþ water and drink it, or elles a man schuld dye onane for tiriacle may noȝt helpe ne nan oþer medecyne. Wiþ þis venym had þe Iews casten on a tyme for to hafe poysond alle cristendom, as ane of þam confessed vnto me, bot blist be allemyȝty Godd þai failed of þaire purpose.

And if ȝe wille wit how þe treessez berez mele, I say þat men hewez wiþ a hacchet aboute þe fote of þe tree nere þe erthe in many placez so þat þe barke be perched. And þan commez oute a licour thikk whilk | þai kepe in vesselle and settez it to þe sonne at drye. f. 79r
And when it es drie þai do it on þe mylne to grind, and þan it es faire and whyte. And wyne, hony, and venym er drawen on þe same maner oute of treessez and done in vesselle to kepe.

In þat ile also es a deed see, and it es in maner of a lowgh and it has na ground, in þe whilk what thing so es casten it salle neuer be funden agayne. Beside þat logh growez redez of a wonderfulle lenth, and þai called þaim þare *thaby*. And of þir redez þai make þare houses and maneres and schippez and þaire oþer necessaries as we do here of akez and oþer treesse. Na man say þat þis es feyned thing or fable for sikerly I sawe wiþ myne eghen liggand apon þe see syde many of þir redez, of þe whilk xx. men of my felyschepe myght noȝt bere ane ne wele raise it fra þe erthe. Þare er also oþer redez of lesse quantitee, and vnder þaire rotes men findes precious stanes of grete vertu. For he þat beres ane of þase stanes apon him þer may na maner of yrne dere him ne drawe blude of him. And þerfore men of þat cuntree feightes riȝt baldely bathe on water and on land bycause of þir precious stanes. Bot þaire enmys þat knawez þe manere and þe

6 *in m.*] Thalamasse 8 *in m.*] Treesse berand mele 9 as] at 10 *in m.*] Treesse berand venym 23 of] *followed by* yn same *deleted* 24 *in m.*] Mare mortuum 26 *in m.*] Arundines 33 *in m.*] Precious stanes

vertu of þer stanes gerres make arowes and quarelles wiþouten yrne and wiþ þase þai wounde þam and slaez þam.

FRA ÞIS ILE men wendez tille anoþer ile by see þe whilk men callez Calanok, and it es a grete land and plentyuouse of gudes. Þe kyng of
f. 79v þat land hase als many wifes as he wille | for he gers seke alle þe faire wymmen of þe land and bring þam before him and takez ane of þam a nyght, anoþer anoþer nyght, and swa sum of þa kynges wille hafe by diuerse tymes a thousand or ma. And scho þat es wiþ him a nyght commez na mare at him bot if he send for hir. And herefore hase he a grete nowmer a sonnes and doghters, for sum kynges has a c. childer sum cc., sum ma. Þe kyng also `has´ xiiii^{m}. of tame olyfauntes whilk he gers kepe at ilk a toune in his rewme. And when he hase were wiþ any lord aboute him he gers make castelles and brace þam on þe olyfauntes, in þe whilk castelles he puttes men of armes for to feight agaynes þaire enmys. And on þe same wyse duse þaire enmys, for þat es þe maner of feighting amanges lordes in batailes in þase landes. And þase olyfauntes þai calle *warkes* in þaire langage.

In þat land also es a meruaile þat es noȝt in oþer landes. For alle maner of fischez of þe see commez at a certayne tyme of þe ȝere, ilke a maner of fisch after oþer, and lays þam nere to þe land and sum apon þe land. And þare þai lye three dayes. And men of þe cuntree commez þider and takes of þam what þai wille. And þan wendez þat maner of fischez away, and anoþer maner of fische commez and lyes nere þe land oþer three dayes and men takez of þam. And þus duse alle maner of fischez til alle hafe bene þare and men hafe taken of þam what þai wille. And na man knawez þe cause. Bot men of þat
f. 80r land | saise þat Godd schewez þam þat grace at þe reuerence of þaire kyng as þe maste worthy lord of þe werld, for he hase so many wyfes and getes so many childer on þam and multiplies þe werld as Godd commaundid tille Adam and Eue when he said, *Crescite et multiplicamini et replete terram*, þat es to say, Waxez and multipliez and fillez þe erthe and beese lordes of þe fischez in þe see. And þis think me ane of þe grettest meruailes þat I hafe sene in any land, þat fischez þat hase alle þe see at wille to swymme in schalle wiþ þaire awen gude wille come þider and profre þam`self´ to þe deed wiþouten constreynyng of any creature. And sikerly I wate wele it es noȝt done wiþouten a grete significacioun and a grete cause.

4 *in m.*] Calanok   11 has] *above line*   19 *in m.*] Meruail of fischez
24 duse] *followed by* men *deleted*   35 self] *in margin*

Also þer er in þat land so grete snyles þat in þaire schelles three men or foure may be herberd as it ware in a lytille hous or a luge. þare er oþer also of lesse quantitee as it ware of þe mykille of a mannes thee. And bathe þe tane and þe toþer er alle whyte safe þe heued and þat es blakk. And ȝit es þare þe thridd maner of snyles, and þai er mykille lesse þan owþer of þe oþer. And of þam þai make a meet for þe kyng and oþer grete lordes. In þat land es a custom þat when a man dyes his wyf es grauen wiþ him alle qwikk, for þai say it es gude skille þat scho bere him company in þe toþer werld as scho did in þis.

FRA ÞIS LAND men passez thurgh þe grete see Occiane til ane oþer ile þat es called Caffilos. | f. 80v And þare þai hafe a custom þat when þaire frendes er grefe seke þai hing þam apon treesse þat þai may be wiried and eten wiþ fewles, for þai say it es better þai be eten wiþ fewles, whilk er aungelles of Godd, þan foully to be eten in þe erthe wiþ wormes.

FRA ÞEINE men wendez to anoþer ile whare folk er of ane euille condicioun, for þai nurisch grete hundes for to wiry men. And when þaire frendez drawez to þe deedward and at þai trowe þai may liffe na langer, þai gerre þase hundes wiry þam, for þai wille noȝt lat þam dye kyndely in þaire beddes bycause þai schuld noȝt suffere to grete penaunce in þaire dying. And when þai er deed þai ete þaire flesch in steed of venysoun.

AND FRA ÞIS ILE men wendez by many iles in þe see til ane ile þat es called Melk, and þare es also wikked folk and cruelle. For þai hafe nerehand na lyking bot in slaughter of men for to drink þaire blude, and he þat may slae maste noumer of men es of grettest name amanges þaim and maste wirschipfulle. þare es na drink þat þai lufe so wele as mannes blude, and þat þai say es Godd. And if any debate be amanges þam þer may na fulle sawghtling be made tille ilk ane hafe drunken oþer blude. And on þe same wyse es it of affinitee makyng amanges þam, for accorde or affinitee amanges [þam] noght es bot if it be made on þat wyse.

FRA ÞIS ILE men passez to anoþer ile by see þe | f. 81r whilk es called Tracota whare þe folk er as bestez wiþouten resoun. And þai dwelle in cafes for þai hafe na witte to make þam housez, and when þai see

1 *in m.*] snyles 5 of] of/of *first form deleted* 17 *in m.*] Euille men
25 *in m.*] Melk 32–3 þam noght es] es noghtes 35 *in m.*] Tracota

any straunge men passe thurgh þe cuntree þai rynne to þaire cafes and hydes þam. þai ete nedders and þai speke noȝt bot hisszes ane tille anoþer as nedders duse. And þai make na force of na recches nowþer of gold ne of siluer ne of oþer werldly gude bot alle anely of a precious stane, þe whilk hase lx.colours and it es called *traconit* after þe ile. þis ilke stane lufe þai wonder mykille þof alle þai knawe noȝt þe vertu þeroff, bot þai coueit it for þe fairnesse þeroff.

FRA þAT ILE men gase by see to anoþer ile whilk men callez Natumeran, and it es a grete ile and a faire and þe vmgang þeroff es nere a thowsand myle. Men and wymmen of þat ile hase heuedes lyke hundes and þai er called Cynocephales. þis folk þof alle þai be of swilke schappe ȝit þai er fulle resonable and sutille of witte. And þai wirschepe ane ox for þaire godd, and ilk ane of þam beres ane ox made of gold or of siluer in his front in taken þat þai lufe þaire godd wele. And þai gang alle naked bot a lytille clathe before þaire priuee membres. þai er large of stature and gude werrayours, and þai bere a grete target wiþ whilk þai couer alle þaire body and a lang spere in þaire hand, and on þis maner arayd þai ga baldely agayne þaire enmys. And if þai take any man in bataile þai ete him.

f. 81v þe kyng of þat land | es a grete lorde and a myghty and a riche and fulle deuote after his lawe. And he hase aboute his nekk a corde of silke on whilke er ccc. precious stanes grete and orient in maner of bedes of laumbre. And riȝt as we saye oure *Pater noster* and oure *Auez* apon oure bedes, riȝt so þe kyng sayse ilk day apon his bedes ccc. praiers to his godd before he ete. And he beres also aboute his nekk a ruby fyne and gude and orient, þe whilke er nere a fote lang and v. fyngers on brede. þis ruby giffes þai him when þai make him kyng to bere it in his hand, and so he rydez aboute þe citee and þai er alle obeyand vntil him. And fra þeine forward he beres it aboute his nekk alleway for if he bare it noȝt he schuld na langer be halden kyng. þe Grete Caan of Cathay hase mykille coueitid þat ruby bot he myȝt neuer get it by were ne by bying ne by nan oþer maner. þis kyng es fulle riȝtwys man and a trewe in his lawe for he punyschez alle þase þat duse any wrang tille any man wiþin his rewme. And þerfore men may ga sauely and sikerly thurgh his land and na man be so hardy to disturbe þam ne robbe þam ne take fra þam any maner of gude.

6 lufe] *followed by* þan *deleted* 9 *in m.*] Natumeran

FRA þIS ILE men gas to anoþer ile þat es called Silha and þe vmgang þeroff es viii^{c}. myle. A grete party of þis cuntree es waste and wildernesse and noȝt inhabitid, and þerfore þer es grete plentee of dragouns and cocodrilles and oþer maner of nedders so þat þare may na man dwelle þare. | f. 82^{r} þe cocodrille es a maner of nedder browne abouen on þe backe wiþ foure fete and schort legges and twa grete eghen. And þe body þeroff es so mykille and so lang þat whare it hase gane in þe sand it es lyke as men had drawen a grete tree þare. In þat wildernesse also er many oþer maners of wilde bestez and namely olyfauntes.

And in þat ile es a grete mountayne and euen abouen on þe toppe þeroff es a grete lowgh fulle of water. And men of þat cuntree saise þat Adam and Eue wepid apon þat hille a hundreth ȝere efter þat þai ware dryfen oute of paradys and of þaire teeres þat þai weped was þat water gaderd. In þe grund of þat lac er funden faire precious stanes. And aboute þat lowgh growes grete plentee of redez amanges whilke er many cocodrilles and oþer diuerse nedders dwelland and þare er in þe lowgh hors iles of wonderfulle gretenes. þe kyng of þat ile anes in þe ȝere giffez alle þe pouer folk of þe land lefe for to gang into þe lac and gader þam precious stanes for almous and for þe lufe of Adam and Eue Godd, and þer es ilk a ȝere fun ynew of þa precious stanes. þis pouer folk when þai ga into þis lowgh for to gader þe precious stanes þai enoynt þam alle ouer wiþ þe ius of þe fruyt þat es called lymons, and þan þai drede noght þe cocodrilles ne þe oþer ⟨nedders ne venymous bestez⟩. þe water of þis ⟨lowgh rennes flowand and ebband⟩ downe ⟨a syde of þe mountayne and⟩ by ⟨þat mountayne er many perles and⟩ | f. 82^{v} many precious stanes fun. þai say in þat cuntree þat nedders and oþer venymous bestez of þat cuntree duse na diseese to na straungers ne pilgrimes þat passez thurgh þe land bot alle anely til men of þe same cuntree and þaim þat dwellez nere.

Also þare [er] in þat ile wylde geesse wiþ twa heuedes. And þare er whyte wolfes als grete of body as oxen, and many oþer diuerse bestes.

And ȝe schalle vnderstand þat þe see whilk es aboute þis ile and oþer iles aboute it semez so hye abouen þe land þat it es lyke to men þat behaldez it as it hang in þe aere and schuld falle doune alssone and couer alle þe erthe. And þat es a wonder thing as þe prophete

1 *in m.*] Silha 5 *in m.*] Cocodrille 25–7 *ms. torn, text reconstructed from Royal Version* 32 er] *om.*

saise, *Mirabiles elaciones maris*, þat es to say, Wonderfulle er þe rysings of þe see.

FRA þIS ILE men wendez by see toward þe southe to anoþer ile þe whilk es called Dundeya, and it es a large ile and a mykille. In þis ile dwellez a maner of folk þat es of euille condiciouns for þe fader etez þe sone and þe sone þe fader, þe husband his wyf and þe wyf hir husband. For if it falle þat a mannes fader be seke þe sonne gase to þe preste of þe lawe and praies him þat he wille ask þaire godd, whilk es a mawmet, whedir his fader salle dye of þat sekenesse. And þan þe preste and þe seke mannez sone knelez before þe ⟨mawmet deuotely⟩ and askes him whedir ⟨þe seke man schalle liffe or dye⟩. And þe fende ⟨þat es wiþin þe mawmet answeres þat⟩ he schalle ⟨noȝt dye at
f. 83r þat tyme and pr⟩ouez | þam medecynes for to hele him wiþ. And þan þe sone turnez hame to þe fader and duse til him as he was teched before vntil he be hale. And if he say þat he schalle dye þe preste and þe sone and þe wyf of þe seke man commez tille him and castez a clath on his mouth and stoppez his wynde and so þai slae him.

And when he es deed þai take his body and hewes it in smalle peces and callez alle his frendes togyder and alle þe mynstralles þat may be geten and makes þam a sollempne feste and etes þe deed mannes body. And when þai hafe eten alle þe flesch þai gader alle þe banes togyder and grafez þam on þaire maner wiþ grete sollempnitee and lowd sang. And þus duse ilke frende tille oþer. And if it be swa þat any man þat es sibbe vnto þe deed [man] wiþhald him fra þis feste and commez noȝt to þe sollempnitee alle þe kynreden wille reproue him as of a notable blame and neuer efter þat salle he be accountid amanges his frendez.

þai say þat þai ete þe flesch of þaire frende bycause þat wormes schuld noȝt ete him in þe erthe and for to delyuere him of þe grete payne þat his saule suld suffer if wormes gnew him in þe erthe. þai say also when þai fynd his flesch leen bycause of lang sekenesse þat it ware a grete synne to suffer him liffe langer or to suffer payne wiþouten cause. And if þai fynd his flesch fatte þai say þai hafe done wele þat þai hafe slaen him so sone and sent him to paradys and sufferd him noȝt ouerlang be tourmentid in þis werld.

f. 83v þe kyng of þat land es a grete lord and a myghty and he | hase vnder him liiii. iles mykille and large, and in ilk ane of þam es a

4 *in m.*] Dundeya 5 *in m.*] Ilke frende etez oþer when þai er deed 10–13 *ms. torn, text reconstructed from Royal Version* 24 man] *om.*

coround kyng þe whilk er alle obeyand tille him. And in þase iles er many maners of folk of diuerse condiciouns.

In ane of þam es a maner of folk of grete stature as þai ware geauntz horribille and foule to þe sight. And þai hafe bot ane egh and þat es in myddes þe forheued. Þai ete rawe flesch and rawe fisch.

In anoþer ile er foule men of figure wiþouten heuedes and þai hafe eghen in ayther schulder ane, and þaire mouthes er round schapen lyke a hors scho ymiddes þaire brestez.

In anoþer ile er men wiþouten heuedes, and þaire eghen and þaire mouthes er behind in þaire schulders.

In anoþer ile es a maner of folk þat hase a platte face wiþouten nese or eghen, bot þai hafe twa smale holes in steed of eghen and þai hafe a platte mouth lipplesse.

In anoþer ile er foule men þat hase þe ouerlippe so grete þat when þai slepe in þe sone þai couer alle þe visage wiþ þat lippe.

In anoþer ile er folk of lytille stature as þai were dwerghes and þai er sumwhat mare þan pigmez. Þai hafe na mouth bot þai hafe in steed of þaire mouth a lytille hole, and þerfore when þai schalle ete þam behoues souke it wiþ a rede or a pype. Tunges hafe þai nane and þerfore þai speke noȝt bot hizssez and makez signes as mounkes duse ilke ane tille oþer, and ilk ane of þam wate wele what oþer menez.

In anoþer ile er folk whas eres er so syde þat þai hing doune to þe kneesse. |

In anoþer ile er folk þat hase fete lyke hors and on þaim þai wille f. 84r
rynne so swythe þat þai wille owertake wylde bestes and sla þam to þaire mete thurgh swyftnes of fote.

In anoþer ile er folk whilke gase on þaire hend and on þaire fete as þai ware foure foted bestez. And þai er rowgh and wille clymbe into treesse als lightly as þai ware apes.

Þare es anoþer ile whare folk er þat er bathe men and wymmen and hase members of bathe þe tane and þe toþer, and ilk ane of þam hase a pappe on þe ta syde. And when þai vse þe member of man þai get childer, and when þai vse þe membre of womman þai bere childer.

Anoþer ile þer es whare þe folk gase on þaire kneesse wonderfully and it semez as þai schuld falle at ilke a passe. And þai hafe on ayther fote viii. taasse.

3 *in m.*] Monoculi 6 *in m.*] gens habens oculos in humeris 9 *in m.*] gens sine capite habens oculos et ora retro in scapulis 28 on þaire[1]] on þaire on þaire

3it es þer anoþer ile whare þe folke has bot a fote, and þat fote es so brode þat it wille couer alle þe body and owmbre it fra þe sone. Apon þis fote wille þai rynne so fast þat it es [wonder] to see.

Also þer es anoþer ile whare þe folk liffez alle wiþ þe sauour of a maner of apple, and if þai tharned þat sauour alssone þai schuld dye.

Many oþer maner of folk þer er in oþer iles þeraboutes whilk ware to lang to telle alle.

[CHAPTER 16 þE LOND OF MANCY]

FOR TO GA fra þise iles by see toward þe este many day iournez men fyndes a grete kyngdom þe whilk es called Mancy. And it es in Inde þe mare, and it es þe best land and maste lykand and f. 84v plentifousest of alle gudes | þat es in þe power of man. In þis land dwelles many cristen men wiþ Sarzenes for it es a grete land and a gude. And þer er þerin ma þan ii^{m}. of noble citeez wiþouten oþer gude townes. And þe land of Inde es þe maste plentifous land of folk þat es owerwhare bycause of þe grete commoditez þat it has þerin. In þat land es na beggar ne na pouer man.

And þe folk of þat land er ri3t faire outetaken þat þai er pale of colour. And þe men of þat land has schyre berdes wiþ few hares in þam, for a man schalle vnnethes fynd in ane of þaire berdes l. hares. þai er few, here a hare and þare a hare as it es in þe berde of a lebard or of a catte, and þa harez er ri3t lang.

In þat land er þe fairest wymmen þat er in any land be3ond þe see, and þerfore sum callez þat land Albany bycause þat þe folk þat wonnes þerin er so white. þe first citee of þis land and þe next þe see es called Latoryn, and it es mare þan Parisch. And thurgh þis citee rynnez a grete water hable for to bere schipppes, and it rynnez into þe see a lytille fra þe citee, þat es to say a day iournee. þare es na citee in þe werld better ordayned ne ma schippes langand to ne better ne larger and stranger hauen þan þis citee.

Alle þe folk of þat citee and of þe cuntree aboute wirschepez mawmetes. þare er alle maner of fewles gretter by þe half þan þai er in þis cuntree. þare er geesse alle whyte als grete as swannez in þis cuntree, and þai hafe on þaire heuedes a reed spotte euen round. f. 85r þare es grete plentee and grete cheep of alle maner of | vitaile, and

3 wonder] *om.* 5 þat] *followed by* app *deleted* 10 *in m.*] Mancy 26 *in m.*] citee Latoryn 33 *in m.*] Geesse

also grete plentee of nedders of whilke þai make grete festes and delicious metes. For if a man make a grete feste and had giffen alle þe best metes þat myght be geten owerwhare and he gyffe þam na nedders he has na thank for alle his feste.

þare er many oþer faire citees in þis land and grete plentee of vitaile. And þare er also many kirkez and housez of religioun efter þaire lawe. And in þa kirkes er grete ydoles as þai ware geauntz, þe whilk þai giffe mete and drink vnto on festiual days apon þis wyse. þai bring before þam metes als hate as þai come fra þe fire and þai late þe smoke of þam ascend vp towardes þe ydoles, and þan þai say þat þai er fedd wele ynoghe. And when þai hafe so done þe men of religioun etez þe metes.

In þis cuntree er whyte hennes wiþouten fethers, bot þai hafe whyte wolle on þam as schepe hase in oure cuntree. Wymmen of þat cuntree þat er weddid beres crownes apon þaire heuedes þat þai be knawen by forby þaim þat er vnweddid.

In þis land þai take a beste þat es called *loyres* and þai teche it to ga into waters and viuers and alssone he bringes oute grete fischez als many and als oft as þai wille.

FRA þEINE MEN GASE by land many day iournez til anoþer citee þat es called Cassay þe whilk es þe maste citee of þe werld, and it es als mykille at say as þe cytee of heuen. þis citee es of l. myle vmgang and þer es | wonder mykille folk þerin. þis citee hase xii. grete ȝates, f. 85^v and before ilke a ȝate as it ware a three myle or foure es a grete toune and a gude. þis citee es bigge[d] on þe same maner þat Venice es bigged, and þer er þerin xii^m. brigges and ma. And on ilke a brigg es a gude toure at ayther end and men of armes in þam for to kepe þe toune agayne þe Grete Caan for it marchez apon his land. And apon a syde of þe citee rynnes a grete ryuer endlang þe citee. And þare dwellez many cristen men and many marchandes of diuerse naciouns for þe cuntree es wonder plentifous and gude and fulle of alle maner of ricches. þare growes wonder gude wyne whilke þai calle *bygon*, and it es riȝt myghty wyne and lykand in þe drinkyng. In þis citee was þe kyng of þat land wont to dwelle. And þare es a hous of cristen freres.

Fra þis citee may men ride in schippe or in bate by þat riuer tille ane abbay of mounkes a lytille fra þe citee, and þai er wonder religious after þaire lawe. In þat abbay es a grete gardyne and a faire

1 *in m.*] Nedders 21 *in m.*] Cassay 25 bigged] bigge

and þare growez þerin many treesse of diuerse kyndes. And in þat gardyne er many diuerse bestez as marmusetes, apes, and oþer many vntil iii^{m}. or iiii^{m}. And when þe couent hase eten a munke takez þe relefe and berez it to þe gardyn. And he knyllez a lytille belle of siluer þat he hase in his hand and þan commez oute alle þise bestez tille him of þaire clapers. And he mase þam to sitt on rawe and delez f. 86^{r} þam | þis relefe in faire siluer vesselle ouergylt and þai ete it. And when þai hafe done he knyllez þe belle agayne and þai ga þare þai come fra. Þir mounkes saise þat þase bestez whilk er faire and gentille er saules of lordes and gentillemen, and þase bestes whilk er no3t so er saules of oþer men. And þai say and affermes þat þe saules of men when þai passe oute of þe bodys entrez into þase bestez. And þat es fully þaire belefe and þer may na man turne þam fra þat opinioun. Þe saules of grete men þai say entrez into gentille bestez and faire bestez, and þe saules of meen men entrez into foule bestez, and þerfore gyffe þai þaim mete and almous for þe lufe of Godd. I asked þe mounk þat delt þe almous if it had no3t bene better to hafe giffen þat relefe to pouer men þan to þase bestez, and he answerd and said þat in þat cuntree es na pouer man, and if þer ware 3it it ware mare almous to giffe it to þase saules þat suffers þaire penaunce þare and may ga na ferrere to get þaire mete þan to þe pouer þat hase þaire witte and can and may laboure and get þaire liffing. Þir ilke bestez take þai when þai er 3ung and bringez þam vpp and vsez þam to come to take þe forsaid almous. Many oþer meruailes sawe I in þat cuntre, þe whilk at þis tyme I speke no3t off bycause of schortyng of my buke.

FRA ÞIS ILE men gase forþermare in þis land vi. day iournez and commez to anoþer grete cite þe whilk es called Chibense. Þis citee es | f. 86^{v} xx. myle aboute þe walles, and wiþin þe citee er lx. brigges faire and gude alle of stane wele and curiously wroght. In þis citee was first þe see of þe kyng of Mancy for it es a faire citee and a gude.

3 iiii^{m}] iiii   28 *in m.*] Chibense

[CHAPTER 17 þE LOND OF þE GRETE CHANE OF CATAY]

FRA þEINE MEN `GASE´ ouer a grete riuer þe whilk es called Dalay, and it es þe fairest and þe grettest riuer in þe werld of fresch water, for it es in ´þe´ narowest place þerof mare þan foure myle brade. And þan men entres agayne into þe Grete Caan land. þis ilke riuer of Dalay rynnez thurgh þe middes of þe land of þe pigmens, whilk er men of litille stature for þai er bot iii. span lang bot þai er riȝt faire and wele proporciound of þaire mykille. þai er weddid when þai er a half ȝere alde and getez childer. And þai liffe comounly vii. ȝere or viii, and if þai liffe ix. ȝere þai er halden wonder alde folke amanges þam. þise smale men wirkez wonder wele silk and bombe and swilke oþer sutille werkes, ȝa mare sutilly þan oþer men. And þai feight wiþ craanes comounly and hase alleway were wiþ þam, and when þai may sla any of þam þai ete þam. þai trauaile noȝt aboute telyng of land ne oþer grete laboures bot þai hafe amanges þam men of oure stature þe whilk telez þe land and dightez vynes and duse alle oþer grete laboures þat er nedefulle to þam. And þise smale men hase als grete scorne at þe grete men and wonders als mykille of þam as we wald do | of geauntz amanges vs. f. 87r

In þat land es a gude citee amanges oþer wharin dwellez grete multitude of þir smale men. And amanges þaim dwellez mykille men also and men of comoun stature, þe whilk if þai get childer, when þai er borne þai er smale as þe childer of þe pigmenz er, for þe kynde of þe cuntree es swilk þat þare er nane engendred þerin bot swilk smale thinges. þis citee `gers þe´ Grete Caan kepe wonder wele for he es lord þeroff. And ȝe schalle vnderstand þat þir pigmenz if alle þai be lytille þai er riȝt resonable after þaire elde and wonder sutille of witte and can discerne betwix gude and euille.

FRA þIS CITE men gase thurgh þe forsaid cuntree by many citeez and tounes tille þai come to a citee þat es called Iamcaly, and it es a faire citee and a riche. þider commez marchauntz fra diuerse landes for to by alle maner of marchandys. þis citee ȝeldez ȝerely to þe Grete Caan, as citesenez þeroff talde me, l. thousand comacyes of

3 GASE] *above line* 4 *in m.*] Riuer of Dalay 5 þe] *above line* 7 *in m.*] land of Pigmens 26 gers þe] *above line* 30 by] *preceded by two deleted letters* 31 *in m.*] Iamcaly

florenes of gold. And ȝe schalle vnderstand þat a comacy contenes x^{m}. florenes, and so þe somme þat þis citee ȝeldez ȝerely commez to fyue hundreth thowsand florenez of gold. Þe kyng of þat land es a grete lord and a myghty bot he es subget to þe Grete Caan, and he hase vnder him xii. grete princes.

In þat land es a gude custom vsed in ilke a gude toun. For if a man wille make a feste tille his frendez þare er in ilk a gude toune certayne innes grete and faire, and þan he þat schalle make þe feste
f. 87v commez to þe hostiller and saise, Puruay me in þine | inne for so many men. And he tellez him þe nowmer of þe men and what maner of metes he wille hafe and what he wille spend. And þan þis hostiller gase and ordaynez alle maner of thinges þat er nedefulle so þat þare lakkes na thing, and he ordaynez mykille better þarefore þan he þat makez þe feste schuld do in his awen hous.

FOURE MYLE fra þe citee of Iamcaly toward þe heued of þe riuer of Dalay es anoþer citee þat es called Menke. In þe whilk citee es a grete nauee of schippez and þai er alle whyte as snawe of kynde of þe wodde þat þai er made off. And þai er made as it ware grete houses wiþ hallez and chaumbres and oþer esementz.

FRA ÞEINE MEN GASE by many tounes of þat cuntre to anoþer citee þat es called Lanteryn, and it es fra Menke viii. day iournez. Þis citee standez apon a grete riuer þat es called Caremoran or Caromosan and it rynnez thurgh þe cuntree of Cathay. And oft tymes it duse grete harme to þe cuntre by ouerflowyng when it es grete.

Þe land `of Catay´ es a grete cuntree faire and gude and riche and fulle of gude marchandyse. And þider commez marchauntz ilk a ȝere for to fecche spicery and oþer maner of marchandys mare comounly þan tille oþer cuntrees. And ȝe schalle vnderstand þat marchandes þat commez fra Venice or Geen or oþer placez of Lumbardy or Romany, þai trauaile by see and by land xi. monethes or xii. are þai come to Catay, whilk es þe cheeffe rewme of þe Grete Caan. |

f. 88r And toward þe este es an alde citee and nere to þat citee þe Tartarenes has made anoþer citee whilk þai calle Gaydon. Þis citee has xii. ȝatez and euer betwix a ȝate and anoþer es a myle, and so alle þe vmgang of þis citee es xx. myle and foure.

In þis citee es þe sege and þe see of þe Grete Caan in a riȝt faire

16 *in m.*] Menke 21 *in m.*] Lanteryn 26 of Catay] *above line* *in m.*] Catay
34 *in m.*] Gaydon 36 *in m.*] Sedes Caan

palays, of whilk þe walles aboute er twa myle and mare, and wiþin þase wallez er many oþer faire palays. And in þe gardyn of þe grete palays es a hille apon whilk es anoþer palays, a faire and a riche. Þer es noȝt swilk anoþer in alle þe werld. And alle aboute þe palays and þe hille er many treesse berand diuerse maners of fruyt. And wiþouten þaim er depe dykes and brade, and wiþouten þaim er many vyueres and stankes whareon er many fewles of riuer as swannes and cranes, herounes, butours and mawlardes and swilk oþer. Wiþouten þaim also er alle maner of wylde bestez of wenery as hertez and hyndez, bukk and da and rae and many oþer. And ay when þe Grete Caan wille hafe his disporte in ryuaying or huntyng he may wylde fewle slayne wiþ hawkes and dere slaen wiþ hundes or oþer gynnez and passe noȝt his chaumbre.

Þis palays wiþ his see er wonder faire and grete. And þe halle of þat palays es richely dight for wiþin þe halle er xxiiii. pilers of gold and alle þe walles er couerd wiþ reed skynnes of bestez þat er called panteres. And þai er wonder faire bestez and wele smelland and bycause of þe gude smelle of þe skynnes þer may na wikked aer come þerin. Þase | skynnes er als reed as any blude and `so´ faire schynand f. 88v agayne þe sone þat men may vnnethes luke on þam or behald þam for grete briȝtnesse. Þe folk of þat cuntree wirschepez þat beste whare þai see it for þe grete vertu and þe swete sauour þat commez þeroff, and þai praise þe skynne þeroff als mykille as it ware fyne gold.

In þe midward of þe palays es made ane ascensory for þe Grete Caan enourned wiþ gold and precious stanes, and at þe foure corners er made foure dragouns of gold. And þis ascensory es couerd abouen wiþ clathez of silk barred ouerthwert wiþ gold and siluer and many grete precious stanes er hingand aboute it. And vnder þe ascensory er cundytes fulle of drink þat þai þat er of þe emperoures courte drynk off. And besyde þe cundytes er vesselle sett of gold þat men may drink off when þai wille.

Þis halle es nobilly and wirschepfully arayd and ordaynd in alle thinges. First, vp at þe hie deesse euen in þe middes, es ordaind þe trone for þe emperour whare he sittes at his meet wele hye fra þe pament. His table on whilk he etez es made of precious stanes sett in fyne gold, and it es wele bordured aboute wiþ fyne gold sette fulle of precious stanes. And þe greece whare he gase vp tille his trone es alle of precious stanes endentid in gold.

19 so] *above line* 31 gold] golld

And at þe left syde of his trone es þe seete of his first wyf a gree lawer þan his trone, and it es of iasper wiþ sydes of fyne gold sett fulle of precious stanes, and hir burde es of iasper bordurde wiþ gold sett fulle of precious stanes.

f. 89r þe seet of his secund wyf es a gree lawer þan þe toþer, | and bathe hir seet and hir burde es enourned wirschipfully as þe toþer es. þe seet also of þe thrid wyf and hir table er a gree lawer þan þe secund. For he hase euermare three wyfes wiþ him wharesoeuer he ryde, ferre or nere. Next his thridd wyf apon þe same syde sittez oþer ladys of þe emperoure kynne, ilk ane a gree lawer þan oþer efter þai er nere of blude to þe emperour.

Alle þe wymmen of þat cuntree þat er weddid hase standand on þaire heuedes as it ware a mannez fote made of gold and precious stanes and pacok fethers þat er schynand curiousely and wele dight in takennyng þat þai er vnder mannez subieccioun. And þai þat er noȝt weddid hase nane swilke.

Apon þe riȝt hand of the emperour sittez his eldest sone þat schalle regne after him a grece lawer þan his fader. His seet and his borde es araid in alle thing as þe emperices es. And þan sittez oþer lordes of þe emperoure kynne, ilk ane as þai er of degree, as ladys duse on þe toþer syde. And ilk ane of þam has a burde by himself, and riȝt so has þe ladys, and þai er owþer of iasper or of cristalle or of amathist or of *lignum aloes* whilk commez oute of paradys or of euour. And alle þir burdez er bordured aboute wiþ gold sett fulle of precious stanes so þat þer es nane of þam þat þai ne es worthe a grete tresoure.

Vnder þe emperour table at his fete sittez foure clerkes þat wrytez alle þe wordes þat he spekez at his mete, wheder þai be gude or ille. For alle þat euer he saise behoues be halden and done in dede, for his worde may noȝt be agaynecalled for na thing.

f. 89v | þare er broght furth apon solempne days before þe emperoure tablez of gold faire and grete in þe whilk standez pacokes of gold and many oþer maners of fewles of gold curiousely and sutilly wroȝt. And þir fewles er so wonderfully made by craft of man þat it semez as þai leped and daunsed and bett wiþ þaire wengez and playd þam on oþer diuerse wyse. And it es riȝt wonderfulle to þe sight how þat swilk thinges may be done. By what craft þai moue so can I noȝt say. Bot a thing wate I wele, þat þat folk er wonder sutelle of witte towchand any thing þat þai wille do forby any oþer folk of þe werld.

10 ladys] *followed by* apon þe same syde *deleted* 37 þai] *followed by* er *deleted*

For þai passe alle þe naciouns of þe werld in suteltee of witte, wheder it touche ille or gude. And þat knawez þaimself wele, and þerfore þai say þat þai luke wiþ twa eghen and cristen men wiþ ane, for þai hald cristen men maste sutelle and wys after þaimselfen. Folk of oþer naciouns þai say er blynd wiþouten eghen as ynentes kunnyng and wirking.

I bisied me grete`ly´ for to wit and parsayfe by what craft þir forsaid thinges ware done. Bot þe mayster of þe werk sayd me þat he was so boun by vowe til his godd þat he myght schew þat craft to na man bot tille his eldest sone.

ABOUEN þE EMPEROUR table and aboute a grete party of þe halle es made a grete vyne of fyne gold. And it es wonder curiousely wroȝt wiþ many braunchez and grapez lyke vnto grapez of vynes growand, of whilk sum er whyte, | sum ȝalow, sum reed, sum blakk, f. 90r sum grene. Alle þase þat er reed er made of rubies or cremas or alabauncez. þe whyte er made of cristalle or of berille. þe ȝalow er made of topazes or crisolytez. þe grene of emeraudez, þe blak of onichyns or gerandes. And þis vyne es þus made of precious stanes so properly and so curiousely þat it semez as it ware a vyne growand.

And before þe emperoure table standez grete lordes and barouns for to serue þe emperoure. And nane of þaim er so hardy to speke worde bot if þe emperour speke first to þaim, outetaken ministralles þat singez him sanges or saise him gestez or tellez iapez or bourdez for solace of þe emperour.

Alle þe vesselle þat er serued into his halle or his chaumbre and namely at his awen burde or at burdez þare grete lordes sittez er of iasper or of cristalle or of amatistes or of fyne gold. And alle þaire coppes er of smaragdez or of saphires, of topacez or of oþer precious stanes. Vesselle of siluer make þai nane ne settez na prys by siluer, for þai wille nowþer ete ne drink of þe vesselle þat er made þeroff. Bot þai make þeroff grecez, pilers, and pamentes to halles and chaumbres. Before þe halle dure standez certayne lordes and many oþer knyghtes for to kepe þat nane entre in at þe dure bot þai þat þe emperour wille olesse þan he be of þe houshald or a mynstralle. Oþer dare þer nane come nere.

And ȝe schalle vnderstand þat my felawes and I ware dwelland sodeours wiþ þe Grete Caan xvi. monethes agaynes | þe kyng of f. 90v Mancy for þai ware at were when we ware þare. And þe cause of

7 ly] *above line*

oure dwellyng wiþ him was for þat we desired gretely to see his grete nobillay and þe state and þe ordinaunce of his courte and þe grete excellence of his ricches to wit wheder it ware swilk as we had herd telle before `or noght´. And sikerly we fand it mare riche and noble þan we herd say þeroff, and we schuld neuer `els haf´ trowed it if we had noȝt sene it wiþ oure eghen. Þare es na swilk courte here in þis land. For kynges and lordes in þir parties haldes als fewe men in þaire courtes as þai may, bot þe Grete Caan hase ilke a day in his courte at his coste folk wiþouten nowmer.

Bot ȝe salle vnderstand þat mete and drynk es mare honestly araid in oure cuntree þan it es þare, and also in þis cuntree men sittez mare honestly at þe mete þan þai do þare. For alle þe comouns of his courte hase þaire mete laid on þaire kneesse when þai ete wiþouten any clathe or towail, and for þe maste party þai ete flesche wiþouten breed of alle maner of bestez. And when þai hafe eten þai wype þaire hend on þaire skirtez. And þai ete bot anes on þe day. Þis es þe aray and þe maner of þe comouns of þe courte of þe Grete Caan.

Bot þe aray of himself and oþer lordes þat sittez wiþ him es nobille and realle passand alle erthely mennez. For sikerly vnder þe firmament es noȝt so grete a lorde ne sa riche ne na`ne´ so myghty as es þe Grete Caan of Tartre. Noȝt Prestre Iohan þat es emperour of Inde þe lesse and þe mare ne þe sowdan of Babiloyn ne þe
f. 91r emperoure | of Pers ne nan oþer may be made comparisoun off tille him. Certez it es mykille harme þat he ne ware a cristen man, and noȝt forþi he wille gladly here speke of Godd and suffer cristen men dwelle in his empire. For na man es forboden in his land to trowe in what lawe þat him list leue on.

And if alle sum men parauenture wille noȝt trowe me of þis þat I hafe said and wille say it es bot truflez þat I telle of þe noblay and þe grete excellence and ricches of þe Grete Caan and of his courte and þe multitude of men þerin þat I spakk off before, I recke noȝt mykils. Bot he þat wille trowe it, trowe it. And he þat wille noȝt, lefe. For I wille neuerþelatter telle sumwhat þat I sawe wiþ myne eghen of him and of his folk and of þe ordinaunce of his courte wheder þai wille trowe it or þai nil. Neuerþeles I wate wele þat and any had been þare or in cuntrez þat marchez þerapon, if alle he had noȝt bene in his courte, he schuld hafe herd of his noblay and his excellence so mykille þat he schuld lightly trowe me of þat þat I hafe said. And þerfore I wille noȝt lette þat ne I wille telle thinges þat I

4 or noght] *above line* 5 els haf] *above line* 20 nane] ne *above line*

knawe wele er sothe for þaim þat knawez þam no3t ne wille no3t trowe þam.

[CHAPTER 18 WHY HE IS YCLEPID þE GREETE CHAN]

NOW WILLE I telle 3ow mare of þe Grete Caan and of his state and his ordinaunce when he wille passe oute of a cuntree into anoþer and when he makes his grete festez. Bot first wille I telle 3ow why he es called Grete Caan.

3e schalle vnderstand þat alle þe werld was fordone thurgh Noe flude outetaken a few menyee, þat es to say | (f. 91v) Noe and his wyf, his sonnes and þaire wyfes. For Noe had three sonnes, Sem, Cham, and Iaphat. Cham was he þat sawe his fader priuee membres naked as he lay and sleped and went tille his breþer and schewed þaim þam in scorne, and þerfore his fader efterward when he wist gaf him his malisoun. Bot Iaphet went bakward tille his fader and couerd his priuee membres. þir three sonnes of Noe after þe diluuy parted amanges þam alle þe erthe. Seem bycause he was þe eldeste broþer chose þe best party and þe grettest, whilk es toward þe este and it es called Asy. Cham tuke Affryk, and Iaphet tuke Europe. Cham was þe my3tiest of þir breþer and þe ricchest, and of him come many generaciouns ma þan of his breþer. Of ane of his sonnez þat hight Chus come Nemproth þe geaunt, þe whilk was þe first king þat euer was, and he began to bigg þe toure of Babilon. In whas tyme þer come many fendez in liknes of men and lay by wymmen of his kynreden and gatt on þam geauntz and oþer monstres of horrible figure, sum wiþouten heuedes, sum wiþ hund heuedes, and many oþer disfigured and misschapen men. Of þe kynreden also of Cham come þe payenes and diuerse maner of men of þe iles of Inde. And for he þis Cham was so myghty þat na man myght agaynestand him he gert calle himself Goddes sone and lorde of alle þe werld.

And þerfore saise sum men þat þe emperour of Tartare gert calle him Cham for he es halden þe maste excellent emperoure | (f. 92r) of þe werld and occupies þe same land þat he was lorde of. And of Sem, as þai say, come þe Sarezenes, and of Iaphet þe folk of Israel and we þat dwellez in Europe. þis es þe opinioun of þe Sarzenes and of þe

8 *in m.*] Why þe emperour of Cattay es called Caan 22 *in m.*] Nemproth 34 we] *deleted and in margin in another hand* Iufy *undeciphered word of four letters* 35 Europe] *added above line*

Samaritanes, and þus made þai me at vnderstand ay tille I come to Inde, and fra I come þare I knewe wele þat it was oþerwise. Neuerþeles it es sothe þat þe folk of Tartre come of þe kynreden of Cham and alle þase dwellez in Asy þe mare. Bot þe emperour of Cathay hat Caan and noȝt Cham, and for þis skille.

It es noȝt ȝit gane viii^{xx}. ȝere sene alle þe folk of Tartre was in subieccioun and thralle tille oþer naciouns aboute þam and ware made hirdmen and kepers of bestez. Bot amanges þam ware vii. principalle kynredens, of whilk þe cheeffe kynreden and þe maste worthy was called Tartre. Þe secund was called Tangut, þe third Eurac, þe ferthe Valair, þe fyft Semok, þe sext Menchy, þe seuent Tobak.

NOW IT BEFELLE SO þat in þe first kynreden was ane alde man þe whilk was in his tyme a wyght man and a hardy bot he was noȝt ryche, and his name was Chaanguys. Þis man lay on a nyght in his bedd and þer came til him in a visioun a knyght alle whyte armed sittand apon a whyte hors, þe whilk said vntil him, Caan, quod he, slepez þou. And he answerd and said, Nay. Godd, quod he, þat es allemyghty sent me to þe to schew þe his wille. His wille es þat þou say to þe seuen kynredens þat þou schalle be þaire emperour. And |
f. 92v þou schalle conquere and wynne alle þe landes þat er aboute ȝow, and þai schalle be in ȝoure subieccioun as ȝe hafe bene in þaires. For þis es þe wille of Godd allemyghty.

Apon þe morue he went to þe vii. kynredens and talde þam his visioun, and þai scorned him and held him a fule, and he went fra þam schamed and confused. And on þe nyght next folowand þe same whyte knyght appered to þe vii. kynredens and bad þam on Goddes behalfe þat þai schuld make Chaanguys þaire emperour for he schuld delyuer þaim oute of `þe´ subieccioun of oþer naciouns and conquere and wynne many rewmes. And apon þe morue þai made Chaanguys þaire emperoure by comoun ascent and sett him in a chaier and didd him alle þe wirschepe and reuerence þat þai myght and called him Chaan as þe whyt knyght called him before.

And when he was chosen on þis wyse and made emperour he thoȝt he wald proue þaire trewth and bowsoumnesse, wheþer he myght seurly trist in þam or noȝt. And he made many statutez and lawes whilk þai calle *Ysachan*. Þe first statute was þat þai schuld be obedient to Godd allemyghty and trowe þat he schuld delyuer

5 *in m.*] Nota   29 þe] *above line*   36 *in m.*] Statutez of þe grete Caan

þam oute of alle thraldom, and þat þai schuld calle apon him in alle þaire nede. Anoþer statute was þat alle men þat myght bere armes schuld be armed and nowmbred, and to ilk ten schuld be a mayster, and to ilk xx^{ti}. a maister, and to ilk hundreth a maister, and to ilk thowsand a maister, and to ilk ten thowsand a maister, and to ilk xx^{m}. a maister.

And after þis he comaunded to alle þe grettest and þe ricchest of þe vii. kynredens þat þai schuld forsake alle þat þai | had in heritage f. 93r and lordschepe and þat þai schuld fra þeine forward hald þam payd of þat [þ]at he wald gyffe þam of his grace, and þai did so. Also he bad þat ilk ane of þam schuld bring his sone before him and slae his awen sone wiþ his awen handes and smyte off his heued, and þai did so wiþouten any tariing. And when he sawe þai made na lettying of þat he bad þam to þan he bad þam folowe his banere. And þan he wan alle þe landes aboute him and made þam subiettes tille him.

AFTERWARDES it befelle on a day þat þe Chaan rade wiþ a lytille cumpany of men to see þa landes þat he had wonnen, and euen sudaynly he mette wiþ a grete multitude of his enmys. And he as a doghty man for to giffe his men ensaumple and wille to feight went baldely before alle his men apon his enmys, and þare was he smyten doune of his hors and his hors slaen. And when his men sawe him at þe erthe þai wend he had bene deed and fledd away, and þaire enmys folowed þam and wist noȝt þat þat was þe kyng þat was so smyten fra his hors. And when Chaan sawe his enmys ware ferre fra him he went til a wodde þat was nere besyde and hidd him in a thikk busk. And when þe enmys ware commen agayne fra þe chace þai went to seke in þe wodde if any ware hidd þerin, and þai fand many and slewe þam ilk ane. So it felle þat þai come nere þe place whare þe kyng was hidd and sawe a fewle sitte apon a tree vnder þe whilk þe king lay in hidels, and þat fewle men callez ane owle. And when þai sawe þat fewle sitte | so stille ilk ane of þam said til oþer þat þare was f. 93v na man, and so þai went þaire way. And þus was þe kyng saued fra deed and went away on þe nyght and come to his men. And when þai sawe þaire lord on lyfe þai ware wonder gladd and thanked allemyghty Godd and þe forsaid bridd þat had saued þaire lord fra þe deed and delyuerd him oute of þe handes of his enmys. And euer sene þat tyme men of þat cuntree has done grete wirschepe to þat fewle forby alle oþer fewles, and luffez it so mykille þat whaso may

10 þat^{2}] at

get a fether þeroff he kepez it wirschepfully as it ware a relyque and beres it on his heued wiþ grete reuerence, supposing it to be blissed þerby and delyuerd fra alle maner of perils.

AFTERWARDES þe emperour Chaan assembled alle his men and rade apon his enmys and destruyd þam to þe vtterest. And when he had wonnen alle þe landes aboute him vnto þe mount Belyan, þe white knyght appered to him agayne and said vntil him, Chaan þe wille of Godd es þat þou passe þe mount Belyan and þare schalle þou conquere þat land and many oþer and make þam subiettes vnto þine empire. And for þou salle fynd na gude passage þider, ga to þe mount Belyan þe whilk es apon þe see syde and knele þare nyne sythes agayne þe este in þe wirschepe of Godd allemyghty, and he salle schew þe a way how þou schalle passe.

And þe Chaan did as he badd. And alsone as he come þare þe see þat before bette apon þe mount wiþdrewe it and schewed a faire way
f. 94r of ix. fote brade betwene þe mount and þe see. And so | passed he and alle his men and conquerd alle þe land of Cathay, whilk es þe maste land of þe werld.

And bycause of þir ix. knelings and ix. fote of way þe Chaan and þe men of Tartre haldez þe nowmer of ix. in grete wirschepe. And þerfore when any man makez a presand of horsez or of fewles or of bowes or of arowes or of any oþer thing þat þai vse to send to þe emperour, if þai make þat presand of þe forsaid nowmer þai salle hafe mare thank þeroff and mare acceptable salle it be to þe emperour þan if he gafe him a hundrethfalde so mykille in oþer nowmer. For þaim think þe nowmer of nyne þe halyest nowmer þat es bycause þe messangere of Godd expressed þat nowmer so specially.

QWHEN þE GRETE CHAAN had conquerd and wonnen þe land of Chatay and many oþer landes had putte vnder his subieccioun, he felle greeffe seke and feled wele þat he myght noȝt couer of þat sekenesse bot þat him most nedez dye þeroff. And þan he gert calle byfore him his xii. sonnes, and bad þat ilk ane of þam schuld bring him ane arowe, and þai did so. And he bad þam fast togyder wiþ three bandez, and þai did as he had bad þam. And when þai ware so bunden he bad his eldest sone þat he schuld breke þam so bunden togyder, and he assayd and myȝt noȝt breke þam. And þan he bad anoþer of his sonnez ga to and breke þam, and he myght noȝt. þus he bad til xi. of his sonnez, bot nane of þam myght breke þe arowes whils þai ware so bunden togyder. At þe last he said tille his ȝungest sone, Sone, quod he, ga and louse | [f. 94v] ȝone arowes ilk ane fra oþer and breke þam ilk ane by þamself. And he did as he bad and brakk þam ilk ane after oþer. And þan þe kyng asked his oþer sonnez why þai myght noȝt breke þam. And þai answerd agayne þat for þai ware so fast bunden togyder þai myȝt noȝt breke þaim. Þan answerd þe emperour, How myȝt ȝour ȝungest broþer breke þam so lightly and so wele? For þai ware lowsed, quod þai, and twynned ilk ane fra oþer. Right so, quod þaire fader, wille it fare of ȝou. For als lang as ȝe er knytt togyder wiþ þir three bandes, þat es to say of lufe and lewtee and of accorde, þer may na man of þis werld stryfe ne disese ȝow. Bot alssone as þe knotte es lowsed of þir bandes, þat es to say alssone as ȝe er diuised and stryfez ilk ane wiþ oþer, alssone ȝe schalle be confused and schent and destruyd. And if ȝe luffe stedfastly togyder ȝe schalle be lordes of alle naciouns. And when he had teched his \`sonnes´ on þis wyse and had ordayned for his empire thurgh þe counsaile of þe grete lordes of his rewme sone after he dyed.

And after him regned Cichota his eldest sonne and was called Chaan as his fader was. And his oþer breþer went furth and conquerd many landes and rewmes euen vnto Pruysse and Russy, and ilk ane of þam gert calle him Chaan. Bot alle ware þai subiettes to þe eldest broþer and þerfore was he called \`þe´ Grete Chaan, and alle his successours after him.

After Cichota regned his eldest broþer Guys Chaan. And after him regned Mango Caan, þe whilk was baptized and worthed tille a worthy and a deuote cristen man and a gude. He graunt his lettres | [f. 95r] of perpetuele peesse tille alle cristen men for to wonne in his rewme, and sent his broþer Halaon wiþ a grete oste for to wynne þe haly land oute of þe Sarzenes handes into cristen mennez handes and for to destruy Machomete lawe and also for to take Calaphes of Baldac, þat was emperour and lord ower þe Sarzenes.

Halaon went furth and tuke Calaphes and fand wiþ him grete plentee of tresoure so grete þat him thoȝt þare schuld noȝt hafe bene mykils mare in alle þe werld as was fun wiþ him. And þan Halaon said vntille him, Qwhy, quod he, wald þou noȝt wage men ynew wiþ þi tresoure for to agaynstand me and defend þi land? And he answerd and said, I had men ynew of myne awen, quod he. And

16 sonnes] *above line* 19 *in m.*] Cichota 23 *in m.*] Grete Caan þe] *above line* 25 *in m.*] Guys Caan 26 *in m.*] Mango Caan 29 *in m.*] Halaon

þan said Halaon, þou was þe godd of þe Sarzenes and godd hase na mister of mete ne drink, and þerfore þou schalle neuer for vs hafe mete ne drink bot ete if þou wille þi precious stanes and þi tresoure þat þou gaderd so fast togyder and luffed so mykille. And þan he spered him in amanges his tresour wiþouten mete or drink, and so he died for hunger and for thrist.

He þis ilk Halaon conquerd and wan alle þe haly land into cristen men handes. In þe meen tyme þe Grete Caan died, and forþi þe iournee chaunged efter to þe werse. After Mango þe gude regned anoþer þat hight Chebysa and was called Caan. And he was a gude cristen man also and regned xlii. ȝere. He foundid a gude citee and a grete in þe kyngdom of Chatay þe whilk es called Iong, and it es f. 95v mare þan Rome. | Anoþer Caan regned after him and he renayd þe cristen lawe and became a Sarzene, and alle þe Caanes after him vnto þis tyme.

And wit ȝe wele þat þe rewme of Chatay es mare þan any rewme in þis werld, and so es he þat es Grete Caan þe grettest kyng of alle oþer kynges and ricchest of gold and alle maner of tresoure and of grettest astate. Þe style of his lettres es þis, *Caan filius dei excelsi omnium vniuersam terram colencium summus imperator et dominus dominancium*, þat es to say, Chan Goddes sone allemyghty and þe souerayne emperour of alle þase þat tillez þe erthe and lord of alle lordes. The circumscripsioun of his grete seel es þis, *Deus in celo Caan super terram eius fortitudo omnium hominum imperatoris sigillum*, þat es to say, Godd in heuen and Caan apon erthe his strenth þe seel of þe emperour of alle man. And þe wrytyng aboute his priuee [seel] es þis, *Dei fortitudo omnium hominum imperatoris sigillum*, þat es to say, þe strenth of Godd seel of þe emperoure of alle men.

Þis emperour and alle þe folk of his land, þof þai be na cristen men neuerþeles þai trowe in grete Godd þat made heuen and erthe. And when þai wille manace any man þai say on þis wyse, Godd wate þat I schalle do þe ane euille turne.

9 regned] *followed by* reg *deleted* 10 anoþer] *followed by* anoþer *deleted* *in m.*] Chebisa Caan 19 *in m.*] Stile of þe Caan lettres 26 seel] *om.*

[CHAPTER 19 ARAYE OF þE COURT OF þE GRETE CHAN OF CATAY]

HERE HAFE I talde ȝow why he es called þe Grete Caan, and `now´ wille I telle ȝow of þe aray and þe gouernaunce of his courte when he makez grete festez, and þat es principally at | foure tymes in þe ȝere. f. 96r þe first es at þat tyme þat þe Grete Caan was borne. þe secund es at þat tyme þat he was presented into þaire temple, þe whilk es called *moseak*, whare he was circumcised. þe oþer twa festez er of þaire mawmet. þe first of þam es at þat tyme þat þaire mawmet was first sett in trone in þaire temple. And þe toþer es at þat tyme þat þaire mawmet began first to speke and giffe answere and to do myracles. Oþer festez makez noȝt þe emperour so sollemply bot if it be at þe weddinges of his sonnez.

At ilk ane of þir festez es wonder grete multitude of folk gaderd. And þai er alle wele arayd and ordaynd by thowsands, hundreths, and vintaynes, and ilk ane wate what he schalle do and bisily tentez tille þaire officez þat þare be na defawt funn. First er ordaynd `iiii^{m}.´ riche barouns and myghty for to hafe þe gouernaunce and þe ordinaunce of þe feste and to serue þe emperour. And alle þir barouns has corouns of gold apon þaire heuedes wele dight wiþ precious stanes and perle. And þai er cledd in clathez of gold and cammaca and swilk oþer, and þai er als riche as þai may be made. And þai may wele hafe swilk clathes for þai er of lesse prys þare þan wollen clathez er here. And þir festez er made in tentes made of clathes of gold or of tartarene or camaca, and þai er so curiousely made þat na man may ymagyn mare curious.

þir foure thowsand barouns er departed in | foure companys, and f. 96v ilk a company es cledd in a suyt by þamself of a colour diuerse fra þe oþer companys. þe first company es of dukes, erles, markysez, and amyrals, and þai er cledd in clathez of gold and of silk of grene colour. þe secund of reed colour, þe thrid of blew colour, þe ferthe of ȝalow colour. And þaire garmentz er alle so curiousely and so craftily ebrowded and dight wiþ gold and precious stanes and perle þat what man of oure land as had ane swilk, men myȝt sauely say he ware na pure man, for gold and precious stanes es of mykille gretter prys here þan it es þare. And ilk ane of þir barouns beres before him

3 now] *above line* 17 iiii^{m}.] *in m.* 33 *in margin a pointer of a face and protruding tongue*

a table of iaspre or of euour or of cristalle, and before þaim gase mynstrallez playand on diuerse instrumentes of music. And when þe first thowsand es passed and hase done þaire seruys þai draw þam o syde, and þan commez þe secund thowsand, and þan þe thridd, and so þe ferthe, and duse þaire seruise as þe first thowsand didd. And nane of þam spekez a worde. And þus þai ga aboute þe halle.

AT A SYDE of þe emperour table sittez many philosophers and grete clerkez of diuerse sciencez, sum of astronomy, sum of nigromancy, sum of geomancy, sum of pyromancy, sum of ydromancy, and many swilk oþer sciencez. And sum has before þam astrolabres of gold, sum speres of precious stanes, sum þe scalpe of a deed man, sum vesselle of gold fulle of hate coles, sum vesselle of (f. 97r) gold wiþ water and wyne and oile. Sum also has orlogez | wonder craftily made, sum vesselle of gold fulle of sand, and oþer of þam diuerse instrumentes occordand for þaire science.

And at certayne houres when þai see tyme þai say to men þat standez before þam, Makez now peesse. And þan ane of þase men saise to alle þe halle wiþ a lowd voice, Now peesse. And þan saise ane of þe philosophers, Now ilk man do reuerence and bowghe him to þe emperour whilk es Goddes sonne and lord of alle þe werld for now es tyme. And þan ilk man enclynez his heued toward þe erthe, and þan saise þe philosophere to þam, Liftez vp ȝoure heuedes agayne. And at anoþer houre saise anoþer philosopher, Ilk man putte his lytille fynger in his ere, and þai do so. And at anoþer houre saise anoþer philosophere, Ilke man lay his hand before his mouth, and þai do so. And sone after anoþer philosopher biddes ilk man lay his hand apon his heued, and þai do so. And þus ilk houre þir philosopheres biddez diuerse thinges, and þai say þase thinges hase grete betaknyngs.

And I ast priuely what þise thinges myght bemene. And ane of þe philosophers said þat þe enclynyng of þe heued þat tyme betaknez þat alle þase þat louted þan schalle be obedient and trew to þe emperour so þat for na giftez ne for na hetyng þai schalle neuer be fals ne traytours to him. And puttyng of þe fynger in þe ere bemenez þat nane of þase schalle here ille be spoken of þe emperour nowþer of fader ne broþer, sibbe ne fremmed, þat ne he schalle schew it to þe emperour or to his counsail. Þe laying of þe hand before his (f. 97v) mouth bemenez þat nane of þam salle speke | euille of þe emperour.

7 *in m.*] Philosophers

And on þe same wyse of alle þe oþer thinges þat þai bidd do þai say þat þai hafe grete betakenyng.

And ȝe schalle vnderstand þat men dyghtez ne makez na thing to þe emperour, þat es to say nowþer clathes, mete ne drink ne nane oþer thing, bot at certayne tyme when þe philosophers tellez, þe whilk thurgh þaire science and calculacioun aspiez and considerez certayne houres conable for to do swilk thingez. And if any man begynne were agayne þe emperour in any cuntree alssone þe philosophers knawez it and tellez þe emperour and his counsaile, and he sendez his oste þider to restreyne þe malice of his enmys.

QWHEN þE PHILOSOPHERS hase bidden alle thinges þat langes to þam for to bidd, þan þe mynstrallez begynnez to do þaire melodys agayn ilk ane after oþer. And when þai hafe done þaire mynstralcy a grete while þan ane of þe emperours officers gase apon a stage richely made and curiously and criez wiþ a lowde voice, Peesse. And þan er alle men stille. And þan alle þase þat er of þe emperour kynne gase and araiez þam wele and richely in clathez of gold, and ilk ane of þam commez wiþ many whyte hors wele araied and richely on þe best maner þat þai may. And þan saise þe steward of þe courte þat lord and þat lorde and neuens þaire names, Come and do reuerence to þe emperour of alle þe werld. And þus he neuens þam alle on rawe, | ilk ane in þaire degree. And þan commez ilk ane of þam after f. 98r oþer before þe emperoure and presandez him whyte horsez in þe noumer of nyne. And efter þaim commez grete barounes and presandez him wiþ sum iowelle or sum oþer riche gyft, ilk ane after his degree aschez. And when þai hafe alle on þis wyse made þaire presandez to þe emperoure þan makez prelatez of þaire lawe þaire presandez. And efterwardes þe cheeffe prelate giffez a grete benysoun sayand ane orisoun of þaire lawe. And þan begynnez þe mynstralles þaire melody agayne.

And when þai hafe made mynstralcy a while þai er bidden be stille. And þan men bringez before þe emperour lyouns, lebardes, and oþer maner of bestez and briddez and fischez and nedders for to do wirschepe to þe emperoure, for þai say alle thing þat has lyf schalle do wirschepe to þe emperour and be obedient to him. And þan commez iugillours and enchauntours and dose many meruailes, for þai make to come in þe aere as it semez þe sone and þe mone to do him reuerence, whilk schynes so bright þat men may noȝt behald þam. And seyne þai make so grete myrknes þat it semez nyght, and efterwardes þai make þe light to appere agayne. And þan þai make damysels to come in carolland, as men thinkes þat seez. Seyne þai make oþer damysels to come in bringand cowpez of gold fulle `of´ meere mylk and proffers lordez and ladys to drink off. And after þis f. 98v þai make knyghtes to iust in þe aere wele armed, and | þai smyte so samen wiþ þaire speres þat þe trunschouns of þam flyes aboute alle þe tablez in halle. And when þis es done þai make hertez and wylde bares comme and hundez persuand þam. þise and many oþer meruailes þat do ay to þe emperour hafe eten.

þIS EMPEROUR þat es called þe Grete Caan hase many men kepand in his courte, as I said before, and mynstralles to þe nowmer of xiii. comacies. I talde ȝow before how mykille a comacye contenez. Bot ȝe schalle vnderstand þat alle þir mynstrallez dwellez noȝt continuelly in þe emperours courte, bot what mynstralle so commez before him of what nacioun so euer he be he es ressayued in his courte and his name writen. And þerfore wharesoeuer he go fra þat tyme forward he claymez himself for ane of his mynstralles, and þerfore es þare sa grete nowmer of þam.

He hase also xv. comaciez of men ordaynd for noȝt elles bot for to kepe fewles of diuerse kyndes as gerfawcouns, gentille fawcouns, laneres, sagres, sperhawkes, nyghtgales syngand and papeiays spekand. He hase also a thowsand olyfauntes.

And he `hase´ many phisicienes, of whilk cc. er cristen men and xx^{ti}. Sarzenes, bot he traistez maste in cristen men. þare er also in his courte many barouns and oþer officers þat er cristend and conuerted to cristen faith thurgh preching of gude cristen men þat dwellez þare. Bot þer er many þat wille noȝt be aknawen ne late men wit þat þai er cristen men.

f. 99r þis emperour may dispend | als mykille as him list spend for he makez na monee bot owþer of lether or of papire or of barkez of treesse. And when þis monee es waxen alde and þe prynte þeroff defaced bycause of vsyng, it es broȝt to þe kynges tresoury and his tresourere giffez new for alde. þis monee es prynted on bathe þe sydes as monee es of oþer cuntreez, and it `gas´ thurgh alle þe Grete Caan landes. For þai make na monee þare of gold ne siluer when it es broght þider fra oþer landes by diuerse naciouns, bot þe emperour gers enourne his palace þerwiþ and gers make þeroff oþer necessaries at his awen list.

3 of^{2}] *above line* 23 hase] *above line* 34 gas] *above line*

In his chaumbre on a piler of gold es a ruby and a charbuncle, ayther of a fote lang, and þis charbuncle lightnez alle þe chaumbre on þe nyght. He hase also many oþer precious stanes and rubies in his chaumbre, bot þir twa er þe grettest and maste precious of alle oþer.

ÞE GRET CAAN dwellez in somer in a citee toward þe north þat es called Saduz whare þe aer es riȝt calde, and in wynter he dwellez in þe citee of Camalach whare þe aer is riȝt hate. Bot þe place whare he es comounly dwelland es at Gaydoun whare þe aer es atemperee after þe qualitee of þat cuntree. Neuerþeles til men of þis cuntree it ware ouerhate.

And when þis Grete Caan schalle ryde fra a cuntree to anoþer þare er ordaynd foure ostez for him, riȝt grete of folk, of whilk ane oste wendez before him a day iournee. And þis oste liggez ilke ane nyght whare þe emperour schalle ligg on þe morue, and þare er alle thinge | fun redy puruayd þat him nedez. In þat oste er fyfty comacy of men, f. 99^v
what of horsmen, what of fotemen, and ilke a comacy contenez x^m. as I talde ȝow before. Anoþer oste es on his riȝt syde as it ware half a day iournee fra him. And þe thridd on his left syde als ferre fra him. And þe ferthe comez behind him as it ware ane arow draght, and in þat oste er ma men þan in þe oþer three. Ilk ane of þir ostez hase þaire iourneez limited, and þare þer þai schalle luge ilk a nyght þai schalle fynd before þam redily puruayd alle maner of thinges þat er necessary to þam. And if it hapne þat any man of þir ostez dye by þe way alssone þai putte anoþer in his steed, þat þe forsaid noumer be alleway keped hale.

AND ȜE SCHALLE VNDERSTAND þat þe Grete Caan rydez neuermare apon a hors bot if he ryde tille any place wiþ a priuee meneȝee. Bot he rydez in a chariot wiþ foure whelez, and þerapon es a chaumbre made of a tree þar men callez *lignum aloes*, þe whilk commez `oute´ of paradys terrestre at certayne tymes wiþ fludes þat rynnez oute of paradys. And bycause of þe kynde of tree þat it es made off þis chaumbre es of noble smelle, and it es couerd alle ouer wiþin wiþ plates of gold sett fulle of precious stanes. And foure olyfauntes and foure whyte stedez trapped wiþ riche clathez drawez þis chariot. And fyfe or sex grete lordes in riche apparaile rydcz aboute þe chariot so þat na man schalle come nere him bot lordes

1 *in m.*] Rubye Charbuncle 7 *in m.*] Saduz 9 es comounly] *reversed with correction marks* 13 ane] *followed by* w *incomplete* 31 oute] *above line*

olesse þan he calle any man tille him. And abouen on þat chaumbre f. 100r in a lytille caban sittez men wiþ foure | or fyue gerfawcouns þat if þai fynd any wilde fewle by þe way as þai ryde þai may late þam flie for to make þe emperoure gamen. And before þis chariot rydez na man nere it by a boweschote bot þir forsaid lordes.

And on þe same aray of chariotes and of men er þe empericez ledd thurgh þe cuntree, ilk ane of þam by þamself, bot þai haue nower nere so many men in þaire hostez as þe emperoure hase. Also þe eldest sonne of þe emperour rydez by anoþer way in his chariot on þe same aray wiþ a grete multitude of folk. For þare es so mykille peple in þat land þat it es wonder to see. Sumtyme it fallez when þai wende noȝt ferre þat þe empericez and þe emperours childer wendez togyder in a company and þaire men menged owerheued. Neuerþeles þai er departid in foure ostez, as I said before.

AND ȜE SCHALLE VNDERSTAND þat þe land of þe Grete Caan es diuided in xii. prouincez. And in ilk a prouince es a kyng realle, and þase kynges hase oþer smaler kynges vnder þaim, and alle þase kynges er subiectes to þe Grete Caan, whas empire es so large þat a man wende þe vmgang þeroff by water and by land in vii. ȝere. For þer \`er´ many grete desertes thurgh whilk men most nedez passe in þe whilk men schalle fynd nowþer citee ne towne. Bot þer er in certayne placez comoun ostriez ordaynd whare trauaillyng men may fynd alle thinges þat er nedefulle to þam in þaire iournee.

And þer es a wonderfulle custom in þat land bot it es riȝt profitable. For when any tythings er herd in þe cuntree, and | f. 100v namely þat er noyouse or any thing agaynes þe emperour, he schalle hafe worde wiþin a day and a nyght if alle it be ferre þeine, ȝa three day iourneez or foure. For he has alleway embassatours and messangers in ilk a prouince aboute him, þe whilk alssone as any rumour begynnez to ryse þat touchez þe emperour þai take dromedarys or oþer horsez þat þai can gett and in alle þe haste þat þai may þai prike tille ane of þir forsaid ostriez. And when þai comme nere it þai blawe in a horne, and þe messangers þat er þare when þai here þe horne knawez wele þat þer es sum tythings to bere to þe emperour and makez redy þaire dromedaries or þaire horsez for to bere þe lettres wiþ þe tythings furth tille anoþer ostrie. And þare do þai on þe same wyse, and þus þai do fra ostrie to ostrie tille þai

20 er] *above line* 22 certayne] certaynez 24 *in m.*] Custom

comme at þe emperour. And on þis wise hase þe emperour wiþin a schort while alle þe tythings þat er in any cuntree aboute him.

And on þe same wyse es it of þe emperour curroures when þer es any hasty tythyngs for to make. For ilke a curroure hase a lang corde fulle of belles, and when he commez wiþ þe emperoure letttres nere any of þe forsaid ostriez by þe ringyng of þe belles þe currour þat es ordaynd for to be þare knawez wele þat þare commez lettres for to be borne hastily to þe emperour, and he makez redy for to ga. And when þe toþer commez he delyuers þis currour þe lettres and himself restez him þare. And þe toþer rynnez furth in alle þe haste he may tille þe thridd ostrie and restez him þare as þe toþer didd. And þus þai do fra ostrie to ostrie to þai come at þe emperour. Þir curroures er called in þaire langage *chidibo*, þat es als mykille at say in þaire langage as messangere.

Ilk ane of þe forsaid twelfe prouincez | hase þerin twa thowsand f. 101r
citeez and ma and townes wiþouten nowmer.

ALSO WHEN ÞIS EMPEROUR rydez thurgh any citee or toune ilke man makez a fyre before his dore whare þe emperour schalle come, and þai caste þerin encense or oþer thinges þat may giffe gude smelle to þe emperour. And if cristen men of religioun dwelle nere whare he schalle passe, as þai do in many citeez in þat land, þai go agayn him wiþ processioun wiþ crosse and haly water syngand wiþ a hye voice *Veni creator spiritus*. And when he seez þam come he commaundez þe lordes þat rydez nere him to make way þat þa men of religioun may come to him. And alssone as he seez þe crosse he doffez his hatte, whilke es made fulle richely wiþ perlez and precious stanes, and þai say þare þat þat hat es worthe a kyngdom. And þan he lowtez deuotely to þe crosse. And þe prelate of þase religious men saise twa orisouns before him and giffez him benysoun wiþ þe crosse, and he lowtes to þe benisoun fulle deuotely. And þan þat same prelate giffez him sum maner of fruyt, as appels or peres or swilk oþer, to þe nowmer of nyne on a plate of gold. For þe maner es swilk þare þat na straunge man schalle come before þe emperour bot if he giffe him sumthing after þe alde lawe þat saise *Nemo apparebit in conspectu meo vacuus*, þat es to say, Na man come in my sight tome hand. And þan ga þai hame agayne to þaire place. And on þis same maner dose men of religioun þat dwelles whare þe emperice and þe emperour eldest sone commes.

3 *in m.*] Currours

f. 101v And ȝe schalle vnderstand þat alle þir men þat er in | þe forsaid ostez of þe Grete Caan, of his wyfes, and of his eldest sone, er noȝt alleway dwelland in his courte. Bot ay when þai er bidden go wiþ him þai er redy at his commaundement, and when þe iournee es done þai wende hame agayne to þaire awen howsez alle safe þa þat es of þe emperour courte, and þat es a grete nowmer þe whilk er ordaynd for to serue þe emperour and his wyfez and his childer and for gouernaunce of þe courte. For þare er contynuelly wiþ him in his courte l. thowsand men at hors and cc. thowsand fotemen wiþouten diuerse ministres of þe palace and wiþouten þase also þat er ordaynd for to kepe certayne wylde bestez and fewles of diuerse kyndez, whilk I spakk of before.

IN ÞE LAND of þe Grete Caan has ilk man als many wyfes as him list, for sum hase c., sum xl., sum ma, sum lesse. And þai wedd þare þaire sibbe wymmen, alle safe moders and doghters and sisters. Half sisters of þer fader syde wedd þai bot noȝt of þer moder syde. Also þai wedd þe wyfez of þaire breþer when þai er deed and þaire stepdames efter þe deed of þaire faders.

Þai vse wyde garments in þase parties wiþouten pelure, and þai er of purpure or of tartarene or chamelet, and þai er open at þe sydes and laced togyder wiþ lacez of silke. And sum vsez garmentz of pelour and þe hare turned outeward. Hudes vsez þai nane and on þis same maner er wymmen of þat cuntree cledd so þat vnnethes may men knawe þe tane forby toþer, outaken þat wymmen þat er wedded
f. 102r beres takyns on þaire heuedes, | as I talde ȝow before. Þaire wyfez dwellez noȝt togyder bot ilk ane of þam by þamself, and þaire husbandes gase now tille ane of þam, now tille anoþer, as him list.

Þaire housez er made of stikkes and þai er rounde and hase bot a wyndowe whareat þe light commez in and þe reke gase oute, and þe thakk of þam and þe walles er of filtre and þe dores also. And when þai ga to þe were þai cary þaire housez wiþ þam apon cartes as men in oþer cuntreez duse tentes and pafeliouns. And þai make þaire fyre in myddes of þir housez. Þai hafe grete plentee of alle maner of bestes outetaken of swyne, and þat es for þai brede nane.

ÞAI TROWE alle in a godd þat made alle thing. Bot neuerþeles ȝit hafe þai mawmets of gold and of siluer, of filtre and of clathe, to þe whilke þai offer þe first mylke of þaire bestez and þe first of þaire mete and þaire drink before þai ete or drink any þeroff. And sumtyme þai offer to þam horsez and oþer diuerse bestez. Godd of kynde calle þai *yroga*.

And what name so euer þe emperour hase þai eke þerto Caan. Þat tyme þat I was þare þe emperour name was Thyak and þai called him Thyak Caan. And his eldest sonne hight Theophue, and when he schal be made emperour he schal be called Theophue Caan. Þe emperour had þat tyme oþer twelfe sonnes wiþouten Theophue. Of whilk ane hight Cunnyt, anoþer Ordu, þe thridd Chahadoy, þe ferthe Burgu, þe fyft Vengu, þe sext Nachaly, þe seuent Cadu, þe viii. Syban, þe ix. Creten, þe x. Balac, þe xi. Babilan, and þe xii. Carygan. And he had three wyfes, | of whilk þe first and þe principalle was Prestre Iohan doghter and scho was called Serioth Caan. Þe secund hight Borach Caan, and þe thridd Charauk Caan. f. 102v

Þe men of þat cuntree begynnez alle þat þai do in þe newe mone and wirschepez it mykille. And þai do grete wirschepe also to þe sonne and mase many knelinges þerto.

And þai ryde comounly wiþouten spurres, bot þai hase owþer in þaire hand a whippe or a wand or sum oþer thing for to cacche þaire horsez wiþ.

Þai hald it a grete synne to putte a knyffe in þe fire or to take oute flesch of a potte or a caldron wiþ a knyffe or to smyte a hors wiþ a brydle or to breek a bane wiþ anoþer or to cast mylke or any oþer liquour þat men may drynke apon þe erthe. And þe maste synne þat man may do þai say es to pisse in þaire housez whare þai dwelle. And he þat pissez þare and þai may wit it, þai wille slae him, and þat place þat a man has pissed in bose be halowed or elles dare na man entre into it.

And of þir synnes bus þam schryfe þam to þe prestes of þaire lawe, and when þai er schrifen þai giffe a grete soume of monee for to bye oute þaire penaunce wiþalle. And when þai hafe þus boght þaire penaunce þai schalle passe thurgh a fyre to make þam clene of þaire synnes. And on þe same maner a messanger when he bringez a presand to þe emperour he schalle passe thurgh a fyre wiþ þe presand þat he bringez for to make it clene so þat he bring na venym ne oþer thing for to grefe þe emperour. What man amanges þaim þat es taken in avowtry or womman owþer þai slayne \`þam´, and alle thefez and robbours þat er taynted þeroff.

2 *in m.*] Yroga   4 *in m.*] Thyak caan   7 *in m.*] Sonnes of þe grete caan
11 *in m.*] þe caan hase iii. wyfes   36 þam] *above line*

f. 103r | ALLE þE MEN and þe wymmen of þat land er gude archers, and als gude werrayours er þe wymmen as þe men and als fast wille þai rynne. And þai do alle maner of craftez, þat es to say talyour craft and sowter craft and swilk oþer, bot namely þai vse to dryue þe ploghe and þe cart and þe wayne. And þai er wriȝtes als wele as men and make housez and alle necessaries, outtakne bowes and arowes and oþer wapnez þe whilke men alle anely makez. Wymmen þare vsez breke als wele as men.

Alle þe folk of þat land er wonder obedient to þaire soueraynes, and þai feight neuermare amanges þamself, ne þai er na thefez ne na robbours bot ilke ane of þam lufez oþer and wirschepez oþer. þai vse noȝt comounly to do reuerence ne wirschepe to straunge men if alle þai be men of gete astate.

þai ete hundes and lyouns, meres and foolez, mys and ratouns and alle oþer bestez grete and smale, outetakne swyne and bestez þat ware forbedd in þe alde lawe. And þai ete `alle´ þat commez of þe beste safe þe dung. And þai ete riȝt lytille breed bot if it be in lordez courtes. And in many placez þai hafe nowþer peise ne wortes ne oþer maner of potagez bot in [steed] for þaire potage þai vse broth of sothen flesch, for þai ete nerehand nane oþer mete bot flesch and þe broth þeroff. And when þai hafe eten þai wype þaire hend on þaire clathez vnhonestly, for þai vse nowþer burde clath ne sawnape bot anely in lordez housez. And also when þai hafe eten þai putte þaire dischez and þaire dublers agayne vnwesched in þe pottez or þe caldrouns wiþ þe flesch þat þai lefe ay tille `þai´ wille ete eftsones.
f. 103v And riche men drinkez mylk of meeres and of camels | and assez and oþer bestez, and of þat mylke wille þai be riȝt drunken. þai hafe also anoþer maner of drinke made of water and hony, for in þat cuntree es na wyne and namely amanges [þe] comouns for þai lede bot a wricched lyf. þai ete bot anes on þe day and at þat tyme þai ete riȝt lytille, for a man of þis cuntree etez mare on a day þan twa of þaim on three days. And if a messanger comme oute of a straunge cuntree vnto þe emperour he schalle hafe na mete þare bot anes on þe day and riȝt lytille þat anes.

QWHEN þAI GA to were þai hafe þam riȝt warly and wysely and duse alle þe bisynes þat þai may to conquere and wynne and ouercome þaire enmys. And ilke ane of þam beres wiþ him twa

1 *in m.*] diuerse customes of þe folk of Cathay   7–8 *in m.*] Wymmen were breke
16 alle] *above line*   19 steed] *om.*   25 þai] *in m.*   29 þe] *om.*

bowes or three and many arowes and a grete ax. And þe gentils hase schorte swerdez scharpe on þe ta syde, and þai hafe platez made of coerbuille and helmes of þe same on þaire heuedes and trappour to þaire hors. And he þat fleez in bataile þai slae him. When þai ensege a castelle or a walled toune þai behete þaim þat er enseged so faire proffers þat it es wonder, for þai wille graunt þam whatsumeuer þai asch. Bot alssone as þai hafe ȝolden þam þai slae þam and cuttez off þaire eres and layes þam in vynegre for to sowce and makez of þaim a dayntee meet for grete lordes.

And it es þaire entent and þaire purpose to bring alle landes in þaire subieccioun. For þai say þaire prophecy tellez þam þat þai schalle be ouercommen wiþ schotte of archers and þat þase men salle turne þam to þaire lawe. Bot þai wate noȝt what men þai schalle be and þerfore þai suffer alle maner of naciouns dwelle | amanges þam f. 104r and men of alle maner of lawes and sectez wiþouten any lettyng.

þis folk when þai wille make þaire ydoles or þe ymage of any of þaire frendez for to hafe þam in mynde euermare þai make þam naked, for þai say þat trew lufe hase na couering ne þare schuld na man luffe a creature for þe bewtee wiþouten bot alle anely for affeccioun of þe persoun and for þe gude vertuz þat þe body es enourned wiþ of kynde.

It es grete peril to pursue þe Tartarenes when þai flee oute of bataille for þai will schote behind þam fleand and slae men als wele as before þam. When þai schalle feight þai hald þam so nere togyder and so thrang þat whare þer er xx^{m}. men sum men wald suppose þer ware noȝt x^{m}. þai conquere oþer landes wele and manefully bot [when] þai hafe conquered þam þai kepe þam noȝt wele.

þai lufe better to ligg in þe felde in tentez þan owþer [in] tounes or in castelles. þai commend bot lytille any man witte bot þaire awen. Amanges þaim es oile de olyfe of grete valu for þai say it es soueraynly medecinale. Alle þe Tartarenes hase smale eghen and lytille berdes and thynne. And þai er comounly fals for þai hald na thing þat þai hete. þai may wele suffere penaunce and diseese and hardnesse of trauaile forby alle oþer folk for þai lered it at hame in þer awen cuntree whare þai liffe wiþ grete wricchednesse and scantnesse.

QWEN ANY OF þAM schalle dye þai stikke a spere by him in þe erthe, and when he drawez nere to þe deed ilke man fleez oute of

27 when] *om.* 28 in] *om.*

f. 104v þe hous | ay tille he be deed. And when he es deed þai bere him into þe felde and puttez him in þe erthe.

And when þe emperour es deed þai sett him in a chaier in þe middes of his tent, and þai sette before him a table couerd wiþ a clathe and þai sette þerapon breed and flesch and oþer metez and a coupe fulle of mere mylke. And þai sette by him a mere wiþ hir foole and a hors sadled and brydled, and þai lay apon þe hors als mykille gold and siluer as he may bere. And besyde þis tente þai make a grete grafe and puttez þerin þe tent wiþ þe emperour and alle þe oþer thinges and grauez þam togyder. And þai say þat when he commez to þe toþer werld he schalle noȝt be wiþouten a hous, hors, gold, ne siluer. And þe meere þai say schalle giffe him mylke for to drink and bring him furth many horsez so þat he be wele stored in þe toþer werld of alle thing þat him nedez. For þai trowe þat when þai er deed þai schalle in anoþer werld ete and drinke and hafe dalyaunce wiþ wymmen as þai hafe here. And fra þe tyme þat þe emperour be layd in þe erthe na man schalle be so hardy to speke of him in presence of any of his frendez.

AND WHEN ÞIS EMPEROUR es deed and grauen in þe maner þat I talde ȝow before, þe seuen kynredens gaders þam togyder and chesez his sonne or þe next of his blude for to be emperour. And þai say on þis wyse, We wille and we pray and we ordayne þat þou be oure emperour and oure souerayne lorde. And þan he answers and saise, Wille ȝe be obeyaunt vnto my comaundementes in alle thinges þat I bidd ȝow do wiþouten any agaynsaying. And þai say agayne alle wiþ a voice, We wille. And he saise to þaim, Wit ȝe þan þat fra f. 105r heyneforward | my worde salle be of als grete strenth and als scharpe and scherand as my swerde. And þan es he sette apon a blak filtre wiþ þe whilk þai lift him vppe and settez him in his trone and corounes him. And þan alle þe citeez and gude tounes of þat land sendez him presandes. And he schalle hafe at þat tyme three score cartefulles and ma of gold and siluer, wiþouten iowels and gold and precious stanes þat grete lordes giffez him, þe whilk passez mannez estimacioun, and also wiþouten horsz and clathez of gold and cammaca and tartarene wiþouten nowmer.

ÞIS LAND OF CATAY es in Asie þe depe, and it marchez toward þe west apon þe kyngdom of Tarse whareoff ane of þe three kynges

3 *in m.*] grafe of þe Caan 27 als[2]] *followed by* grete *deleted* 37 *in m.*] Tarse

þat soght oure lorde in Bethleem was kyng sumtyme. And alle þa þat er commen of his lynage er cristen. In þe land of Tarse þai ete neuermare na flesch ne drinkez na wyne.

On þis \`syde´ þat rewme towardes þe west es þe land of Turquesten, and it lastez toward þe west vnto þe kyngdom of Persy and toward þe north vnto þe kyngdom of Corasme. In þe cuntree of Turquesten er bot few citeez, and þe best citee þeroff es called Eccozar. þare er large pastures and mykille bot þer es bot lytille corne, and þerfore þe comouns of þat land er alle hird men and lyez þeroute in logez and drinkez a maner of drink made of water and hony.

On þis syde þat land es þe land of Corasme, þe whilk es a plentifous cuntree and a gude bot þer es na wyne. And it | hase on þe f. 105^{v} este syde a grete deserte þat lastes mare þan c. day iourneez. þe best citee of þat land es called Corasme and after it es þe land called. Folk of þat cuntree er gude werrayours and riȝt hardy.

On þis syde es þe land of Comany, oute of þe whilk ware putte a folk þat er in Grece and er called Comany. And it es ane of þe grete kyngdomes of þe werld, bot it es noȝt alle inhabit for in a place of þat land it \`is´ so calde and in anoþer party so hate þat þare may na man dwelle in þam. And þer es so grete plentee of fliez in þat land þat men wate neuer whare þai may turne þam. In þat land also er bot few treesse berand fruyt. And in þat land men liggez in tentes and in loogez, and driez bestez dung and brynnez for defaute of fewaile. þis land comez dounward toward Pruys and Ruscy. And thurgh þis land rynnez þe riuer of Ethille, whilk es ane of þe grete riuers of þe werld. And it es sumtyme of þe ȝere so hard frosen þat men fyghtes þerapon in grete b[at]ailes on horsez and on fote ma þan c^{m}. at anes.

And a lytille fra þat ryuer es þe grete see Occean þat þai calle Maure, and betwene þaim twa liggez þe maste parte of þe land of Corasme. And toward þe heued of þat land es þe mount Caspye. And betwene þat mount and þe grete [see] of Maure es a strayte way and straite passage to ga toward Inde. And þerfore kyng Alysaundre gert make þare a citee þat was called Alysaundre to kepe þe cuntree þat na man schuld passe þare bot if he had leue. Bot now es | þat f. 106^{r} citee called Porte de Fer. þe principalle citee of Comany es called Sarak or Sarachy.

4 syde] *above line* 7 *in m.*] Turquesten 8 mykille] *followed by* and grete plentee *deleted* 12 *in m.*] Corasme 17 *in m.*] Comany 18 in] *followed by* germany *deleted* 20 is] *above line* so] *followed by* habit *deleted* 28 batailes] bailes 31 *in m.*] Caspy 32 see] *om.*

And þis es ane of þe ways to ga into Inde. Bot by þis way may noȝt many men ga bot if it be in wynter. And þis passage es called Berbent. Anoþer way þer es for to ga fra þe land of Turquesten thurgh Persy, bot in þat way schalle men ga many iourneez thurgh wildernesse. Þe thridd way es to ga fra Comany by þe grete see Occean and thurgh þe kyngdom of Abcaz. And ȝe schalle vnderstand þat alle þise kyngdomes and landes vnto Pruysse and Ruscy er halden of þe Grete Caan of Catay, and many oþer þat marchez on þam. And þerfore he es a grete lord of myȝt and of landes.

[CHAPTER 20 ÞE LONDE OF PERSE]

HERE HAFE I TALDE ȜOW of landes and kyngdoms toward þe north to comme doune fra þe land of Catay vnto þe landes of Pruysse and Ruscy whare cristen men dwellez, and now wille I telle ȝow of oþer landes and kyngdomes in commyng doune fra Catay to þe see of Grece toward cristen land on þe toþer syde. And for als mykille as next þe Grete Caan of Catay and Prestre Iohan þe emperoure of Inde, þe emperour of Perse es þe grettest lorde, þerfore I wille first speke of him and of his kyngdom.

And ȝe schalle vnderstand þat he has twa kyngdomes, of whilk ane begynnez estward at þe kyngdom of Turquesten and it lastez westward to þe ryuer of Phison, þe whilk es ane of þe foure fludez þat commez oute of paradyse. And toward þe north it lastez to þe see (f. 106v) of Caspye | and southward it lastez to þe desertes of Inde. And þis land es gude and plentifous and mykille folk þerin and many citeez. Bot twa principalle citeez of þat land er called Bactria and Seormegraunt. Þe tother kyngdome lastez fra þe ryuer of Phisoun toward þe west vnto þe land of Medy and Ermony þe mare, and toward þe north vnto þe see of Caspy, and southward to þe land of Inde. And þis es a plentifous cuntree and a gude. And þaire er þarin three principalle citeez, þat es to say Nessabon, Saphaon, and Sarmassane.

And þan es þe land of Ermony, þe whilk was sumtyme diuided in foure kyngdomes. Þis es a grete land and a plentifous and gude. And it begynnes at Perse and lastez toward þe west on lenth vnto þe land of Turky, and on brede it lastez fra þe citee of Alisaundre þat now es

3 fra] *above* thurgh *deleted* 4 thurgh] *preceded by abbreviated* and *deleted*
12 *in m.*] þe emperour of Perse 22 þe[1]] *followed by* see of Caspy *deleted*
31 *in m.*] Ermony

called Porte de Fer vnto þe land of Medy. In þis land of Ermony er many faire citeez bot Taurisius es maste of name.

þAN ES þE LAND of Medie, þe whilk es riȝt lang bot noȝt fulle brade. And it begynnez estward at þe land of Perse and Inde þe lesse, and lastez westward to þe kyngdom of Caldee, and northward to lytille Ermony. In þis land of Medy er many grete hilles and lytille playne. And þare dwellez Sarzenes and anoþer maner of folk þat men callez Cordynes. þe principalle citeez of þat land er called Seras and Kermen.

And þan next es þe kyngdom of Georgy, þe whilk begynnez estward at a grete hille þat es called | Abior. In þis land dwellez many f. 107[r] diuerse naciouns, and þis land es called Halamo. And it lastez vnto Turky and to þe grete see, and southeward it marchez apon Ermony þe mare. In þis land er twa cuntreez. þe tane es called Georgy and þe toþer Abcaz. And ayther of þam has a kyng, and bathe er þai cristen, bot þe kyng of Georgee es vnder þe subieccioun of þe Grete Caan. Bot þe kyng of Abcaz es subiette tille na man, for his land es riȝt strang of þe self and þerfore he defendez him wele agayne alle men.

In þis land of Abcaz es a grete meruaile. For þare es a cuntree þe whilk es nere three day iourneez vmgang, and it es called Hamsoun. And þat cuntree es couerd alle ouer wiþ mirknesse, so þat men þat er wiþouten may see `na´ thing þerin, and þer dare na man ga into þat cuntree for þe mirknesse. And neuerþeles men þat dwellez in þe cuntree nere aboute `it´ saise þat þai may sumtyme here þerin þe voice of men and horsez nye and cokkes crawe, and þareby wate þai wele þat sum maner of men dwellez þare bot þai wate noȝt whatkyn men þai er.

And þai say alsso þat þis mirknesse come thurgh myracle of Godd þat he schewed þare for cristen men, and þat fynd þai writen in alde storyes amanges oþer wonders and meruailes. For þare was sumtyme a wikked tiraunt þat was emperour of þe land of Perse and he was called Taures. þis emperoure persued cristen men in his tyme, alle þat ware wiþin his empyre, and he went aboute ferre and nere wiþ a grete oste for to destruy þam or elles to gerre þam make sa|crifice to f. 107[v] his mawmetz. And `in þat cuntree´ dwelled many cristen men þe whilk forsuke alle þaire gudes and þaire ricchesse and fledd bycause

3 *in m.*] Medy 12 and[1]] and/and 14 *in m.*] Georgy 15 *in m.*] Abcaz 19 *in m.*] Mirke land 22 na[1]] *above line over* any *deleted* 24 it] *above line before* þam *deleted* 35 in þat cuntree] *above line*

of þe persecucioun of þat tiraunt and wald hafe gane into Grece. And when þai ware alle gadred samen in a faire playne, þe whilk es called Megon, þe emperour þat was warned of þaire fleyng lay before þam wiþ his oste for to falle apon þam and sla þam. And when þe cristen men sawe þam come to þamwardes þai ware ri3t ferde and þai sette þam alle apon þaire kneesse and besoght Godd to helpe þam and saue þam fra þaire enmys. And alssone come a thikke mirknesse and vmbelapped þe emperour and alle his oste so þat þai my3t nower go away, and so dwelle þai 3et in þat mirknesse and euermare schalle. And þe cristen men went whare þai wald. And þerfore may þai say wiþ þe prophete Dauid on þis wyse, *A domino factum est istud et est mirabile in oculis nostris*, þat es to say, Of oure lorde es þis done and it es wonderfulle in oure sight.

And methink þat þis miracle and swilke oþer schuld stirre cristen men to be mare deuote ynentez Godd þan þai er now on days, for wiþouten doute ware ne þer ware so mykille wikkednes and syne amanges cristen men þai schuld be lordes of alle þe werld and soueraynes. For Godd es euermare redy for to succoure and helpe his lele seruandes þat seruez him duely wiþ a clene hert so þat he wille send þam þe ouerhand of þaire enmys, as þe prophete saise,
f. 108r *Quomodo persequebatur vnus | mille et duo fugerent decem milia*, þat es to say, Ane of þi trewe seruandes pursued a thowsand mescreaunce and twa chaced x^{m}. And Dauid saise on þis wyse, On þine a syde salle falle a thowsand and on þine oþer syde x^{m}. And how þis may be he tellez efterward in haly wrytte, *Quia manus domini fecit hec*, þat es to say, For þe myght of oure lorde Godd duse alle þis. And þus it may appertely be proued þat and we wille be gude men oure enmys may `no3t´ agaynestand vs.

Oute of þis land commez a riuer þat by certayne taknez schewez þat men dwellez þerin. Neuerþeles þare dare na man come þerin.

And 3e schalle vnderstand þat in þir forsaid rewmes of Georgy and Abcaz and of Ermony þe lesse er dwelland gude cristen men and deuote. For þai schryue þam ilke a woke and er howseld, and sum of þam er schryuen and howseld ilke a day. And in þis þai schewe mare deuocioun þan we do þat er vnnethez anez in a 3ere schryfen and howseld.

NEXT ÞIS LAND es þe rewme of Turky, þe whilk marchez apon Grete Ermony. And þarein er many cuntreez, as Lycony, Saure,

28 no3t] *in m.* agaynestand] stand agayne *marked for reversal* 37 *in m.*] Turky

Capadoce, Bryke, Quificioun, Pytan, and Geneth. In ilk ane of þir cuntrees er many citeez faire and gude. Þis land of Turky lastez to þe citee of Sakara þe whilke standes apon þe Grekez see, and also it marchez apon Surry þe whilke es a grete cuntree and a gude, as I talde ȝow before.

Also amanges þir forsaid landes | toward Inde es þe land of Caldee, f. 108v
þe whilk lastez fra þe hilles of Caldee estward vnto þe citee of Niniue þat standez apon þe riuer of Tygre on lenth, and on brede it begynnez northward at þe citee of Maraga and lastez southward to þe grete see Occian. Þe land of Caldee es a playne cuntree and þare er bot few riuers þerin.

And next þe land of Caldee es þe land of Mesopotamy, þe whilk begynnez estward at þe riuer of Tygre at a citee þat men callez Moselle, and it lastez westward to þe riuer of Eufrates at a citee þat men callez Rochays, and on brede it lastez fra þe mountez of Ermony vnto þe desertez of Inde þe lesse. And it es a playne cuntree and a gude and plentifous and few riuers þerin. And twa hie mountaynez er þerin, of whilk þe tane es called Symar and þe toþer Lyson. And it marchez to þe land of Caldee.

And ȝe schalle vnderstand þat Ethiopie marchez estward to þe grete deserte, westward to þe land of Numidy, southward to Mauritane, and northward to þe Reed See. And Mauritane lastez fra þe hilles of Ethiopie vnto Liby þe hye, and it liggez on lenth endlang þe grete see Occeane southward, and northward it marchez apon Numidy and Liby þe hie. In Numidy dwellez cristen men. And it marchez apon þir forsaid landez and to þe deserte of Egipte, of whilk I spak before. And þan es Liby þe hie and þe lawe, þe whilk commez doune toward þe Spaynisch see, in þe whilk cuntree er |
many diuerse folk and diuerse naciouns. f. 109r

[CHAPTER 21 ÞE LOND OF CALDILHE]

HERE HAFE I TALDE ȜOW of many cuntreez þat er on þis syde of þe grete kyngdom of Catay, of þe whilk many er obeischaunt to þe Grete Caan. And now wille I telle ȝow of landes and cuntreez and iles þat er beȝond þe land of Cathay.

8 apon] apon apon 12 *in m.*] Mesopotamy 20 *in m.*] Ethiope 22 *in m.*] Mauritane 23 hye] *followed by* and þe lawe *deleted* 25 *in m.*] Numidy 27 *in m.*] Liby

And þarfore he þat wille ga fra Cathay til Inde þe lesse and þe mare he schalle thurgh a kyngdom þat es called Cadhilhe, þe whilk es a grete land. And þare growez a maner of fruyte grete as gourdes. And when it es rype þai open it and fyndez þerin a beste wiþ flesch and blude and bane, and it es lyke to a lytille lambe wiþouten wolle. And men of þat cuntree etez þat beste and þe fruyte also. And þat es a grete meruaile.

Neuerþeles I said þam þat methoght it na grete meruaile, for in my cuntree I said þam ware treesse berand a fruyte þat becommez briddez flyand, þe whilk men callez *bernakes* and þer es gude mete of þam, and þase þat fallez in þe water liffez and fliez furth and þase þat fallez on þe land dyez. And when I had talde þam þis þai meruailed þam gretely þeroff.

In þis land also er grete appils of noble smelle and noble sauour, and men may fynd of þam on a clustre c. and ma and þe lefez of þe treez er twa fote lang and sum langre. And in þat cuntree er treesse berand garioflez and nutemugez and grete nuttez of Inde and oþer diuerse spiceriez. And þare er vynes þat beres so grete bobbes of
f. 109v grapez þat a wyght man may vnnethez bere | ane of þam.

IN þIS SAME LAND er þe hillez of Caspy whilk men callez Vber. And amang þase hilles er þe Iewes of þe ten kynredens enclosed whilk men callez Gog and Magog, and þai may come oute at na syde. For kyng Alysaundre chaced þam þider for he wend to hafe enclosed þam þare thurgh wirking of man. And when he sawe þat he myght noȝt he praid to Godd þat he wald fulfille þat he had begon. And if alle he ware a haythen man Godd of his specialle grace herd his praier and closed þe hilles samen, þe whilk er so grete and so heghe þat na man may passe þam. And on þe toþer syde es þe see of Caspye, bot on þat syde may þai noȝt wynne oute for þis cause. For þat see commez vp oute of þe erthe vnder þe forsaid hillez and rynne[z] on þe ta syde þe cuntree thurgh a grete deserte and fra þeine it lastez to þe land of Perse. And if alle it be called a see neuerþeles it es nane bot it es a lake, þe grettest in þe werld. And if alle þe folk þat er enclosed þare myght and þai wald passe ouer þat see by schippe, neuerþelatter þai wate noȝt whare þai myght aryfe and also þai schuld noȝt vnderstand þer langage.

And ȝe schalle vnderstand þat þe Iewes has now na land of þaire

2 *in m.*] Caldilhe 3 *in m.*] Meruaile of fruyte 14 *in m.*] Appels 17 *in m.*] gariofles 18 *in m.*] grete grapez 22 *in m.*] Gog and Magog 31 rynnez] rynne

awen to dwelle in in alle þe werld bot anely amang þir hilles. And ȝit þai pay tribute þarfore to þe quene of Amazoun , and scho gers þase forsaid hilles wonder wele be keped þat þai passe noȝt oute | ouer f. 110r þam to þaire awen cuntree, þe whilk marchez apon þase hillez. And noȝt forþi sumtyme it happens þat sum of þam clymbez ouer þase hilles and gase oute, bot þare may na grete nowmer of þam clymbe ouer þam togyder bycause of þe grete height of þam and þe ille clymbyng.

And þare `es´ nan oþer passage oute bot at a narowe stie þe whilk was made thurgh sleight and wirking of men. And þat passage es bot foure myle lang and þan es þare a grete deserte whare men may fynd na water ne na dwellyng for men bycause of dragouns and nedders and oþer venymous bestez, so þat na man may passe þare away bot if it be in þe wynter. And þis strayte passage calle þai þare Clyrem, and þe qwene of Amazoun gers kepe it wele, as I said before. And if it hapne þat any of þam passe oute þai can speke na langage bot Ebrew ne þai noȝt speke wiþ oþer men when þai come amang þam.

And men in þe cuntree þare nere saise þat in þe tyme of Antecriste þir Iewes schalle come oute and do mykille harme to cristen men. And þerfore alle þe Iewes þat dwellez in diuerse partys of þe werld lerez for to speke Hebrew for þai trowe þat þir Iewes þat er enclosed amanges þe hilles schalle come oute and schalle knawe þam by þaire speche þat þai er Iews as þai er. And þan schalle þai lede þam into cristendom for to destruy cristen men. For þir Iews saise þai knawe by þaire prophecys þat þe Iews þat er closed amanges þe hilles salle comme oute and cristen man schalle be vnder þaim as þai hafe bene vnder cristen men.

And if ȝe wille wit | how þai schalle fynd a place for to wynne oute f. 110r at, I schalle telle ȝowe after þat I hafe herd say beforetymes. In þe tyme of Antecriste a foxe schal make his den in þe same place whare kyng Alysaundre gert make þe ȝates of þase hillez when he enclosed þis forsaid folk. And so lang salle þis fox wirk in þe erthe þat at þe last he schalle come oute amang þis folk. And when þai see him þai schalle hafe grete meruaile of him for þai sawe neuer are na swilke beste. Neuerþeles þai hafe alle maner of oþer bestez owttaken þe fox amanges þam. And þai salle hafe so grete meruaile of þis fox þat þai salle chace him hider and þider, and so lang salle þai pursue him þat at þe last þai schalle dryfe him to þe hole whare he come oute. And þan schalle þai grafe after him so lang vnto þai come to þe ȝates þat

9 es] *above line*

Alysaundre gert stoppe wiþ grete stanes and syment, and þai schalle breke þise ȝatez and so salle þai fynd þe passage oute.

FRA þIS LAND men salle ga to þe land of Bachary whare er many wikked man and felle. In þis land er treesse þat berez wolle as it ware of schepe, of whilke þai make clathe. In þis land also er many ypotams þat dwellez sumtyme apon land and sumtyme on þe water, and þai er half man and halfe hors, and þai ete men whare so þai may get þam, na mete gladlier.

And in þat land er many griffouns ma þan in any cuntree elles. And sum men saise þat þai hafe þe schappe of ane egle before and
f. 111r behind þe schappe of a | lyoun, and sikerly þai say sothe. Neuerleþes þe griffoun es mare and stranger þan viii. lyouns of þise cuntreez and grettere and stalworthere þan a hundreth egles, for certaynely he wille bere til his nest flyand a grete hors and a man apon him or twa oxen ȝoked togyder as þai ga samen at þe plogh. For he has nailes apon his fete als grete and als lang as þai ware oxen hornes bot þai er wonder scharpe. And of þase nailez men makez coppez for to drink off as we do of þe hornes of bugles, and of þe bakkes of his fethers þai make strang bowes for to schote wiþ.

[CHAPTER 22 þE LOND OF PRESTRE IOON]

FRA þIS LAND of Bachary men gase many day iourneez to þe land of Prestre Iohan þat es emperour of Inde, and his land es called þe ile of Pentoxere. This emperour Prestre Iohan has many diuerse cuntreez vnder his empire in þe whilk er many noble citeez and faire tounes and many iles grete and large, for þis land of Inde es departed in iles bycause of þe grete fludez þat commez oute of paradys and rynnez thurgh his land and departez it. And also in þe see he has many grete iles. þe principal `citee´ of þe ile of Pentoxore es called Nise, and þare es þe emperour see and þerfore `it´ es a noble citee and a riche.

Prestre Iohan has vnder him many kynges and many diuerse folk, and his land es gude and riche bot noȝt so riche as þe land of þe Grete Caan of Cathay, for marchands commez noȝt so mykille to þat

4 *in m.*] treez berand wolle 6 *in m.*] ypotams 9 *in m.*] griffouns 23 *in m.*] Prestre Iohan 29 citee] *above line* 30 it] *above line*

land as to þe land of Cathay for it ware to lang way. And also mar|chandes may fynd in þe ile of Cathay alle þat [þai] hafe nede off, f. 111v as spicery, clathes of gold, and oþer riche thinges. And þai lette also for to ga þider bycause of lang way and grete periles in þe see. For þer er in many placez in þe see grete roches of þe stane þat es called adamaunt, þe whilk of his awen kynde drawez to him yrne, and for þer schuld passe na schippes þat had nayles of yrne þare away bycause of þe forsaid stane, for he schuld drawe þam tille him, þerfore þai dare noȝt wende þider. Þe schippes of þat cuntree es alle made of wode and nane yrne.

I was ane tyme in þat see and I sawe as it had bene ane ile of treesse and bruschez growand. And þe schippemen talde me þat alle þat was of grete schippes þat þe roche of þe adamand had gert dwelle þare and of diuerse thinges þat ware in þe schippez ware þase treesse and þase brusches sprungen. And for þir perils and swilke oþer and also for þe lang way þai wende to Cathay. And ȝit Cathay es noȝt so nere þat ne þaim behoues fra Venice or fra Ieen or oþer placez of Lumbardy be in trauaillyng by see and by land xi. monethes or xii. are þai may wynne to þe land of Catay. And ȝit es þe land of Prestre Iohan mykille ferrer by many a day iournee.

And marchandes þat wendez þider wendez thurgh þe land of Perse and commez to a citee þat men callez Hermes, for a philosophre þat men called Hermes foundid it. And þan þai passe ane arme of þe see and commez to anoþer citee þat es called Seboth | or Colach, and þare fynd þai alle maner of marchandyse and papeiays f. 112r als grete plentee as es in oure cuntree of larkes. In þis cuntree er lytille qwheet or barly and þerfore þai ete milet and rysz, hony, and milk and chese, and oþer maner of fruytes. And fra þeine may marchandes passe suerly ynogh if þam list.

In þat land er many papeiais þe whilk þai calle in þaire langage *psitakes*. And þai speke of þaire awen kynde als properly as a man, and þase þat spekez wele hase lang tunges and large and apon ayther fote fyfe taas, and þai þat spekez noȝt or elles lytille hase bot three taas.

ÞIS ILK REALLE KYNG Prestre Iohan and þe Grete Caan of Tartary er euermare alyed togyder thurgh mariage for ayther of þam weddez oþer doghter or oþer sister. In þe land of Prestre Iohan er grete plentee of preciouse stanes of diuerse kyndez, sum of þam so

2 þai] *om.* 30 *in m.*] Papeiay

grete and so large þat þai make of þam vesselle as dischez, dublers, coppes, and many oþer thinges þat lang ware to telle.

Now wille I speke of sum of þe principalle iles of Prestre Iohan land and of þe realtee of his state and what lawe and belefe he and his pople haldez. Þis emperour Prestre Iohan es a cristen man and þe maste party of his land also if alle it be so þat þai hafe noȝt alle þe articles of oure beleue so clerely as we hafe. Noȝt forþi þai trowe in Godd, fader and sone and haly gaste. And fulle deuote men þai er f. 112v and trewe ilk ane til oþer, and þare es nowþer wiþ þam fraude | ne gyle. Þis emperour hase vnder his subieccioun lxxii. prouinces, and in ilk ane of [þam] es a kyng. And þase kynges hase oþer kynges vnder þaim, and alle er þai tributaries to þe emperour Prestre Iohan.

In þe land of Prestre Iohan er many meruailes. Bot amanges oþer þare es a grete see alle of grauelle and sande and na drope of water þerin. And it ebbez and flowes as þe grete see duse in oþer cuntreez wiþ grete wawes and neuermare standez stille wiþouten mouyng. Þat see may na man passe nowþer by schippe ne oþerwyse, and þerfore it es vnknawen tille any man whatkyn land or cuntree es on þe toþer syde of þat see. And þof þer be na water in þat see neuerþeles þare es grete plentee of gude fischez taken by þe see bankes, and þai er riȝt sauoury in þe mouth, bot þai er of oþer schappe þan fischez er of oþer waters. I Iohan Maundeuille ete of þam, and þarfore trowez it for sikerly it es soth.

AND THREE DAY IOURNEȜ fra þat see er grete hilles oute of þe whilk commez a grete riuer þat commez fra paradise. And it es fulle of preciouse stanes and na drope of water, and it rynnez wiþ grete wawes thurgh wildernesse into þe grauelly see and þan er þai na mare sene. And þis riuer rynnez ilke woke three days so fast þat na man dare come þarin, bot alle þe oþer days may men gang into it when þai wille and gader of þe precious stanes.

And byȝond þat riuer toward þe wildernesse es a grete playne amanges hilles alle sandy and grauelly, in þe whilk playne er treesse f. 113r as it semez þe whilk at þe sone rysinge begynnez | to growe and a fruyte to spring oute of þam. And þai growe so vnto it be midday and þan begynne þai to dwyne and turne agayne into þe erthe so þat by þe sone be sette þer es na thing sene of þam, and þus þai fare ilke a day. Bot of þis fruyt dare na man ete ne negh it for it semez as it

11 þam] *om.* 14 *in m.*] Grauelly see 25 *in m.*] riuere grauelly 31 *in m.*] meruaile

ware a fantom and a dessayuable thing to þe sight. And þis es halden a meruailous thing and so it may wele.

And in þe forsaid wildernes er many wylde men wiþ hornes apon þaire heueds, and þai dwelle in wodes as bestez and spekez noȝt bot gruntils as swyne duse. Also in sum wodes of þat land er wylde hundes þat neuer wille come to man mare þan foxez wille do in þis cuntree.

And þare er fewles also spekand of þaire awen kynde, and þai wille hails men þat come thurgh þe desertez spekand als openly as þai ware men. Þir fewles hase large tungez and on ayther of þaire fete v. nayles. And þare er oþer þat has bot three nayles on ayther fote, and þai speke noȝt so wele ne so openly. Þir fewles calle þai þare *psitakes*, as I said before.

ÞIS ILKE GRETE KYNG and emperour Prestre Iohan when he wendez to bataile agaynes his enmys he hase na banere borne before him bot in steed of baner þare er borne before him three crosses of fyne gold, þe whilk er grete and hie and wele dyght wiþ preciouse stanes. And to þe kepyng of ilke a crosse er ordaynd and assigned x^{m}. men of armes and ma þan a hundreth thousand men on fote on þe same maner as men kepez a baner or a standard in bataile in oþer placez. And þis nowmer of men | es alleway assigned to þe keping of (f. 113v) þe forsaid crossez ay when þe emperour wendez to bataile wiþouten þe principalle oste and wiþouten certayne lordes and þaire men þat er ordaynd for to be in his awen bataile, and also wiþouten certayne scales þat er ordaynd for forraying.

And when he rydes in tyme of peesse wiþ his priue menȝee þar es borne before him a crosse of tree wiþouten gold or paynture or precious stanes in remembraunce of Cristez passioun þat he sufferd on a crosse of tree. Also he hase borne before him a plate of gold fulle of erthe in taken þat for alle his grete noblay and his lordschepe he come fra erthe and intille erthe salle he turne. And þer es borne before him anoþer vesselle fulle of gold and of iowailes and precious stanes as rubies, dyamaundes, saphires, emeraudes, topazes, crisolites, and oþer many in taknyng of his grete noblay, lordschepe, and myght.

3 *in m.*] men wiþ hornes   5–6 *in m.*] wilde hundes   8 *in m.*] fewles spekand
14 *in m.*] Ryding of Prestre Iohan

[CHAPTER 23 ARAY OF ÞE COURT OF PRESTRE IOON]

NOW WILLE I TELLE ȜOW þe aray of Prestre Iohanes palays, þe whilk es comounly at þe citee of Suse, and þat palays es so riche, so delitable, and so noble þat it es wonder to telle. For abouen þe principalle toure er twa pomelles of gold and in ayther of þaim er twa charbuncles grete and faire, þe whilk schynez riȝt clere apon þe nyght. And þe principalle ȝates of þe palays er of precious stanes þat men calles sardones, and þe barrez of þam er of euour. And þe wyndows of þe halle and þe chaumbres er of cristalle. And alle þe tables on whilk þai ete er of emeraudes, amatistes, and sum of gold sett fulle of precious stanes, and þe pilers þat beres þe tablez er of þe |
f. 114r same maner of precious stanes.

And þe grecez on whilk þe emperour gase vp this trone whare he sittez at þe mete er ane of oniche, anoþer of cristalle, anoþer of iaspre, anoþer of amatist, anoþer of sardone, anoþer of coralle, and þe hiest gree whareon he settez his fete at þe mete es of crisolytez. And alle þir greez er bordurde wiþ fyne gold frette fulle of perle and oþer precious stanes aboute þe sydes and þe endez. And þe sydes of his trone er of smaragdes bordured wiþ fyne gold sett fulle of precious stanes.

Þe pileres in his chaumbre er of fyne gold sett fulle of precious stanes, of whilk many er charbuncles þat giffez grete light on nyghtez. And ȝit neuerþelatter he hase ilk a nyght brynnand in his chaumbre xii. vesselle of cristalle fulle of bawme to giffe gude smelle and swete and to dryfe away wikked aere.

And þe fourme of his bedd es alle of saphires wele bunden wiþ gold for to make him to slepe wele and for to destruy lichery, for he wille noght lye by his wyfez bot at foure certayne tymez in þe ȝere and þan alle anely for to gete childre.

ÞIS EMPEROUR hase also anoþer palays riche and noble in þe citee of Nise, and þare he suggeournes when him list, bot þe aer es noȝt so gude þare ne so halesom as it es at Suse. Thurghoute alle þe land of Prestre Iohan þai ete bot anez on þe day as þai do in þe courte of þe Grete Caan.

And ȝe schalle vnderstand þat Prestre Iohan hase ilk a day in his

27 *in m.*] Bedd of Prestre Iohan 31 *in m.*] Anoþer palays

courte etand ma þan xxx^{m}. of folke wiþouten commers and gangeres, bot nowþer | xxx^{m}. þare ne in þe courte of þe Grete Caan spendez so mykille mete on a day as xii^{m}. in oure cuntree. þis emperour hase also euermare vii. kyngez in his courte for to serue him, and when þai hafe serued him a moneth þai wende hame and oþer vii. kynges commez and seruez anoþer moneth. And wiþ þa kinges seruez alleway lxxii. dukes and ccclx. erles and many oþer lordez and knyghtes. And ilke a day þare etez in his courte xii. erchebischopes and xx. bischopes. f. 114^{v}

And þe patriarch of sayn Thomas es þare as it ware pape. Alle ersbischopes and bischopes and abbotes þare er kyngez and grete lordes of fee. And ilk ane of þam hase sum office in þe emperour courte, for a kyng es porter, anoþer hawler, anoþer chaumberlayne, anoþer steward of howshalde, anoþer buteler, anoþer sewer, anoþer marschalle, and so furth of alle oþer officez þat langes tille his courte. And þerfore es he fulle richely serued and wirschipfully.

His land lastez on brede foure monethes iournez, and on lenth it es wiþouten mesure. Trowez alle þis for sikerly I sawe it wiþ myne eghen and mykille mare þan I hafe talde ȝow. For my felaws and I ware dwelland wiþ him in his courte a lang tyme and saw alle þis þat I hafe talde ȝow and mykille mare þan I hafe layser for to telle.

BESYDE ÞE ILE of Pentoxore þe whilke es Prestre Iohanez es anoþer ile bathe lang and brade þe whilk es called Mulstorak, and it es vnder þe lordschepe of Prestre Iohan. In þis ile es grete plentee of alle maner of gudes and ricchesse. And in þat | land was sumtyme a riche man þat was called Catolonabes and he was a grete man and a wonder wyly. And he had a faire castelle and a strang standand apon a hille and he gert make aboute it strang wallez and hie. And wiþin þase wallez he gert make a faire gardyn and plant þerin alle maner of treez berand diuerse fruytz. He gert plant þerin also alle maner of erbez of gude smelle and þat bare faire floures. þare ware also in þat gardyne many faire welles and besyde þaim ware many faire halles and chaumbres paynted wiþ gold and azure wele and curiousely wiþ diuerse storys and wiþ diuerse maners of briddes, þe whilk semed as þai sang and turned by engyne as þai had bene alle quikke. He putte also in þat gardyne alle maner of fewles þat he myght get and alle maner of bestez þat he myght fynd to make a man solace and disporte. f. 115^{r}

10 pape] *erased* 23 *in m.*] Mulstorak 26 *in m.*] Catolonabes
32 chaumbres] *followed by* wiþ *deleted*

And he putte also into þat gardyne faire damysellez wiþin þe elde of xv. ȝere, þe fairest þat he myȝt fynd, and knafe childre of þe same elde. And þai ware alle cledd in clathes of gold, and þase he said ware aungelles. Also he gert make in þe forsaid gardyn three faire welles of precious stanes, closed aboute wiþ iasper and cristalle wele bunden wiþ gold and precious stanes. And he gert make cundytes vnder þe erthe so þat when he wald ane of þir wellez ran of wyne, anoþer of mylke, anoþer of hony thurgh þir forsaid cundytes. And þis place called he paradys.

And when any ȝung bachelere of þe cuntree come to him he ledd him into þis paradys and schewed him alle þise forsaid thingez. And f. 115v he had diuerse mynstralles | priuely in hye toure þat þai myght noȝt be \`sene´ playand on diuerse instrumentez of music. And he said þat þai ware Goddes aungelles, and þat þat was paradys þat Godd graunted to þase þat he lufes sayand on þis wyse, *Dabo vobis terram fluentem lac et mel*, þat es to say, I salle giffe to ȝow land flowande mylke and hony.

And þan þis ryche man gafe to þise men a maner of drinke of whilke þai ware drunken alssone, and þan þai ware mare blinded þan þai ware before and wend þai had bene in fulle blisse. And he said þam þat if þai wald putte þaim in iuperdy of deed for his sake, when þai ware deed þai schuld come into his paradys and þat þai schuld euermare be of þe elde of þe forsaid damyselles and þai schuld euermare dwelle wiþ þam and haue lyking and dalyaunce of þam and euermare be maydens, and after a certayne tyme he schuld putte þam in a fairer paradys whare þai schuld see Godd in his maiestee and in his blisse and ioy.

And þan þai graunted at do alle þat he wald bidd þam do. And þan he bad þam ga to swilk a place and sla swilke a lorde or man of þe cuntree whilk was his enmy, and þat þai schuld hafe na drede, for if þai ware deed þai schuld be putte into þat paradys. And þus gert he sla many lordes of þe cuntree. And also many of þise men ware slaen in hope to hafe þis paradys þat he hight þam. And þus he venged him on his enmys thurgh þis dessayte.

And when lordes and riche men of þe cuntree parsayued þis f. 116r malice | and wyle of him þis Catolonabes, þai gadred þam togyder and assailed þis castelle and slew Catolonabes and destruyd alle his ricchesse and faire thinges þat ware in his paradys and kest doune his

13 sene] *above line*

castelle. And ȝit er þe welles þare and sum other thinges bot na ricchesse. It es noȝt lang sen it was destruyd.

A LYTILLE FRA þAT PLACE toward þe water of Phison es a grete meruaile. For þare es a vale betwene twa hilles þat es foure myle lang, and sum men callez it þe vale of enchaunting, sum þe vale of deuilles, and sum þe vale perillous. In þis vale er oft tymes herd many tempestes and voices vggly and hidous bathe on nyghtes and on days. And sumtyme þer es herd noyse as it ware of trumppes and tawburnez and of nakers as it ware at festez of grete lordez. þis vale es fulle of deuilles and alleway hase bene, and men saise in þat cuntree þat þare es ane entree to helle.

In þis vale es mykille gold and siluer. And for to gete þeroff þare commez many men bathe cristen and haythen and entres into þat vale. Bot þare commez bot fewe oute agayne, and namely of mescreauntes, for alle þase þat gase þider bycause of couetise er strangled wiþ deuills and fordone. In myddes of þe vale vnder a roche es schewed openly þe heued and þe visage of a deuille riȝt hidous and dredefulle to see, and þer es na thing sene þeroff bot þe heed fra þe schuldres vpward. And þer es na man in þis werld, cristen ne oþer, þat ne he schuld hafe grete | drede to behald it, it es f. 116v
so horrible and so foule. And he behaldez ilke man so scharpely and so felly, and his eghen er so fast stirrand and sprenkland as fyre, and he chaungez so oft his countenaunce, and oute of his mouthe and his neese commez so grete plentee of fyre of diuerse colours wiþ so grete stynk, þat na man may suffere it. Bot alleway gude cristen men þat er stable in þe faith may ga into þat valay wiþouten grete harme if þai be clene schriffen and blisse þam wiþ þe taken of þe crosse, for þan schalle deuils noȝt dere þam. And if alle þai eschape wiþouten harme of body neuerþelesse þai eschape noȝt wiþouten grete drede, for fendez apperez to þam openly and manacez þam and fliez vp and doune in þe aer wiþ grete thunders and leuennynges and hidous tempestez þat mykille drede schalle þai hafe þat þarefurth passez als wele gude man as euille, supposand þat Godd for þaire alde synnes wille parchaunce take wreke on þam and vengeaunce.

My felawes and I when we come nere þat valay and herd speke þeroff, sum of vs kest in oure hertes to putte vs alle halely in þe mercy of Godd to passe thurgh þat valay, and sum forsuke it and said þai wald noȝt putte þam in þat perille. And þare was in oure

4 *in m.*] Valay of fendes

company twa frere meneours of Lumbardy þat said þai wald ga thurgh þat valay if we wald ga wiþ þam. And so thurgh comforth of þaire wordes and þe excitacioun of þaim we schrafe vs clene and herd messe and comound vs and went into þat valay xiiii. felawes samen. Bot at þe commyng oute we ware bot ix. We wist neuere | f. 117r what worthed of þe remenaunt whedir þai ware lost or þai turned agayne, bot we sawe þam na mare. Twa of þam ware Grekez and three ware Spanyols. Oure oþer felawes þat wald noȝt passe þe valay perillous went aboute by anoþer way for to mete vs.

And my felawes and I went thurgh þe valay and sawe many meruailous thingez and gold and siluer and precious stanes and many oþer iowels on ilke a syde vs as vs thoght, bot whedir it ware as it semed or it was bot fantasy I wate noȝt. Bot for þe drede þat we had and also for it schuld noȝt lette oure deuocioun we wald lay hand on na thing þat we sawe, for we ware mare deuote þan þan euer we ware before or efter for ferdenesse of deuils þat appered tille vs in diuerse figures and for þe multitude of deed `men´ bodyes þat lay þare in oure way. For if twa kynges wiþ þaire ostez had foghten togider and þe maste parte of bathe þe sydez had bene slaen, þer schuld `noȝt´ hafe bene so grete noumer of deed bodyes as was þare. And when I sawe so many bodys ligg þare I had grete meruaile because þai ware so hale wiþouten corrupcioun and so fresch as þai had bene euen new deed. Bot I dare noȝt say þat þai ware alle verray bodys þat I sawe in þat valay, bot I trowe þat fendez gert þare seme so many bodys for to fere vs wiþ, for it es noȝt semely þat so grete a multitude of folk schuld verrayly hafe bene deed þare so fresch wiþouten stynk or corrupcioun. And many of þase bodys þat I sawe þare semed in clething of cristen men. Bot I trowe fulle wele þat þai come þider for
f. 117v couetise of gold and oþer iowels | þat er in þat valay or for fals hert myght noȝt bere þe grete drede and fere þat þai had for þe horrible siȝtes þat þai sawe.

And I do ȝow to witte þat we ware oft tymes striken doune to þe erthe wiþ grete hidous blastez of wind and of thouner and oþer tempestez, bot thurgh þe grace of almyghty Godd we passed thurgh þat valay hale and sounde.

BEȜOND ÞAT VALAY es a grete ile whare þe folk þat wonnez þerin er als mykille of stature as þai ware geauntes of xxviii. or xxx. fote lang. Clathez hafe þai nane to were bot skynnez of bestez

17 men] *in m.* 19 noȝt] *in m.*

wharewiþ þai couer þaire bodys. Breed ete þai nane, bot þai ete raw flesh and drinkez mylke for þare es grete plentee of bestez. Housez hafe þai nane to dwelle in. And þai wille gladlyer ete mannez flesch þan any oþer. Þis ile dare na pilgrime come in ne nere it þaire thankes, for if þai see a schippe in þe see wiþ men þerin þai wille wade into þe see for to take þe men to þaire me[te].

And men talde vs þat þare es anoþer ile beȝond þat whare geauntz er mykille mare þan þir, for sum of þam er fyfty fote lang, sum sexty. I had na wille to see þam for þer may na man come into þat ile þat ne he schalle alssone be strangled wiþ þa monstres. In þase iles amang þa geauntz er schepe als mykille as oxen bot þe wolle of þam es grete and sture. Of þir schepe hafe I oft sene. And sum men hase oft tymes sene of þir geauntz take men in þe see and come to land wiþ twa in þe ta hand | and twa in þe toþer etand of þaire flesch rawe. f. 118r

ÞARE ES ANOÞER faire ile and a gude and fulle of folk whare þe maner es swilk þat when a womman es new wedded scho salle noȝt þe first nyght lye wiþ hir husband bot wiþ anoþer ȝung man þat salle assay hir þat nyght and hafe hir maydenhede, takand on þe morue a certayne monee for his trauaile. And þare er ordaynd in ilke a toune certayne ȝung men for to do þat seruise, þe whilk þai calle *gadlibiriens*, þat es to say foles despaired. And þai say þare and affermes for sothe þat it es a fulle perilous thing to take þe maydenhede of a mayden for, as þai say, wha so duse puttez himself in perille of dede. And if þe husband of þe womman fynd hir mayden on þe nyght next suand, for perauenture he þat schuld hafe had hir maydenhede was drunkyn or for any oþer skille did noȝt his deuere to þe womman, þan hir husband salle hafe his actioun agaynes him before þe iusticez of þe land als fortherly as he had bene aboute for to slae him. Bot after þe first nyght þat þase wymmen er so defouled þai er kepid so straitely þat þai schalle noȝt speke ne come in company of þase men.

I asked þam what was þe cause and þe skille þat swilke a custom was vsed þare. And þai talde me þat in alde tyme sum men ware deed in þat cuntree thurgh þe defloracioun of maydens, for þai had wiþin þam nedders þat taanged þe husbands on þe ȝerdez in þe wymmen bodys, and so ware many men slayne, and þerfore vsed þai | þare þat custom to make oþer men to assay þe passage before þai f. 118v putted þamself to þat auenture.

6 mete] men 16 *in m.*] A foule custom 21 *in m.*] Gadlibiriens 25 þat] þat þat 31 in] in come in

ANOÞER ILE þer es southward in þe grete see Occian wharein er wikked wymmen and felle þat in þaire eghen has precious stanes growand. And þai er of swilke a kynde þat if þai luke apon a man wiþ ane irous wille thurgh þe vertu of þa stanes þai sla him wiþ þaire lukyng as þe basilisc duse.

NERE ÞAT ILE es anoþer ile whare wymmen makez mykille sorowe when þaire childer er borne, and mykille ioy when þat þai er deed and callez þaire frendez and makes feste and takez þe deed childe and castez it in a grete fyre and brynnez it. And wymmen also þat luffed þaire husbandez wele, when þai er deed þai putte þamself into þe fire wiþ þaire childer for to brynne. And it es þaire opinioun þare þat on þat wise þai er purged thurgh þe fire so þat na corrupcioun neuer efter salle come of þam, bot purged and clene of alle vice and alkyn deformitee þai salle passe to þaire husbandes in þe toþer werld. Þe cause why þai wepe and makez sorow at þe birth of þaire childer and makez ioy when þai dye es for when þai er borne into þis werld þai come to sorow and to trauaile, and when þai dye þai go to þe ioy of paradys whare riuers er of mylke and hony and plentee of alle maner of gudes and lyf wiþouten sorowe.

In þis ile es euermare þe kyng made by eleccioun. And þai chese
f. 119r no ȝt þe ricchest man ne þe nobilest bot him þat es | best of condiciouns and maste rightwys and trewe þai make þaire kyng. And also þai luke þat he be ane aunciene man and noȝt ȝung of age. In þat ile also es wonder rightwise iuggez, for þai do resoun and trewth to ilke man als wele to pouer as to riche and demez ilke man efter his trespas and noȝt after his state ne his degree. Þe king also may do na man to deed wiþouten þe counsaile and þe ascent of alle his baronage. And if it be so þat þe kyng do a trespasse as sla a man or swilke anoþer notable thing he schalle be deed þerfore. Bot he schalle noȝt be slaen wiþ mannez hand, bot þai schalle forbede þat na man be so hardy to make him company ne speke wiþ him ne come to him ne giffe him mete ne drink. And so for euen pure nede and hunger and thrist and sorow þat he schalle hafe in his hert he schalle dye. Þare es nane spared þat es taken wiþ a trespas, nowþer for ricches ne hie state ne dignite ne for hie blude ne for na maner of gift, þat ne ilke man schalle hafe after his werkes.

BEȜOND ÞIS ILE es anoþer ile in þe see whare es grete plentee of folk. And þai ete neuermare flesch of hares ne of hennes ne of geezsse, and noȝt forþi þai hafe many of þam and bringez vp many of þam alle anely for þaire solace and for þe sight of þam. Bot þai ete flesch of oþer bestez and drinkez mylke. In þis ile þai wedd þaire awen doghter and þer sisters and þer sibbe wymmen and dwellez togyder in a hous ten or twelf or ma. And ilke mannez wyf salle be comoun tille oþer þat | wonnez þare, and ilk ane of þam takez oþer f. 119v wyfez, ane a nyght, anoþer anoþer nyght. And when any of þir wyfes beres a childe it salle be giffen to him þat first lay by hir þat es þe moder, and so es þer nane þat wate wheþer þe childe be his or anoþer mannez. And if a man say to þam þat on þis wise may þai fader anoþer mannez childe, þai answere agayne þat so duse oþer men þaires.

In þat cuntree and thurghoute alle Inde es grete plentee of cocodrilles, and it es a maner of neddere lang of body, as I talde ȝowe before. And on nyghtes it es in waters and on days in þe erthe in creuicez or in craggez, and in wynter ete þai na mete bot liggez as þai ware half deed. þis nedder wille sla men and deuoure þam. And when he etez he mouez þe ouer chaft and noȝt þe neder, and he has na tung.

In þat cuntree þai sawe ilke ȝere a maner of sede and it growez vp in smale bruschez, and of þaim þai gader boumbe in grete quantitee. þare es also a maner of tree þe whilk es so hard and so strang þat if a man brynne it and couer þe coles þeroff wiþ aschez þai wille hald in quikk a twelfmonth and mare. þis tree hase wonder many leefes. And þer er sum treez þat wille nowþer brynne ne rote. þare er also hesils þat berez nuttez as grete as a mannez heued. þare er treez þat berez cotoun, and so es þare in many oþer cuntreez.

And þare er bestez whilk þai calle *orafles*, and in Araby þai calle þam *gyrfauntz*. And it es a faire beste wele dappled, of þe height of a grete stede or hier, and his nekk es xx. | cubites lang, and his crupoun f. 120r and his taile er lyke to a hert. And he may wele ynogh stand on þe erthe and luke ouer a hie hous.

In þat cuntree also er many cameliouns, þe whilk es a lytille beste of þe mykilnes of a raa. And it nowþer etez ne drinkez bot gase alleway wiþ þe mouth open for it liffez wiþ þe aer. And it chaungez oft þe colour in alle maner of colours safe white and reed, for nowe it wille be of a colour and sodaynely of anoþer.

þare er also nedderes wiþ cambez on þaire heeds as it ware a cokk, and þai er of foure fote lang or mare and gase on fete nerehand vprightes. And þai er comounly dwelland in rochez and

2 *in m.*] Ane euille custome 32 *in m.*] Camelious 37 *in m.*] Nedderes

cragges and hillez, and þai er euermare gapand redy for to schote þaire venym.

And þer er also wilde swyne als grete as oxen and dappeld and spotted as it ware founez of daes. And þare er lyouns alle whyte, grete and strang. And þare er also oþer maner of bestez also grete as stedez and þai er called *lonherans*, and sum callez þam *toutez*, and sum *odenthos*. Þai hafe blak heuedes and three hornes euen in þe frunt als scharpe as any swerde, and þe bodys of þam er ȝalow. And þai er wonder cruelle bestez and þai chace and slaez þe olyfaunt.

Þare es also oþer maner of bestez noyand and felle of þe mykilnes of beres and þaire heuedes er lyke bare heueds. Þai hafe sex fete, and on ilk a fote er twa nailes grete and lang and scharpe. And of body þai er lyke vnto beres bot þaire tailes er lyke lyoun tailes.

f. 120v Þare er also ratouns mare þan hundes, and geessez | alle reed outetaken þe heued and þe nekk, þe whilk er blakk, and þai er mykille mare þan oure geezse. Þare er also many oþer maner of bestez in þat cuntree and in cuntreez þareaboute, of whilke it ware to lang to telle alle þe kyndez and þe schappez.

BEȜOND ÞIS ILE es anoþer ile gude and grete and fulle of folk, and þai er gude folk and trewe and of gude faith and gude lyf after þe maner of þaire conuersacioun. And if alle it be swa þat þai er na cristen men noȝt forþi by lawe of kynde þai liffe a commendable lyf and er folk of gude vertuz and fleez alle vicez and synne and malice, and þai kepe wele þe ten commaundementz. For þai er nowþer proude ne couetous ne licherous ne glotouns, and þai do noght to anoþer man bot as þai wald ware done to þaimself. Þai sette noȝt by ricchesse of þis werld ne by hafyng of erthely gudes. Þai make na lesyngs ne sweres nane athes for na thing bot symply saise it es or it es noȝt, for þai say he þat sweres es aboute to begile his neghboure. Þis ile þat þis folk dwellez in es called þe ile of Bragmans, and sum men callez it þe land of fayth. And thurgh þis ile rynnez a grete riuer þe whilk es called Thebe. And generally alle þe men of þat ile and of oþer iles þarby er trewer and rightwiser þan er in oþer cuntreez.

In þis ile er na thefez ne men murthereres ne commoun wymmen ne lyers ne beggers, bot þai er als clene men of conuersacioun and als gude as þai ware men of religioun. And for als mykille as þai er so f. 121r trew folk and so gude þer es | neuermare in þat cuntree nowþer

10 *in m.*] Nota 14 *in m.*] Ratouns *in m.*] Reed geez 22 þai] þaim *last letter erased*

thunner ne leuenyng, haile ne snawe ne oþer tempestez of ille weders, ne hunger ne pestilence ne were ne oþer tribulaciouns commez þare nane amanges þam as duse amanges vs because of oure synne. And þerfore it semez þat Godd luffez þam wele and es wele payd of þaire liffyng and of þaire fayth. Þai trowe in Godd þat made alle thing and him þai wirschepe at alle þaire myght. And alle erthely thingez þai sette at noȝt. And þai liffe `so´ temperately and so soberly in meet and drink þat þai er þe langest liffand folk of þe werld, and many of þaim diez for pure elde wiþouten sekenesse when þe kynde failez.

Qwhen Alysaunder þe conquerour reyned and conquerde alle þe werld, in þat tyme he come by þat ile and sent his lettres to þaim þat dwelled in þat ile and said þat he wald come and destruy þaire land bot if þai wald be vnder his subieccioun as oþer landes ware. And þai wrate lettres agayne tille him in þis maner:

Qwhat thing myght suffice to þat man to wham alle þe werld may noȝt suffice? Þou schalle fynd na thing wiþ vs wharfore þou schuld werray apon vs, for we hafe na ricchesse of þis werld ne nane couetez for to hafe. Alle þe placez of oure land and alle oure gudes mobille and vnmobille er commoun tille ilke man. Alle oure ricches þat we hafe es oure meet and oure drink wharwiþ we sustene oure bodys. Oure tresoure es peesse and accorde and luffe þat es amanges vs. In steed of aray of oure bodys we vse a vile clathe for to couer wiþ oure caytiff carayne. Oure wyfez also er noȝt proudely ne richely arayd | to f. 121v
plesing of oure eghen for we hald swilk enournement grete foly to putte to þe wricched body mare bewtee þan Godd has kyndely giffen it. Oure wyfez couetez na mare bewtee þan kynde has giffen þam. Oure land seruez vs of twa thinges, þat es to say, of oure lyfelade whilk we liffe wiþ and of sepulture when we er deed. And ay to þis tyme hafe we bene in peesse, of þe whilk þou wille now dispoile vs and disherit vs. A kyng we hafe amanges vs noȝt for to do right to any man, for amanges vs na man duse wrang tille oþer, bot alle anely to lere vs to be obedient. Iuggez nedez vs nane to hafe amanges vs for nane of vs duse tille oþer bot as he wald ware done tille him. Forþi fra vs may þou refe na thing bot peesse, þe whilk hase ay vnto þis tyme bene amanges vs.

And when kynge Alysaunder had sene þir lettres and redd þam him thoght in his hert þat it ware grete harme and grete vnmannhede

7 so[1]] *above line* 12 *in m.*] lettres of þe bragmans 14 þai[1]] *followed by* wa *deleted*

to grefe swilk folk or truble þam. And he graunt þam suertee of peesse and bad þat þai schuld continue furth þaire gude maners and vse þaire gude customes wiþouten drede hauyng of him for he schuld noȝt dere þam.

NERE BESYDE ÞAT ILE es anoþer ile þat men callez Oxidrace and anoþer þat es called Gynoscriphe whare for þe maste party þai hald þe maneres of þe Bragmans, liffand innocently in lewtee and in luffe and charitee ilk ane tille oþer, and þai ga euermare naked. Into þir iles come Alysaunder þe conqueror. And fra þe tyme þat he sawe f. 122r þaire conuersacioun and þaire lewtee | and luffe ilk ane tille oþer he said he wald noght grefe þam, bot bad þam `aske´ of him what so þai wald and he schuld graunt þam.

And þai answerd and sayd þat werldly ricchesse wald þai nane asche ne hafe bot alle anely meet and drink wharwiþ þe feble body myght be susteyned. For þe gudez and þe ricches of þis werld, quod þai, er noȝt lastand bot dessayuable. Bot and he myght giffe þam thinges þat ware ay lastand and noȝt dedly þan wald þai thank him mykille.

Þe kyng answerd þam and sayd þat þat myght he noȝt do for he was dedly himself als wele as þai. Qwhareto þan, quod þai, gaders þou þe ricches of þis werld þat er transitory and may noȝt last, bot wheþer þou wille or noȝt þai schalle [leve] þe or elles þou þaim as it has befallen to þaim þat ware before þe. And oute of þis werld schalle þou bere na thing wiþ þe bot naked as þou come hider salle þou passe heyne and þi flesch salle turne agayne to erthe þat þou was made off. And þerfore schuld þou think þat na thing may last euermare bot Godd þat made alle þe werld. And ȝit noȝt hafand reward hereto þou ert so presumptuous and so proude þat riȝt as þou ware Godd þou wald make alle þe werld subiecte vnto þe, and þou knawest noȝt þe terme of þi lyf ne þe day ne þe houre. When Alisaundre had herd þir wordes and swilke oþer he had grete wondre þeroff and was gretely compuncte and went fra þam and did þam na disese.

And if alle it be so þat þise maner of folk hafe noȝt þe articles of f. 122v oure beleue neuerþeles | I trowe þat for þaire gude fayth þat þai hafe of kynde and þaire gude entent Godd luffez þam wele and haldez him wele payd of þaire liffing, as he did of Iob þe whilke was a payen

10 *in m.*] Nota 11 aske] *in m.* 22 *in m.*] Nota 22 leve] *om. with caret mark*

and noȝt forþi his dedez ware acceptable to Godd as of his leel seruandes.

And if alle þare be many diuerse lawes and diuerse sectez in þe werld neuerþeles I trowe þat Godd euermare luffez wele alle þase þat luffez him in sothefastnesse and seruez him mekely and trewly and settez noȝt by þe vayne glory of þe werld, as þis folke duse and as Iob did. And þerfore said oure lord by þe prophete Ysai, *Ponam eis multiplices leges meas*, þat es to say, I schalle putte to þaim my lawes manyfalde. And also in þe gospelle he saise, *Alias oues habeo que non sunt ex hoc ouili*, þat es to say, I hafe oþer schepe whilk er noȝt of þis falde, as if he said, Oþer seruandes I hafe þan er vnder cristen lawe. And hereto accordes þe visioun þat was schewed to saynt Petre in þe citee of Iaffe, how ane aungelle come fra heuen and broght wiþ him alle maner of bestez and neddres and fewles and bad him take and eet. And sayne Petre answerd and said, I ete neuer of vnclene bestez. And þe aungelle said agayne to him, *Quod deus mundauit tu ne immundum dixeris*, þat es to say, Calle þou noȝt vnclene þat þat Godd hase clensed. Þis was done in takyn þat men shuld despise na men for þe diuersetee of þaire lawes. For we wate noȝt wham Godd luffez ne wham he hatez. And þerfore when I pray for þe deed and sayse | my *De profundis* I say it for alle cristen saules f. 123r
and also for alle þe saulez þat er to be prayd fore. And of þis folk I say þus mykille, þat I trowe þai er fulle acceptable to Godd, þai er so trew and so gude. And þare er many prophetez amanges þam and hase bene of alde tyme, for in þir iles was sumtyme þe incarnacioun of Criste prophecied, how he schuld be borne of a mayden, ȝa iii^{m}. ȝere and mare before þe tyme of his incarnacioun. And þai trowe wele þe incarnacioun of Criste bot þai knawe noȝt þe maner of his passioun.

BEȜOND ÞIS ILE es anoþer ile þat es called Pytan whare þe folk nowþer tillez ne sawez na land ne nowþer etes ne drinkez. And neuerþeles þai er riȝt faire folk and wele coloured and wele schapen after þe stature þat þai er off, for þai er lytille lyke dwerghs, sumwhat mare þan þe pigmens. Þis folk liffes wiþ þe smelle of appels þat growez þare. And if þai gang owere ferre fra hame þai take wiþ þam of þase appels, for alssone as þai forga þe smelle of þam þai dye. Þis folk es noȝt fulle resonable bot riȝt symple and as it ware bestez.

30 *in m.*] Pytan

þARE NERE es anoþer ile whare þe folk er alle fulle of feþers and rugh outetaken þe visage and þe palmez of þe hend. þise men gase als wele apon þe water as apon þe land, and þai ete flesh and fisch rae. In þis ile es a grete riuere þe brede of twa myle and it es called Wymare. Beȝond þat riuer es a grete wildernesse, as men talde me for I sawe it noȝt ne come noȝt beȝond þe riuere. Bot men þat f. 123v dwellez nere þe riuer talde vs þat in þase desertes | er þe treesse of þe sone and þe mone whilk spakk tille kyng Alisaunder and talde him of his deed. And men saise þat folke þat kepez þa treesse etes of þe fruyte of þam and of þe baume þat growez þare and þai liffe iiii[c]. ȝere or fyfe thurgh þe vertu of þat fruyt and of þat baume. For þare growez grete plentee of baume and nowere whare elles þat I couthe here off, outetaken in Egipte besyde Babiloyne as I talde ȝow before. My felawes and I wald fayne hafe gane þider. Bot as men talde vs, a hundreth thousand men of armes schuld vnnethez passe þat wildernesse because of þe grete multitude of wilde bestez þat er in þat wildernesse, as dragouns and diuerse maner of nedders and oþer rauyschand bestez þat slaez and deuourez alle þat þai may get. In þis forsaid ile er many olyfauntz alle whyt and sum alle blewe and `of' oþer colour wiþouten nowmer. þare er also many vnicornes and lyouns and many oþer hidous bestez.

Many oþer iles þer er in þe lordschepe of Prestre Iohan and many meruailez and also mykille ricches and nobillay of tresour and precious stane and oþer iowailes, þe whilk whare ower lang to telle.

[CHAPTER 24 WHY HE IS YCLEPID PRESTRE IOON]

NOW WILLE I TELLE ȜOW why þis emperour es called Prestre Iohan. þare was sumtyme ane emperour in þat land whilk was a noble prince and a doȝty, and he had many knyghtes with him þat ware cristned, as he hase þat now es emperour þare. And on a tyme þis emperour thoght þat he wald see þe maner of þe seruice in f. 124r cristen kirkez. And þat tyme occupied cristen | men many cuntreez toward þase partiez, þat es to say Turky, Surry, Tartary, Ierusalem, Palestyne, Araby, Halope, and alle Egipte. And so it felle þat þis emperour and a cristen knyght wiþ him come into a kirke in Egipte

1 *in m.*] Men fethered   2 hend] *followed by* and þe *expuncted*   19 of] *above line*

apon a Seterday in Whisson woke when þe bishcope gaffe ordres. And þe emperour beheld þe seruice and þe maner of þe makyng of prestez, how sollempnely and how bisily and deuotely þai ware ordaynd. And þan he asked þe knyght þat was wiþ him what maner of folk þase ware þat ware so ordayned and what þai hight, and he said þat þai ware prestez. And þan þe emperour said he wald na mare be called kyng ne emperour bot preste, and also he wald hafe þe name of þe first preste þat come oute of þe kirke. So it felle þat þe first preste þat come first oute of þe kirke hight Iohan. And þarfore þat emperour and alle oþer emperoures seyne hase bene called Prestre Iohan, þat es als mykille at say as preste Iohan.

In þe land of Prestre Iohan er many gude cristen men and wele liffand and men of gude fayth and of gude lawe and namely of men of þe same cuntree. And þai hafe prestez amanges þam singez þam messez, bot þai make þe sacrement of leuaynd breed as þe Grekes dose. And also þai say noȝt þaire messez in alle thingez as oure prestez duse, bot þai say alle anely þe *Pater noster* and þe wordes of þe consecracioun wiþ whilk þe sacrement es made as sayne Thomas þe apostille taght þam in alde tyme. Bot of þe ordynauncez and addiciouns of þe courte of Rome whilk oure | prestez vsez can þai noȝt. f. 124v

TOWARD ÞE ESTE fra þe land of Prestre Iohan es ane ile mykille and large and gude þe whilk es called Taprobane. And in þat ile es a noble king and a riche whilk es subiecte vnto Prestre Iohan. Þis kyng es chosen by eleccioun. In þis ile er twa someres and twa wyntres in a ȝere and heruest also twys in þe ȝere. And alle þe tymes of þe ȝere er þaire gardynes flurisched and þaire mydews grene. In þis ile es gude folk dwelland and resonable, and þer er many gude cristen men amangez þam þat er so riche þat þai knawe nane end of þaire gudes.

In alde tyme when men went fra þe land of Prestre Iohan vnto þis forsaid ile þai vsed swilk maner of schippez þat þaim behoued nedez be in sayling þider xx. dayes, bot in swilke maner of schippes as men vsez nowe men may saile it in seuen days. And as þai saile þai may oft tymez see þe ground of þe see in diuerse placez for it es noȝt fulle depe.

NERE ÞIS ILE toward þe este er twa iles, of whilk þe tane es called Orielle and þe toþer Arget. In þir twa iles alle þe ˋertheˊ es fulle of

37 erthe] *in m.*

myne of gold and siluer. And þai er anentz þe Reed See whare it entrez into þe grete see Occean. In þase iles may men see nerehand na sternes schynand bot ane þat þai calle Canapos, ne þe moone may noȝt be sene þare bot in þe secund quartere.

In þe forsaid ile of Taprobane er grete hilles of gold þe whilk pissemyres kepez bisily and pures þe gold and disseuerez þe fyne f. 125r gold fra þe vnfyne. And | þase pissemyres er als grete as hundes er here so þat na man dare come nere þase hilles for drede þat þase pissemyres schuld assaile þam. Noȝt forþi men getez of þat gold by sleyghtez. For þe kynde of þe pissemyres es þat when þe wedir es hate þai wille hyde þam in þe erthe fra vndrun of þe day til efter noone, and þan þe men of þat cuntree commez wiþ camelles and dromedaries and horsese and chargez þam wiþ of þat gold and gase away þerwiþ are þe mowres come oute of þaire holes. Oþer tymes of þe ȝere when þe wedir es noȝt hate ne mowres hydez þaim noȝt in þe erthe þai vse anoþer wyle for to get þis gold with. For þai take meres þat hase ȝung fooles and lays apon aythere syde of þir meres a tome vesselle and þe mouth vpward trayland nere þe erthe, and latez þam furth arely at morue to þaire pasture aboute þe hillez whare þe gold es and haldez þe foolez at hame. And þan þir pissemyres when þai see þe toome vessellez þai ga and fillez þam wiþ gold, for it es þe kynde of þe pissemyre to lefe na thing void besyde þam, nowþer hole ne creuice ne nan oþer thing þat ne þai wille fille it. And when men trowez þat þe meres er fulle charged wiþ þe gold þai late þe fooles furth, þe whilk nyez after þaire moderes, and þan þe meres herez þaire foolez nye and hiez þam fast to þam wele charged wiþ gold. And on þis wyse þai get grete plentee of þis gold, for þe pissemyres wille wele suffer alle maner of bestez besyde þam bot man.

f. 125v BEȜOND ÞIR ILEZ toward þe este es ȝit anoþer | ile þat es called Tile and it es þe ferrest ile of þe werld inhabited wiþ men. Of þis ile spekez þe poete and saise, *Tibi seruiet vltima Tile*: To þe, he saise, salle serue Tile þe ferrest ile of þe werld. At þe ȝonder syde of þis ile toward þe est rynnez a grete water, beȝond þe whilk es noȝt bot waste land and wildernes. In þat wildernes es na thing dwelland bot dragouns and oþer wilde bestez cruelle and felle.

Oute of þis ilke wildernes þare was sumtyme wont for to come ilke a ȝere owere þe grete water into þis forsaid ile a grete multitude of

3 ne] *followed by erasure of four letters* 14 are . . . holes] *follows* gold *but marked for relocation* 29 *in m.*] Tile

cruelle bestez, þe whilk did mykille harme are þai went agayne, for þai wald sum ȝere wiry i^{m}. men and wymmen and sumtyme ma. And þir bestez ware schapen on þis wise. Behind þai ware schapen lyke horsez, and alle þe forþermare party was lyke vnto lyouns. And þir bestez ware so cruelle and so swift of fote þat þer myȝt na man flee fra þam ne agaynstand þam. Bot þe commyng of þir bestez into þis ile was restreyned by a myracle of sayn Thomas of Caunterbiry, so þat sen þat tyme hiderward þer come nane of þase bestez on þis syde þat water. And þis myracle wille I telle ȝow after þat I hafe herd and sene writen in diuerse bukes.

þARE WAS ON A TYME a cristen kyng of þat ile, as þer es ȝit. So it felle þat þis kyng was greeffe seke and was lyke as he schuld hafe | died wiþin þe thridd day. And it hapned þat þe ercebischepe of þe land was þare wiþ þe kyng þat same tyme. And he enioyned alle men þat þai schuld fast þa three days and pray deuotely vnto Godd þat he wald `grant´ þam þat grace þat þaire kyng myght liffe and hafe his hele ay tille his sone and his ayre ware of elde, þe whilk þat tyme was bot a ȝung childe and noȝt hable ne sufficeaunt for to gouerne þe rewme. þai fasted and þai prayd bot þe kyng mendid noȝt, bot his sekenesse encressed ay mare and mare tille alle men wend he had bene euen at þe dying. And as he lay in transing and nowþer myght speke ne fully vnderstand what oþer men said aboute him, sayne Thomas of Caunterbiry appered vntille him. And he held furth his hand to þe kyng as he was dyand and blissed him wiþ þe takne of þe crosse and bad þat he schuld noȝt drede him. And þan alssone þe kyng began to gader his spiritz agayne and answered to sayne Thomas.

f. 126r

Lord, quod he, now þat I see þis glorious takne of lyf wiþ whilk þou hase blissed me I hafe na drede. Bot I beseke þe þat þou wille telle me what þou ert þat þus has comforthed me in my nede.

I was, quod he, sumtyme arcebischope of þe citee of Caunterbiry in Bretayne þe mare wham þe kyng of þat land ouercommen wiþ wikked counsaile gert wrangwisely do to deed. And now þou seez me here in þe same fourme and þe same stature þat I was in þe werld liffand for to bring þe hele and for þe mynde of me schuld be had in þi rewme and | to þe wirschippe and louyng of oure saueour. And also þase cruelle bestez þat ware wont ilke a ȝere for to comme owere þe riuer into þi land and deuoured þi men schalle neuer fra þis tyme

f. 126v

16 grant] *in m.* 33 wikked counsaile] counsaile wikked *marked for reversal*
38 schalle] *followed by* euer *deleted*

forward comme on þis side þe water. And þat alle þis þat I hete þe es soth I giffe þe þis takene, þat what tyme þat þou gers make a kirk in þi rewme in mynde of me alssone as þe first stane es layd in þe grund þeroff þou schalle be alle hale.

And when he had said þir wordez he vanyscht away. And þe kyng reuertid oute of transsing and talde þam alle his visioun, and þai ware wonder ioyfulle and fayne. And þan þe king commaundid þam þat in alle þe haste þai myght þai schuld begynne to bigg a kirk in þe wirschepe of sayne Thomas. And arely on þe morue þai hyred mazsouns and beganne to bigg þis kirk. And alssone as þe ercebischope had layd þe first stane þe kyng rase oute of his bedd als hale as euer he was and went and helped þam for to wirk wiþ his awen handes.

And afterward he sent vnto Caunterbiry of þe grettest lordes of his rewme wiþ riche giftes and noble of gold and precious stanes to wirschepe wiþ and enourne þe schryne of þis haly martir. And þase lordes talde þat þai ware twa ȝere and mare are þai myght wynne til Caunterbiry fra þaire awen cuntree, what for þe lang way and what for þe empediment þat þai had bycause of waters and wikked wedirs.

Here may ȝe see how glorious þis martir es in heuen whas vertuz
f. 127r Godd wald publisch and schew in þe | ferrest end of þe werld.

BEȜOND ÞIR ILEZ þat I hafe talde ȝow off and þe desertez of þe lordschepe of Prestre Iohan `to ga euen est´ es na land inhabited, as I said before, bot wastez and wildernessez and grete rochez and mountaynes and a myrk land whare na man may see nyght ne day, as men of þas cuntreez talde vs. And þat myrk land and þase desertez laste riȝt to paradyse terrestre wharein Adam and Eue ware putte, bot þai ware þare bot a lytille while. And þat place es toward þe este at þe begynnyng of þe erthe. Bot it es noȝt oure este whare þe sone risez tille vs. For when þe sone risez in þase cuntreez þan es it midnyght in oure cuntree because of þe roundnesse of þe erthe. For as I said before, Godd made `þe erthe´ alle rounde in myddez of þe firmament. Bot þe hillez and þe valays þat er now on þe erthe er noȝt bot of Noe flude thurgh þe whilk þe tendre erthe was remowed fra his place and þare become a valay, and þe hard erthe habade stille and þare er now hilles.

23 to ga euen est] *in m.* 27 *in m.*] Adam 29 *in m.*] Oure este 32 þe erthe] *in m.*

OFF PARADYSE cann I noȝt speke properly for I hafe noȝt bene þare, and þat forthinkez me. Bot als mykille as I hafe herd of wyse men and men of credence of þase cuntreez I wille telle ȝow. Paradys terrestre, as men saise, es þe hiest land of þe werld and it es so hye þat it touchez nere to þe cercle of þe moone, for it es so hie þat Noe flode myght noȝt come þerto, whilk flude couerd alle þe erthe bot it. Paradys es closed alle aboute wiþ a walle, bot whareoff þe walle es made | cann na man telle. It es alle mosse begrowen and couerd so f. 127v
wiþ mosse and wiþ bruschez þat men may see na stane ne noȝt elles wharoff a walle schuld be made. Þe walle of paradys strechez fra þe south toward þe north, and þer es nane entree open into it because of fire euermare brynnand, þe whilk es called þe flawmand swerde þat Godd ordaynd þare before þe entree, for na man schuld entre.

In þe middes of paradys es a welle oute of þe whilke þer commez foure flodez þat rynnez thurgh diuerse landes. Þir flodez sinkez doune into þe erthe wiþin paradyse and rynnez so vnder þe erthe many a myle and afterwardes comme þai vp agayne oute of þe erthe in ferre cuntreez. Þe first of þir flodez es called Physon or Ganges [þat] springez vp in Inde vnder þe hilles of Orcobares and rynnez esteward thurgh Inde into þe grete see Occeane. In þat riuer er many precious stanes and grete plentee of þe tree þat es called *lignum aloes* and mykille grauelle of gold. Þis riuer es called Phison bycause many waters gaders samen and fallez intille it, for Phison es als mykille at say as gadering. It es also called Ganges for a kyng þat was in Inde þe whilke men called Gangaras, and for it rynnez thurgh his land it was called Ganges. Þis riuer es in sum place clere, in sum place trubly, in sum place hate, in sum place calde.

Þe secund riuer es called Nilus or Gyon. And it risez vp oute of þe erthe a lytille fra þe mount Atlant, and noȝt ferre þeine it sinkez doune agayne into þe erthe and rynnez so vnder | þe erthe tille it f. 128r
comme at þe Reed See bank. And þare it risez vp agayne oute of þe erthe and rynnes alle aboute Ethiopy and so thurgh Egipt ay tille it come at grete Alexandre and þare it rynnez into þe see Mediterrany. Þis riuer es euermare trublee and þerfore es `it´ called Gyon, for Gyon es als mykille at say as trublee.

Þe thridd riuer es called Tigris, þat es to say fast rynnand, for it es ane of þe swythest rynnand waters of þe werld. And it es called Tigris after a beste þat has þe same name and it es þe swiftest beste

1 *in m.*] Paradys 15 *in m.*] iiii. flodez 18 *in m.*] Phison Ganges 19 þat] *om.* 28 *in m.*] Nilus Gyon 34 it] *above line* 36 *in m.*] Tigris

of fote of þe werld. Þis riuer begynnez in Ermony þe grete vnder þe mounte of Parchoatra and rinnez so thurgh Ermony and Asy toward þe south and so turnez into þe see Mediterrany.

Þe ferthe riuer es called Eufrates, þat es als mykille at say as wele berand, for þare growez many gude thingez apon þat riuer. Þat riuer rynnez thurgh Medy, Ermony, and Perse. And men saise þare þat alle þe fresch waters of þe werld takez þaire begynnyng of þe forsaid welle þat springez vp in paradys.

AND ȜE SCHALLE WELE VNDERSTAND þat na man liffand may ga to paradys. For by land may na man ga þider bycause of wilde bestez þat er in þe wildernesse and for hillez and roches whilk na man `may passe´ and also for mirk placez, of whilk þer er many þare. By water also may na man passe þider for þas riuers commez wiþ so grete `a´ course and so grete a birre and wawes þat na schippe
f. 128v may ga ne saile agayne þam. Þare es also so grete | noyse of waters þat a man may noȝt here anoþer, crie he neuer so hie. Many grete lordes has assayd diuerse tymes to passe by þase riueres to paradys bot þai myght noȝt spede of þaire iournee, for sum of þam died for werynesse of rowyng and ower trauaillyng, sum wex blind and sum deeff for þe noise of þe waters, and sum ware drouned by violence of þe wawes of þe waters. And so þer may na man, as I said before, wynne þider bot thurgh specialle grace of Godd.

And þerfore of þat place can I telle ȝowe na mare, bot I wille turne agayne and telle ȝow of thingez þat I hafe sene in iles and landes of þe lordschepe of Prestre Iohan, þe whilk as vntille vs er vnder þe erthe. Oþer iles þare er wha so wald pursue þam by þe whilk men myght ga alle aboute þe erthe, wha so had grace of Godd to hald þe riȝt way, and come riȝt to þe same cuntreez þat þai ware off and come fra and so ga alle aboute þe erthe, as I hafe sayd before, by processe of tyme. Bot for it schuld be a lang tyme are þat vaiage ware made, and also so many perils oft tymez fallez to men þat passez thurgh straunge cuntreez bathe by water and by land and semely ware to falle to men þat wald make þat vayage, þerfore few men assays þat passage. And neuerþeles ȝit myght it be done wele ynogh thurgh Goddes grace.

Bot men lefes þat passage and turnez agayne fra þir forsaid iles by oþer iles, costayand þat land of Prestre Iohan and iles þat er of his

4 *in m.*] Eufrates *followed by* w *deleted* 12 may passe] *above line* 14 a[1]] *above line* 20 and]

lordschepe, and in commyng so þai comme tille ane ile þat men callez Casson | and þat ile es nere lx. day iournez lang and mare þan f. 129r l. on brede. And it es þe best ile in þase parties safe Cathay, and if marchandes come þider als comounly as þai do to Cathay it schuld be better þan Cathay. For citeez and gude tounes er þare so thikk þat when a man gase oute of a citee he seez alssone anoþer citee or a gude toune before him on what syde so he turne him. Þis ile es fulle and plentifous of alle maner of spicery and of alle maner of oþer gudez, and namely þat partenez to mannez lyflade. And þare er many grete woddez fulle of chestaynes. Þe king of þis ile es fulle riche and myghty and he haldez his land of þe Grete Caan of Cathay, for þat es ane of þe xii. prouincez þat þe Grete Caan has vnder him wiþouten his awen land and oþer smale iles, as I talde ȝow before.

FRA ÞIS ILE men commez til anoþer ile þat men callez Ryboth or Gyboth, and þat es also vnder þe Grete Caan. Þis es a gude land and a plentifous of corne, of wyne, and of many oþer thingez. Men of þis land hase na housez to dwelle in bot þai dwelle alle in tentez made of blakk filtre. Þe principalle citee of þat land es walled aboute wiþ blakk stanes and whyte, and alle þe stretez er paued wiþ swilk maner of stanes. And in þat citee es na man so hardy to schedd blude, nowþer of man ne of beste, for lufe of a mawmet þat es wirschipped þare. In þis citee dwellez þe pape of þaire lawe wham þai calle *lobassi*, and he giffez alle þe digniteez and beneficez þat fallez to þaire | mawmetes. And alle þe prestez and ministres of ydoles er obedient to f. 129v him as oure prestez er tille oure pape.

In þis ile þai hafe a custom thurghoute alle þe land þat when any mannez fader es deed and his sone wille do him wirschepe, he sendez after alle his kynredyn and his gude frendez, prestez of þaire lawe, ministralles, and many oþer, and þai bere þe body to a hille wiþ grete solempnytee and grete myrth. And when it es þare þe grettest prelate smytez off þe deed mannez heued and lays it apon a grete plater of siluer, or of gold if he be a riche man, and giffez it to his sone. And þan alle his frendez singez and saise many orisouns. And þan þe prestez and religious men of þaire lawe hewez þe body alle in smale pecez and saise many orisouns. And fewles of þe cuntree þat knawez þe custom commez þider and houers abouue þam, as vowltures, egles, rauyns, and oþer fewlez of rauyne, and þe prestez castez þis flesch to þam and þai bere it a lytille þeine and etez it. And þan riȝt

2 *in m.*] Casson 14 *in m.*] Ryboth 22 *in m.*] Pape 26 *in m.*] custom

as prestez in oure cuntree syngez for saulez *Subuenite sancti dei*, so þase prestez þare singez wiþ a hie voice on þaire langage on þis wyse, Takez tent now and seez how gude a man þis was wham þe aungelles of Godd commez to fecche and bere into paradys. And þan think þe sonne and alle his frendez þat his fader es gretely wirschipped when fewles hase þus eten him. And ay þe ma fewles þat commez, þe mare ioy hase alle his frendez and þe mare think þam þe deed man es wirschipt. And þan wendez þe sonne hame and takez wiþ him alle his frendez and makez þam a grete feste and ilke ane | f. 130r of þam tellez tille oþer in þaire myrth how þare come x. fewles, þare xvi., þare xx. ri3t as it ware to þam grete cause of myrth. And þe sonne gers sethe his fader heued and þe flesch þeroff he partez amang his speciale frendez, ilke man a lytille, for a dayntee. And of þe scalpe of þe heued he gers make him a coppe and þeroff he drinkez alle his lyftyme in remembraunce of his fader.

FRA þIS LAND for to comme hiderward thurgh þe land of þe Grete Caan x. day iournez es ane oþer gude ile, whareoff þare es a riche `king´ and a myghty. And in þat ile þare es a lord amanges oþer þat es wonder riche, and 3it he es nowþer prince ne duke ne erle. Neuerþeles þare haldez many a man þaire landes of him, and he es a lorde of grete ricchesse, for he has ilke a 3ere broght tille him ccc^{m}. hors lade of corne and als many of ryesse. And þis lorde ledez a meruailous lyf, for he has fyfty damyselles þat seruez him ilk a day at his mete and his bedd and dose what he wille. And when he sittez at þe mete þai bring him mete and euermare fyfe meessez togyder, and in þe bringyng þai sing a faire sang. And þai schere his mete before him and puttez it in his mouth as he ware a childe. For he scherez nane ne touchez nane wiþ his handes bot haldez þam before him on þe table, for he has so lang nayles on his fyngers þat he may hald na thing wiþ þam.

And þat es a grete noblay in þat cuntree and a grete wirschepe to hafe so lang nayles. And þerfore þai late þaire nayles growe als lang as þai may and cuttez | f. 130v þam no3t. And sum latez þam growe so lang to þai growe alle aboute þaire hend, and þat think þaim es a grete noblay and a grete gentry. And þe gentry of wymmen þare es to hafe smale fete. And þerfore alssone as þai er borne þai bynd þaire fete so straite þat þai may no3t waxe so grete as þai schuld.

18 king] *in m.* *in margin hand with pointing finger* 23 *in m.*] Meruailous lyf
29 *in m.*] lang nailes 35 *in m.*] Gentry of wymmen

þir forsaid damyselles als lang as þaire lorde es sittand at þe mete er nerehand alleway singand. And when he has eten ynogh of þe first course þai bring before him oþer fyfe meessez syngand as þai didd before. And þus þai do ay tille þe end of þe mete. And on þis wise ledez þe lorde his lyf by alde custom of his auncestres, þe whilk custom on þe same wyse his successoures wille vse. And þus þai make þaire godd of þaire wambe, so þat na worthynesse ne doghtynesse þai vse bot alle anely liffez in lust and lyking of þe flesch as a swyne fedd in stye.

þis riche man also hase a fulle faire palays and riche whare he dwellez, of whilke þe walle es twa myle vmgang. And þerin er many faire gardynes, and alle þe pament of hallez and chaumbres er of gold and siluer. And in myddes of ane of þe gardynes es a lytille `hille´ whareapon es a lytil palace made wiþ toures and pynnacles alle of gold, and þarein wille `he´ sitt oft for to disporte him and take þe aer, for it es made for noȝt elles.

FRA þIS LAND men commez thurgh þe land of þe Grete Caan, of þe whilk I talde ȝow before and þerfore it nedez noȝt to reherce it here agayne. And ȝe schalle vnderstand þat in alle | þir landes, f. 131r rewmes, and naciouns, outaken þase þat er inhabited wiþ vnresonable men, es na folk þat ne þai hald sum articlez of oure beleue. If alle þai be of diuerse lawes and diuerse trowyngez þai hafe sum gude poyntes of oure trowth. And generally þai trowe in Godd þat made þe werld and him calle þai godd of kynde. And þus es þe prophecy verified þat saise, *Et metuent eum omnes fines terre*, þat es to say, And alle þe endes of þe erthe schalle drede him. And in anoþer place, *Omnes gentes seruient ei*, þat es to say, Alle folk schalle serue him.

Bot þai can noȝt properly speke of Godd and namely of þe trinytee bycause þai hafe na teching. þai can noȝt of þe sonne ne of þe haly gaste. Bot þai can speke wele of þe bible and specially of þe buke of Genesis and oþer bukes of Moises and sumtyme of þe xii. prophetez sayinges. And þai say þat þase creatures þat þai wirschippe er na goddes bot þai wirschippe þam for þe grete vertuz þat er in þam whilk þay say may noȝt be wiþouten specialle grace of Godd.

And of ydoles and simulacres þai say þat þer es na folk þat þai ne hafe simulacres, and þat say þai principally for þai see cristen men hafe crucifixez and ymages of oure lady and of oþer payntes and do wirschepe to þam. Bot þai wate noȝt þat we wirschepe noȝt þase

13 hille] *in m.*   15 he] *above line*

ymages of stane or of tree for þamself bot in remembraunce of þe sayntz for whaim þai er made. For riȝt as letterure and bukez techez clerkes, so ymages and payntures techez lawd men to wirschepe þe sayntes for whaim þai er made.

f. 131v þai say also | þat aungelles spekez to þam in þaire mawmetes and dose miracles. And þai say sothe for þai hafe an aungelle wiþin þam. Bot þer er twa maner of aungelles, þat es at say ane gude, anoþer ille as men of Grece saise, Chaco and Calo. Chaco es þe ille aungelle and Calo es þe gude. Bot þer es na gude aungelle þat es in þe mawmetz bot ane ille, þat es to say a fende þat answeres þam and tellez þam many thinges for to dessayfe þam with and for to mayntene þam in þaire mawmetry and þaire errour.

þARE ER MANY OþER CUNTREEZ and oþer meruailes whilk I hafe noȝt sene and þerfore I can noȝt speke properly of þam, and also in cuntreez whare I hafe bene er many meruailes of whilk I speke noȝt for it ware owere lang to telle. And also I wille telle na mare of meruailes þat er þare so þat oþer men þat wendez þider may fynd many new thingez to speke off whilk I hafe noȝt spoken off. For many men hase grete lykyng and desyre for to here new thinges. And þerfore wille I now ceesse of tellyng of diuerse thingez þat I sawe in þase cuntreez so þat þase þat couetez to visit þase cuntrez may fynd new thinges ynowe to telle off for solace and recreacioun of þaim þat lykez to here þam.

AND I IOHAN MAWNDEUILLE knyght þat went oute of my cuntree and passed þe see þe ȝere of oure lord Ihesu Criste m. ccc. xxxii. and hase passed thurgh many landes, cuntreez, and iles and hase bene at many wirschipfulle iourneez and dedez of armez wiþ f. 132r worthy men, if alle I be vnworþi, | and now am commen to rest as man discomfitt for age and trauaile and febilnesse of body þat constraynez me þarto and for oþer certayne causez, I hafe compiled þis buke and writen it as it came to my mynde in þe ȝere of our lord Ihesu m. ccc. lxvi, þat es for to say in þe foure and thrittyde ȝere efter þat I departed oute of þis land and tuke my way þiderward.

And for als mykille as many men trowez noȝt bot þat [þ]at þai see wiþ þaire eghen or þat þai may consayue wiþ þaire awen kyndely wittes, þerfore I made my way in my commyng hamward vnto Rome to schew my buk⟨e⟩ tille oure haly fader þe pape. And I talde him

34 þat] at 37 *letter of text lost by tear at outer edge*

⟨of⟩ þe meruailes whilk I had sene in diuerse ⟨cun⟩treez so þat he wiþ his wyse counsaile wa⟨ld⟩ examyne it wiþ diuerse folke þat er in ⟨Rome⟩ for þare er euermare dwelland men of alle naciouns of þe werld. And a lytille ⟨tyme after⟩ when he and his wyse counsaile had ⟨exa⟩mynde it alle thurgh he said to me for ⟨cer⟩tayne þat alle was soth þat was þerin. For ⟨he⟩ said þat he had a buke of Latyn þat con⟨taynd⟩ alle þat and mykille mare, after whilk buke ⟨*Mappa*⟩ *mundi* es made, and þat buke he schewed m⟨e. And⟩ þerfore oure haly fader þe pape hase ratified ⟨and⟩ confermed my buke in alle poyntes.

Qwh⟨erfore⟩ I praye til alle þase þat redez þis buke or heres it redd þat þai wille pray for me and I schalle pra⟨y⟩ | for þaim. And alle f. 132v
þase þat saise for me deuotely a *Pater noster* and ane *Aue* þat Godd forgife me my synnez, he graunt þam parte of alle my pilgrimage and alle oþer gude dedis þat I hafe done or may do in tyme commyng vnto my lyfez end. And I in þat in me es makez þam parteneres of þam, prayand to Godd of wham alle grace commez þat he fulfille wiþ his grace alle þase þat þis buke redes or heres and saue þam in body and saule and after þis lyf bring þam to þe cuntree whare ioy es and endles rest and peesse wiþouten end. Amen

HERE ENDEZ þE BUKE OF IOHAN MAUNDEUILE

1–11 *letters of text lost by tear at outer edge*

COMMENTARY

The Egerton Version is a conflation based on the Defective Version. Where the E.E.T.S. edition of the latter comments on matter common to both versions, the comments here are generally limited to brief notes of identification of persons, places, events, and sources. The spacious commentary of the Roxburghe Club edition of G. F. Warner 1889, though sometimes overtaken by more recent scholarship, remains valuable.

Mandeville's Travels is constructed in two parts, each based on the Latin itinerary of a genuine traveller translated into French by Jean le Long in 1351 at the Benedictine abbey church of St Omer. The first part, largely concerned with the Holy Land and peoples and places thereby, is based on the account of William of Boldensele of 1336 who provides the framework and much of the detail of Chapters 1–13. The major authors whose work is conflated with this account are Albert of Aix, Jacob de Voragine, Haiton, the Pseudo-Odoric, Gervaise of Tilbury, Vincent of Beauvais, William of Tripoli, Peter Comestor.

In similar fashion the second part of the book is based on the record of Odoric of Pordenone of 1330 (who relied heavily on Marco Polo) and conflated principally with accounts of Giovanni del Pian Carpini of 1247 and Simon of Saint-Quentin (as found in Vincent of Beauvais, *Speculum Historiale* XXXI) and the *Letter of Prester John*.

In both parts there are passages where the sources have not been discovered. Some of these, like the story of the fox who burrows through to the tribes of Gog and Magog, were probably in manuscripts of sources used by the author but not found in extant copies and printed editions. Others, like the story of the dragon-girl of Cos, were taken from works which have not survived. All claims that such materials were based, in whole or part, on the personal observations of the author are untenable because of their inherent contradictions within the contexts in which they appear.

These editions of works used in the making of *Mandeville's Travels* are cited in the commentary:

Albert of Aix, *Historia Hierosolomitanae Expeditionis*, 1125: *Recueil des Histoires des Croisades, Historiens Occidentaux* (Paris, 1879) IV, part 3.

Brunetto Latini, *Li Livres dou Tresor*, *c.*1264: ed. P. Chabaille (Paris, 1863).

Burchard of Sion, *De terra sancta*, *c.*1330; ed. J. C. M. Laurent, *Peregrinatores Medii Aevi Quatuor* (Leipzig, 1864).

Gervase of Tilbury, *Otia Imperialia*, *c.*1212: ed. G. W. Leibnitz, 2 vols. (Hanover, 1707–9).

Giovanni del Pian Carpini, *Historia Mongolorum*, 1247: ed. A. Van den Wyngaert, *Sinica Franciscana* (Firenze, 1929) I, and included in Vincent of Beauvais, *Speculum Historiale* XXXI. 2–52.

Haiton, *Fleurs des Histors d'Orient*, before 1308: *Recueil des Historiens des Croisades, Documents Arméniens* (Paris, 1906) II.

Jacob de Voragine, *Legenda Aurea*, *c.*1273: English version, ed. W. Caxton (Westminster 1483), repr. F. S. Ellis (London, 1892) and Temple Classics (London, 1908); French version ed. J. B. M. Roze (Paris, 1967).

Jacques de Vitry, *Historia Hierosolomitana*, before 1240; ed. Bongars, *Gesta Dei per Francos* (Hanover, 1611); S. de Sandoli, *Itinera Hierosolymitana*, Studium Biblicum Franciscanum (Jerusalem, 1978–83) III. 300–90.

Letter of Prester John: ed. F. Zarncke in *Abhandlungen der philologisch-historischen Classe der koniglich sächsischen Gesellschaft der Wissenschaften* VII (1879), VIII (1883).

Odoric of Pordenone, *Relatio*, 1330: ed. Wyngaert, op. cit., and in the French translation used by 'Mandeville' ed. H. Cordier, *Voyages en Asie . . .*, *Recueil de voyages* X (Paris, 1891).

Pseudo-Odoric, *De terra sancta*, *c.*1250: ed. Laurent, op. cit.

Peter Comestor, *Historia Scholastica*, before 1179; printed in J. P. Migne, *Patrologia Latina* 198.

Thietmar, *Peregrinatio* 1217: ed. J. C. M. Laurent, op. cit.

Vincent of Beauvais, *Speculum Naturale* and *Speculum Historiale*, *c.*1250: *Bibliotheca Mundi* (Douai, 1624) II and IV.

William of Boldensele, *Itinerarius*, 1336: ed. C. L. Grotefend, 'Des Edelherrn Wilhelm von Boldensele' in *Zeitschrift des historischen Vereins für Niedersachsen* (1855), and in French translation by Jean le Long, ed. C. Deluz, *Guillaume de Boldensele*, Exemplaires ronéotypés (La Sorbonne, 1972), being vol. 2 of her thesis (Bibl. de la Sorbonne, pressmark I.1907.4).

William of Tripoli, *De statu Saracenorum*, 1270: ed. H. Prutz, *Kulturgeschichte der Kreuzzüge* (Berlin, 1883), and P. Engels (Wurtburg, 1992).

William of Tyre, *Historia rerum gestatum*, before 1190: (Migne PL 201); and *Continuatio 1221–1269*: *RMC Documents Occidentales* (Paris, 1859).

Two other accounts by travellers, Marco Polo *c.*1298 and Friar William of Rubruck 1255, and their learned commentators are indispensable to an understanding of *Mandeville's Travels*. 'Mandeville' used neither, but Odoric based much of his account on Marco Polo, probably in Fra Pipino's Latin version. Rubruck, whose work was incorporated by Roger Bacon in his *Opus Maius*, enlarges Carpini's report. These works are cited in the commentary:

Marco Polo, *Le Divisament dou Monde*, 1298: ed. L. F. Benedetto, *Marco Polo. Il Milione* (Firenze, 1928) in 234 chapters, and in Fra Pipino's Latin translation ed. J. V. Prášek, *Marka Pavlova z Benátek 'Milion'* (Prague, 1902). Pipino's text has three books and numbered chapters, an order followed by the Everyman edition of Marco Polo (ed. W. Marsden, rev. T. Wright 1865).

William of Rubruck, *Itinerarium*, 1255: ed. and trans. P. Jackson, *The Mission of Friar William of Rubruck*, Hakluyt Society 2nd ser. 173 (London, 1990).

P. Pelliot, *Notes on Marco Polo*, 3 vols. (Paris, 1959–73).

P. Pelliot, *Recherches sur les Chrétiens d'Asie centrale et d'extrême-orient* (Paris, 1973).

A. C. Moule, *Quinsai, with other notes on Marco Polo* (Cambridge, 1957).

Also useful as contemporary references are these works:

Le Seigneur d'Anglure, *La Sainte Voyage* 1395: ed. F. Bonnardet (Paris, 1888).

Ludolph von Sudheim, *De itinere terre sancte* 1341: ed. F. Deycks (Stuttgart, 1851).

Symon Semeonis, *Itinerarium* 1323: ed. M. Esposito (Dublin, 1960).

Ibn Baṭṭūṭa, *The Travels*, ed. and trans. H. A. R. Gibbs and C. F. Beckingham, Hakluyt Society 2nd ser. 110, 117, 141, 177 (London, 1958–2000).

Rashīd al-Dīn, *The Compendium of Histories before 1318*: ed. and trans. E. M. Quatremère (Paris, 1836) and J. A. Boyle, *The Successors of Genghiz Khan* (New York, 1971).

Juwaynī, *Ta'rīkh i Jahān-gushā;*, ed. and trans. J. A. Boyle, *The History of the World-Conqueror* (Manchester, 1958).

These atlases and reference works are useful for locating places mentioned in the text and commentary:

H. G. May, *Oxford Bible Atlas*, 2nd edn. (OUP 1974).

K. M. Setton (ed.), *A History of the Crusades* vols. I–VI 2nd edn (1982).

J. Riley-Smith, *The Atlas of the Crusades* (London, 1991).

Philip's Atlas of Exploration (London, 1996).

J. et A. Sellier, *Atlas des peuples d'Orient, Moyen Orient, Caucase, Asie Centrale* (Paris, 1993).

The quotations of the Vulgate Bible in the text are identified by reference to that Latin version which agrees in chapter and verse with the Authorized Version except in Psalms where the numbering of the latter differs by one from the Vulgate. The transliteration of Arabic words and titles follows the practice of *New Arabian Studies*.

3/14 *þe prophete*: i.e. Isaiah 62: 11, but the quotation is from John 12: 15, and uniquely replaces the authorial *Rex sum Iudeorum*.

3/19 *þe philosophere*: i.e. Aristotle, *Nicomachean Ethics* II. 7 slightly adapted.

4/12 *we awe for to chalange*: the argument for a new Crusade is taken from

Boldensele and was widely supported, though in 1356 it was no longer a practical possibility.

4/29 *general passage*: i.e. a Crusade, the ninth and last being that of St Louis in 1270.

4/32 *seynt Albones*: the town which grew up about the Benedictine abbey (founded in 793) had *c.*1300 less than one hundred houses, and the name 'Mandeville' is not recorded in its early rolls. See VCH Herts. I.

4/34 *m*[l]*.cccxxxii on Myghelmesday*: properly 1322, see Textual Note. Cf. Boldensele's date in his preface *m.ccc.xxxvii. in die sancti Michaelis*. See note to 170/32 below.

5/22 *þe kyng of Hungary*: i.e. Louis I (1342–82), officially styled in 1347 as ruler *Hungarie, Dalmatie, Croatie, Rame, Servie, Gallicie, Lodomerie, Cumanie, Bulgarieque rex*. The route to Constantinople described here is that of Peter the Hermit on the First Crusade, reported by Albert of Aix (p. 276), whose *Meseburch* is *Newburgh* here.

5/36 *Pynceras*: the Petchenegs were crushed at Lebunion in 1091 and subsequently lost to history, reported by Albert of Aix (p. 276).

6/8 *rounde appel*: i.e. the golden orb held by the statue, reportedly blown down in 1317 and restored in 1325.

8/1 *saynt Helyne*: the Invention of the Cross is first noted by St Ambrose in 495 and repeated in the *Legenda Aurea*. Bede I. 8 reports that Constantius was the son of Helena, a concubine of Constantine.

8/11 *þe kynges chapelle*: i.e. Sainte Chapelle, built in 1246 by St Louis (d. 1270) to house the relics redeemed by him from the Venetians, not the Genoese.

8/16 *iunkes of the see*: i.e. the evergreen bog-rush *juncus glaucus* described by Durand, *Rationale* VI. 77 as *juncus marinus* before 1330. The Crown is now believed to have been made of the spines of the date-palm.

9/22 *ydrions*: enhydros, an agate containing water vapour, reported by Isidore XVI. 13. 9.

9/30 *many iles*: reported by Latini I. 123 and identifiable as Chalcis, Thera, Delos, Lesbos, Minoa, Naxos, Melos, Scarpanthos, Lemnos. But *Turcople* and *Pyncenard* are peoples, not places; i.e. the Turcopli and the Petchenegs noted at 5/36 above. And Mt *Caucase* is properly Mt Athos, which is in Macedonia, not Lemnos.

10/1 *Strages*: Aristotle died at Chalcis in 322 BC and not at the Greek colony of Stageirus, where he was reportedly buried.

10/11 *þe schadewe*: Vincent, *Spec. Nat.* VI. 21 reports that the shadow of Mt Athos falls on Lemnos, cf. Comestor (p. 1084) who cites Mt Olympus. The story of the philosophers is told by Gervase of Tilbury (pp. 892–3). Both accounts are classical in origin.

10/36 *Ermogenes*: named by Haiton as the mythic Hermes Trismegistos, here scribally confused with Hermogenes of Tarsus (*fl.* 2nd century AD) whose tablet is reported in the *Legenda Aurea* II. 435.

11/6 *pope Iohan þe xxii.*: the proposal of John XXII (d. 1334) to reunite the Christian Church was rebuffed by the emperor Andronicus III (1328–41), but this Latin response is a fiction, perhaps penned by the Benedictine author still smarting from the papal taxations. The practices of the Orthodox Church are reported by De Vitry (pp. 1089–91).

12/21–4 The names of the 22 Greek letters (with the then standard variants of *E breuis* and *O breuis* and *O longa* for *epsilon*, *omicron*, *omega*) are imperfectly recorded, with italicised forms of corrected names: alpha, beta, gamma, delta, *epsilon*, zeta, *eta*, *theta*, iota, kappa, *lambda*, *mu*, *nu*, *xi*, *omicron*, *pi*, *rho*, *sigma*, tau, upsilon, *phi*, *chi*, *psi*, *omega*. Four names (*epissima*, *cope*, *gui*, *fi*) are scribal expansions inherited from the Royal Version. The two names at the end, *Encos* and *Chile*, are problematic, cf. *et cetera* in the Royal Version (perhaps the origin of *Encos*) and *Diacosin* in the Insular Version (p. 112). Warner p. 162 suggests an origin in the Greek alphabetic numeral system, but classical Greek dropped the three archaic letters *vau* (or *digamma*), *san*, *qoppa*, and the readings here must surely be scribal creations. The sequence of the Greek alphabet is not, of course, exactly that of the Latin alphabet.

13/5 *þe ȝate of Chiuotot*: properly the port of Civitot on the south coast of the Gulf of Nicomedia near Helenopolis, used during the First Crusade as a disembarkation point.

13/10 *Sylo*: i.e. Chios, a Genoese entrepôt where a chewing gum used for oral hygiene and a liquor flavoured with it were produced from the mastic gum from the bark of the tree *pistacia lentiscus*. Cf. Warner pp. 162–3.

13/22 *sayne Iohan*: the legend of St John's tomb, sometimes disturbed by earth tremors, is reported by Latini I. 79.

13/32 *Marc*: properly Myra, in Lycia. The wine is malmsey, first produced in Monenvasia off the SE Pelopennese.

13/33 *ile of Grece*: i.e. Crete, given by the emperor Alexius V in 1204 to Boniface of Monferrat who sold it to the Venetians, not to the Genoese. *Cophos* and *Lango* are alternate names of Cos, traditionally the home of Hippocrates.

14/3 *Ypocras doghter*: the source of her story, a variant of *le fier baiser* legend, is untraced. Warner p. 163 notes several analogues. Hippocrates' son *Draco* is perhaps the origin of the *dragoun* here, and the goddess *Diane* has perhaps evolved from *dea* 'goddess'. The Knight of Rhodes is a Hospitaller.

15/15 *Hospitelers*: the Knights Hospitaller of St John held Rhodes, properly 500 miles from Constantinople, from 1309 till 1523. Its confusion with Colossae in Phrygia where St Paul wrote his epistle was commonplace.

15/22 *noble wyne*: reported by Boldensele (p. 241). D'Anglure, *Le Saint Voyage*, p. 85 in 1395 reports *tres bon vin de Marboa*. Cf. Warner p. 164.

15/28 *foly of a ȝong man*: the legend, a version of the tale of the Gorgon's head, is reported by Gervase of Tilbury, *Otia Imperialia* II. 12 (p. 920). Cf. Warner p. 164.

16/12 *Genouefe*: i.e. bishop Sozomenus of Potamia, named by Boldensele (p. 242). A brief reference to St Barnabas (Bernard in the Defective Version 17/30) is omitted.

16/13 *castelle of Amours*: the Crusader name Deudamor 'dieu d'amour' is ultimately *didymos* 'twins' describing the two small crags above the cave of St Hilarion the Hermit.

16/15 *papiouns*: described by De Vitry (p. 1101) as *canes silvestres* and by Boldensele, without name, as *domesticis leopardiis*, the animal is the trained hunting lynx imported into Europe after 1200. Cf. W. George and B. Yapp, *The Naming of the Beasts* (London, 1991), pp. 49–56.

16/19 *pittes in þe erthe*: this otherwise unrecorded custom is perhaps a confused reference to the Cypriot practice of eating while sitting cross-legged on the ground, noted by Jacques le Saige in 1518 and Laurence Aldersey in 1581.

16/26–9 A unique interpolation by the Egerton conflator from an unknown source.

17/3 *Tyre*: sacked by the Mameluks in 1291. Its association with rubies, probably garnets, and the biblical quotations (Song of Songs 4: 15, Luke 11: 27–8) are reported by Boldensele.

17/4 *þe welle*: i.e. the *fons hortorum*, the spring which supplied Tyre by means of an aqueduct, described by William of Tyre XIII. 3.

17/18 *Achilles*: properly Agenor, as in the Insular Version p. 125, otherwise the Tyrian king Matgenos, but traditionally Dido's father was Belus. *Dydoncato* is a corruption of *Sidon vulgariter dicitur Sageta* in Sanudo's phrase (p. 245).

17/29 *Andromedes*: reported by Vincent, *Spec. Nat.* XVII. 100 who confuses the monster with its victim. The ribs were of whale or, possibly, elephant tusks. The heroic rescue occurred at Lydda, cf. 67/29.

18/1 *myle of Lumbardy*: continental leagues, approximately the same as English miles and half the great leagues. Differences of usage within individual sources and scribal corruptions of numerals make all distances cited in the book liable to correction.

18/15 *fosse of Mynon*: an area of vitreous sand at the mouth of the Belus near Acre and by the statue of Memnon killed by Achilles, reported by Vincent, *Spec. Nat.* VII. 77. It has no connection with the *grauely see* mentioned later. Cf. the colossi of Memnon (properly Amenhotep III) at Thebes.

18/30 *Sampson þe forte*: the story here is expanded by the Egerton conflator.

19/3 *castelle of Pilgrimes*: Château Pèlerin, the Templar fortress at 'Atlit captured by Saladin in 1291.

19/7 *Babilon*: i.e. Arabic *Bab-al-yūn* 'the city of On', otherwise *al-Fusṭāṭ*, on the west bank of the Nile near Cairo, and not to be confused with the Great Babylon in Chaldea.

19/14 *Acchelek*: the desert north of Sinai and St Katherine's monastery, properly *badiet al-tih* 'wilderness of the wanderings', i.e. Paran (Numbers 10:12).

19/15 *Canopak*: i.e. Canopus 15 miles east of Alexandria. *Merfyne* is Arabic *Mesryn* 'land of Egypt'. *Balbeor*, i.e. Belbeis, visited by Boldensele (p. 245), is here falsely identified with Ba'albek far to the north in Aleppo.

19/23 *þe three childer*: the three Jews 'children of Israel' who opposed Nebuchadnezzar (Daniel 1: 7) in Babylon, friends of Daniel (otherwise Belteshazzar). The interpretation of their Chaldean names is fanciful, cf. Isidore VII. 8. 24–7, and the source unknown. In view of the clear distinction made between the Egyptian Babylon and the Great Babylon at 22/36, the siting of their confrontation here is odd; the text possibly made the distinction originally.

19/31 *faire castelle*: i.e. *al-qalah* 'the fortress' built by Saladin in 1166, described by Boldensele (p. 245). The offer of marriage to a pagan princess on renunciation of Christ is a commonplace of medieval romance.

20/9 *þe land of Dameth*: properly Homs, reported by William of Tripoli in 1273 (p. 587).

20/13 *Calaphes*: i.e. caliph, Arabic *khalif*, a title marking succession from Mahomet as a religious dignity distinct from the political power of a sultan, from Arabic *al-sultān* 'the power'. After the destruction of the 'Ayyubid dynasty in 1250 the rulers of Egypt, Palestine, and much of Syria (the five kingdoms listed here) were caliphs under the Mameluk sultanate.

20/20–21/27 This account of the sultans is taken from Haiton III (pp. 226–31) and preserves his errors and omissions. A modern history is K. M. Setton, *A History of the Crusades* 2nd edn (Philadelphia, 1982). The names have the prefix *Malik* 'king' and various honorifics, e.g. *al-Adīl* 'the Just'.

20/20 *Yaracon*: i.e. Shirkuh, governor (not sultan) of Egypt and uncle of Saladin. After him the 'Ayyubid dynasty from Saladin (1171–91) to Turanshah (assassinated by Mameluks in 1250) consisted of eight sultans.

20/32 *Tympieman*: properly the Turcoman usurper al-Mansur (1257–9), assassinated by *Cothas* i.e. Kutuz (1259–60), in his turn assassinated by *Benochdaer* i.e. Baibars (1260–77); *baybūr* is Arabic 'son of heaven'. Thereafter the Mameluk succession lurched bloodily to the long second reign of al-Nasir (1299–1341), sultan when Haiton left Egypt.

21/29 *Melechinadere*: eldest son of an-Nasir, al-Mansur an-Dīn Abu-Bakr, murdered by his brother *Melechimandabron*, al-Ashraf 'Ala' an-Dīn Qujug in 1341. These names were possibly reported in Paris (where Jean le Long was studying *c.*1345) by returning travellers. The final sentence is copied from Haiton.

22/9 *three wyfes*: properly four, reported by William of Tripoli (p. 588).

22/23 *tars*: cloth of Tartary, an embroidered silk imported from China along the 'Silk Road' (a later name) through Tartary to Samarkand and Bokhara.

22/23 *chamelet*: Arabic *khaml* 'plush', a fine woollen cloth woven from hair of camel or goat.

22/38 *þe toure of Babiloyne*: i.e. the Tower of Babel, described by Latini I. 24. Cf. 85/11.

23/19 *Syrus*: the legend of Cyrus the Great king of Persia (d. 530 BC), reported in identical terms by Martin Polonus, *Chronicon* (pp. 22–3), ultimately Herodotus I. 189.

23/30 *þe kyng of Perse*: an anachronism possibly prompted by the reference to Cyrus. In 1258 the caliphate of Bagdad was destroyed by Hulagu, brother of Mangu Khan, who became *Il-Khan* 'provincial khan', paying homage to the Great Khan, and whose main enemies were the Mameluks of Egypt.

24/1 *Meek*: i.e. Mecca, as reported by Boldensele after De Vitry (p. 1060). But Mahomet is buried at Medina.

24/15–16 *Effrem and Teophille*: St Effrem Syrus (4c.) and St Theophilus the Penitent (born in Adana in Cicilia, not Haran) are reported by William of Tripoli (p. 582).

24/32 *Gyon*: i.e. the Nile, described by Latini I. 122 and 160. The dating of the annual inundation by reference to the stars is ultimately Pliny V. 57 and 90. Haiton has merely from mid-August to Michaelmas. Its supposed subterranean course from Paradise Terrestre, vaguely sited in East Africa, until its eruption under Mt *Alloche* (cf. Latini p. 120 *Athalant*, following Honorius of Autun, *Imago Mundi* (Migne PL 172. 123) *Athlantem*) was a common belief, based in part on Herodotus and Pliny V. 51–3. The mountain (if not a scribal distortion of Pliny *alio lacu maiore*) is possibly Karisimbi (at 15000 feet the highest peak of the volcanic Viruga range, north of Lake Kivu) where the waters from its slopes drain into Lake Victoria and so into the Nile.

25/16 *ciconie or ibices*: i.e. storks or ibises. The two birds were commonly confused in the Middle Ages, e.g. by Bartholomaeus Anglicus, *De Prop. Rerum* XII. 8, ed. H. Meyer *et al.* (Turnhout 2005–in progress).

25/34 *Couston*: i.e. Qus, the ancient capital, on the east bank of the Nile north of Luxor, not mentioned by Boldensele or Haiton. Its haven el-Quseir was the most important port on the Red Sea until overtaken by Suez in the late Middle Ages.

26/5 *Numidianes*: properly Nubians (see Textual Note) and generally identified as Sudanese. The historic kingdom of Nubia now lies partly beneath Lake Nasser and partly in northern Sudan.

26/5–11 *þai er blakk . . . black*: unique interpolation by the Egerton conflator from Marco Polo, Pipino's Latin version III. 20. 4, and cf. De Vitry (p. 1122). Latini (p. 120) locates the black people between Egypt and Mt *Athalant*, 24/32 above.

26/12 *v. cuntreez*: listed by Haiton III. 1 (p. 232) as Said 'Upper Egypt', Damanhur, Rosetta, Alexandria, Damietta.

26/25 *beste forschapen*: the legend of St Anthony and the monster is reported in the *Legenda Aurea* I. 121 after Jerome, *Vita Pauli* (Migne PL 23. 23), and cf. Gervase of Tilbury (p. 896).

27/2 *fenix*: the classical legend of the Phoenix is here taken from Latini (pp. 147–8), cf. the *Physiologus*.

28/7 *appelles of paradyse*: i.e. plantain, described by Boldensele (p. 249). *Adam appels* are a citron fruit, described by De Vitry (p. 1099), who also reports *Pharao fyges*, i.e. the figs of Paran of Genesis 21: 21, properly *ficus sycomorus*. Cf. Vincent, *Spec. Nat.* XIV. 29 and Symeon Semeonis (pp. 64–6).

28/18 *felde wharein bawme growes*: i.e. the garden of al-Matariyeh, described by Boldensele (p. 250). This account of balsam follows Vincent, *Spec. Nat.* XIII. 99 (col. 1008), who follows Isidore XVII. 8. 14 where the names (*yxlo balsamum, carpo balsamum, opo balsamum*) are Greek, cf. Arabic *dolin balsān* 'oil of balsam' and *anab balsān* 'grape of balsam'. The last Greek name, cf. *oxbalse* 29/1, is the biblical balm of Gilead. Cf. R. J. Mitchell, *The Spring Voyage* (London, 1965), pp. 149–50.

28/30 For *gaylounagon*, a scribal creation, see Textual Note.

29/34 *Ioseph bernes*: Boldensele (pp. 250–2) correctly identifies them as the Pyramids but is rejected here for the then standard explanation as Joseph's granaries, cf. Symeon Semeonis (p. 57), Ludolph of Sudheim (p. 55), D'Anglure (p. 65).

30/12 *diuerse langagez*: here follows, presumably, a very degraded form of Coptic from an unknown source. Manuscript collections of alphabets, listed by Seebold p. xx above, generally include 'Egyptian' with names seemingly linked to those given here but otherwise unrecognizable. Coptic, based on Ancient Egyptian, developed in the second century AD with an alphabet based on the 22 letters of Greek uncial script and seven additional characters formed on demotic hieroglyphs. By 1356 it was largely confined to the liturgy and writings of the monophisite Jacobites of Upper Egypt.

31/11 *Cicile*: i.e. Sicily, described by Latini (p. 123). The gardens, long vanished by 1356, are the classical *campus hennensis* of Pliny and Solinus.

31/12 *Fare*: properly *Far de Messine* 'strait of Messina'. The fantasy of divination by snakes is reported in *Legenda Aurea* I. 420 in Malta, echoing the story of St Paul.

31/21 *Ethna*: Mt Etna, Arabic *jibāl* 'mountain', is reported by Latini and Gervase of Tilbury II. 12. Pliny III. 93–4 describes the multi–coloured fires at Stromboli, one of the seven Lipari islands.

31/32 *Greff*: i.e. Corfu, ruled by Venetians, not Genoese.

32/5 *emperour Leo*: Leo V (d. 820) ordered the translation but died eight years before the bones of St Mark were brought to Venice, as told in *Legenda Aurea* III. 137.

32/14 *aloes*: Arabic *al 'ūd* 'the wood', which supposedly floated down the Nile from Paradise Terrestre. Its bark was used as a purgative. Cf. De Vitry (p. 1100) and Albert magnus, *De vegetabilibus*, ed. A. Borgnet (Paris 1893) p. 344.

32/32 *Reed See*: the legend of the miracle depends ultimately on a misreading of Hebrew *yam suf* 'sea of reeds', the salt lakes and marshes to the north of Suez now known as the Bitter Lakes and Lake Timsah.

33/12 *men þat can speke Latyne*: i.e. interpreters. See Textual Note.

33/20 *ane abbay*: founded by Justinian in 527 and described by Boldensele (p. 251), where a thorny evergreen bush, supposedly a transplanted descendant of the Burning Bush of Exodus 3: 10, grows outside the church.

33/29 *miracle*: both this miracle and the expulsion of fleas and flies were reported, with variations, by Thietmar (p. 46) in 1217.

34/19 *when ane abbot dyes*: though contemporary reports of pilgrims to St Katherine are numerous, the source of this story is untraced.

35/25 *xl. martirs*: the massacre of Coptic monks *c.*373 by the Bedouin is remembered by the garden of the monastery visited by D'Anglure in 1395, as well as Boldensele, and now a ruin.

36/8 *Ascopardes*: i.e. Azoparz people of 'Ethiopia' named by Albert of Aix (p. 490) as *gens nigerrime*, presumably the Sudanese. Their practices are described by Boldensele (p. 257) and Vincent, *Spec. Hist.* I. 86, and cf. De Vitry (p. 1012). Perhaps the Hassania tribe of the Gezira.

36/32 *Bersabee*: i.e. Beersheba 'well of the oath' (Genesis 21: 31). Its alleged foundation by Bathsheba (not reported by Boldensele) is fanciful.

37/24 *spelunca duplex*: i.e. the cave of *Machpelah* 'division in half' (Genesis 23:19), reported by Boldensele (p. 258). *Cariartharba* is *Kirjath-arba* 'city of the four', a name for Hebron (Joshua 14:13).

38/8 *cambille*: the kamala spice, Arabic *kinbil*, a reddish powder used to treat the skin. Cf. Warner, p. 176.

38/15 *dyrpe*: possibly Arabic *dulb* 'plane tree', reported by Pseudo-Odoric (p. 154). Its identification with the Dry Tree of Alexandrine legend and, *pace* Jerome, with the oak of Mambre (Genesis 13: 18) is fanciful.

39/6 *felde floridus*: sited by Pseudo-Odoric (p. 153) between Jerusalem and Bethlehem on the supposed place of Elijah's ascent. The source of the legend of the fair maid is unknown, but cf. parallels in the French *Vita beate Marie* and the Apocryphal legend of Susannah.

39/29 *Chasak*: i.e. Qashan in Persia, about 50 (not 13) days' travel from Jerusalem, reported by Odoric (p. 419) after Marco Polo as the meeting place of the Magi. Cf. 84/6.

40/10 *Alkaron*: reported by William of Tripoli (p. 590). *Massap* is Arabic *maṣḥaf* 'book' generally referring to the Qur'an, and *Harme* is *ḥurmah* 'holiness'. The quotation is Psalm 7: 16.

41/4 *þis citee*: the names of Jerusalem are reported by Pseudo-Odoric (p. 48), Comestor (PL 198. 1329), and De Vitry (p. 1095). But its origin is Canaanite, *Uraselem* 'city of peace'.

41/20 *Markaritot*: i.e. St Chariton, abbot of a monastery near Bethlehem, reported by Comestor (col. 1566). Ludolph of Sudheim (p. 93) visited its ruins in 1341. The first element *Mar* is a scribal misreading of *seint*, inherited from the Defective Version.

42/28–35 The first quotation is the Septuagint Psalm 74: 12, quoted by Comestor (col. 1634) ὁ θεὸς βασιλεὺς ἡμῶν πρὸ αἰῶνος εἰργάσατο σωτηρίαν ἐν μέσῳ τῆς γῆς 'for God is my king of old working salvation in the midst of the earth'. The second quotation is based on Septuagint Psalm 74: 12, πέτρα ἣν ὁρᾶς ἐστὶ βάσις τῶν πιστέων τοῦ κόσμου 'the stone which thou seest is the foundation of the world's faith'. In both cases the transcription in the Defective Version is followed by that of the lost English translation.

43/6 *in alde tyme*: the explanation is fallacious, assuming that the number of days in a month of a ten-month year is the same as that in a twelve-month year.

43/36 *Inde þe lesse*: i.e. approximately the province of the Il-Khans, comprising modern Iraq and Iran and adjacent lands.

44/2 *Vitas Patrum*: the standard authority on the Patriarchs based on the 6th Century *Apophthegmata patrum* (Migne PG 65.71).

44/9 *þe middes of þe werld*: so Pseudo-Odoric (p. 149), based ultimately on Jerome, *Comm. in Ezechiel* 2: 5. But not undisputed, as *men saise* indicates.

44/27 *þai knawe noght*: Boldensele (p. 265) reports them as *Indici presbyteri Iohannis*, i.e. Nestorian priests.

45/18 *lettres of þe sowdan*: a direct repetition of the favours shown to Boldensele (p. 253) by Sultan an-Nasir.

46/5 *Parysch*: properly Charroux in Poitou, reported by Comestor (col. 1541), William of Tripoli (p. 426), and Vincent, *Spec. Hist.* XXV. 5.

46/21 *of þaim of Troy*: an error common to all versions (va. *Troyes*). The original reading was *Trajanus*.

49/2 *probatica piscina*: the pool of Bethseda (John 5: 2), reported by Boldensele.

50/4 *chanounes regulers*: i.e. Augustinian canons who established a chapter here in 1112, reported by Thietmar (p. 53) and De Vitry (p. 1078).

51/7 *Natatorium Syloe*: the pool of Siloam (John 9: 7). The following quotation is Matthew 27: 4.

51/11 *Absalon hand*: reported by Boldensele, on the east side of the Cedron valley and now thought to be the tomb of Alexander Jannaeus.

52/36 *left fote*: reported by Boldensele (p. 273). A stone allegedly containing the imprint of the right foot was venerated at Westminster Abbey, 20 miles from St Albans, from 1249.

53/38 *Raab þe comoun womman*: the Egerton conflator uniquely expands her story (Joshua 2: 6) from a brief reference. See Textual Note.

55/7 *als grete as a hors*: so Comestor (col. 1101). Cf. Josephus, *De bello Jud.* IV. 8. 4 (the ultimate source of all medieval accounts of the Dead Sea) who says 'a headless ox'.

55/17–22 *Schippes . . . grund*: this detail is not found in any other version but is given by Comestor (col. 1101) and so, presumably, added from him by the conflator.

55/33 *appels*: described by Vincent, *Spec. Hist.* I. 67. The fruit is the Bitter Apple (*Citrullus Colocynthus*) of the gourd genus, and its bitter pulp was used as a purgative.

56/27 *Meldan*: a tributary of the Jordan, the Yarmuk, flows through a plain where a ten-day fair (Arabic *maydān* 'market-place') was held for pilgrims to Mecca. Cf. Warner p. 186.

57/14 *Carras*: the smaller Krak south of the Dead Sea, built by Baldwin I and known as Montréal, was confused by Boldensele with the famous Krak des Chevaliers, built by Pagan the Butler in 1142 as the capital of Oultre-Jourdain (Arabic *qalah Hisn* 'fort stronghold').

57/22 *Ramathaim Sophim*: properly one town, Rama Sophim, reported by Boldensele (p. 276).

57/27 *Ebron*: so all versions, but presumably an error for *Ephraim*.

58/24 *sayne Tecle*: St Thecla, whose story is told in *Legenda Aurea*, reportedly carried the relic to Maurienne in the Savoy Alps in 8th century.

59/1 *Samaritanes*: reported by Boldensele (p. 277) and De Vitry (p. 1095), who say that the Christians had to wear yellow head-cloths and the Jews blue. Cf. Ludolph of Sudheim (p. 363). The restrictions were imposed in 1295.

59/14 *lettres þe Iewz vsez*: the names of the Hebrew characters are comparatively accurate. Cf. the standard transliteration: 'alef, bet, gimel, dalet, he, waw, zayin, ḥet, tet, yod, kaf, lamed, mem, nun, samekh, 'ayin, pe, tzade, qof, resh, shin, taw. This accuracy suggests that their source was a Hebrew scholar or reference, not a scribally corrupt manuscript of a long tradition. The forms of 'square Hebrew' which follow the names are, of course, degraded almost beyond recognition.

59/34 *Cane of Galilee*: i.e. Cana in Galilee (John 2: 8).

63/5 *a wikked man*: the legend is told by Pseudo-Odoric (p. 147).

63/32 *a custom*: the carrier-pigeons are reported by De Vitry (p. 1091) and most other chroniclers and pilgrims.

64/10 *Iacobynes*: De Vitry (p. 1091) correctly reports that they are followers of the monophisite Jacob Baradaeus, 6th century (not *sayn Iame þe apostel*), whose sect became the largest Christian group in Syria. Their disuse of auricular confession is here supported by Psalms 111: 1 and 32: 5 and 118: 28 and 94: 11.

64/26 *saynt Austyne and sayne Gregore*: the three quotations, which first appear in *Liber scintillarum*, a collection of *dicta* made before 700, have not been certainly identified among the works of Augustine and Gregory the Great.

65/16 *Surrianez*: i.e. the Syrian Monophisites who broke away from the Jacobites and after 1181 entered into formal communion with Rome, reported by De Vitry (p. 1089).

65/25 *cristen men of gyrdils*: in 856 restrictions on Christians and Jews were imposed which included the compulsory wearing of leather girdles. The other Christian communities listed here are Nestorians, Nubians i.e. Copts, Armenians, Greeks, and Indians i.e. from Malabar. On them see F. L. Cross, *Oxford Dictionary of the Christian Church* (Oxford, 1957).

66/12 *Elezaar of Damasc*: wrongly styled founder of the city by De Vitry

(p. 1073). But the error which describes him as *þe son of þe steward* (cf. Defective Version *seruant*, Royal *procurator domus*) is scribal.

66/36 *vowte*: Boldensele (p. 285) correctly refers to *casali pulcro* 'fair village', not to a vault or crypt. The error is found in all versions, perhaps from Jean le Long's translation. See Textual Note.

67/20 *Sabatory*: an intermittent spring reported by De Vitry (p. 1098), ultimately the *riuus sabbaticus* of Pliny XXXI. 2, which ceases to flow on the sabbath. De Vitry sites the freezing river in Persia.

68/17 *Greff*: i.e. Corfu, attached to the kingdom of Sicily until 1386, and held by the Angevins (not the Genoese). The island is south of Dyrrachium where the First Crusade began its march to Constantinople in 1096. Its itinerary is reported by Albert of Aix (pp. 570–1), whose account is a very confused basis for the routes to Jerusalem which follow here.

69/20 The castles of *Pulueral* and *Synople* are on the south coast of the Black Sea, refuges of Count Raymond's routed army, wholly out of the way to Jerusalem.

69/25 *grete lake*: i.e. Lake Nicaea, but the nearest river, the Sangarius, is 30 miles away. The following itinerary is via the Nigri montes, Malebrunias, the valles Orelles i.e. Dorylaeum, Recleum i.e. Heraclea, and Iconium, and so to Antioch in Pisidia. The confusion of towns and rivers here is avoided by Albert of Aix.

70/5 *Ferne*: i.e. Fer (the classical Orontes). The bridge was known to the Crusaders as *pons ferreus* 'iron bridge'.

70/8 *Abbana*: the river flows from the Anti-Lebanon mountains east through Damascus and so to the Mediterranean (not the Red Sea).

70/25–6 The cities named here are Laodicaea, Gibellum, Tortosa, and Emessa, called *Chamele* by De Vitry (p. 1073). *Maubek* is the Moslem fortress of Ba'albek. Thereafter *þe riȝt way*, i.e. the coastal road, leads *per mare* (here made into *Maryn*) past the *tor de Flagram* (otherwise le tor destroit) to the *Château Pèlerins* and so to Jerusalem. The confusion of names and places in these descriptions of routes to Jerusalem exceeds anything in the book.

71/11 *þis Tartary*: the account of Tartary which begins here and after several digressions occupies much of the rest of the book derives from Carpini, *Historia Mongolorum* 1247 and Simon de Saint-Quentin, *Historia Tartarorum c.*1245, in the abstract of Vincent, *Spec. Hist.* XXXI. 2–52.

71/26 *Baco*: i.e. Batu Khan of the Golden Horde whom Carpini visited on his way to Guyuk Khan. *Orda* is the Mongol term for 'camp' and here designates the grand encampment established on the Volga *c.*1241.

71/31 *land of Russy*: the source of the details recorded in this northern itinerary (Russia, Livonia, Crakow, Lithuania, Silistria) is untraced. The form *Graften* is corrupted from *Aresteum* in the Royal Version, cf. *Arasten* in the Insular Version.

72/6 *sleddes*: these are *charioz sans roes qils appellent soleies* (Insular Version, p. 267), ultimately the Venetian *sliozola* 'sledge' of Marco Polo. See M. C. Seymour, 'More Thoughts on Mandeville', *Jean de Mandeville in Europa*, Mittelalter Studien 12 (Munich, 2007), p. 22, and *OED* s.v. sb. 1.

72/10 *Kera*: cf. Persian *k̲h̲ār* 'trouble'. See Seymour, *ibid.*

72/22 *þaire lawe*: the account of Islam which follows is, apart from the colloquy, some details from De Vitry, and the alphabet, very closely based on William of Tripoli, *De statu Saracenorum*.

73/17 *Takyna*: William of Tripoli (p. 592) mistook Arabic *taki* 'God-fearing' as a name for an incubus. Cf. Warner, p. 193.

76/1 *what þe sowdan did*: this imaginary colloquy which catalogues the sins of Christians commonly denounced from contemporary pulpits throughout the Latin West is a common literary device. Cf. Caesar of Heisterbach, *Dialogus miraculorum* IV. 15, ed. J. Strange (Cologne, 1851) I. 187–8.

77/38 *Cadrige*: i.e. Khadija, a wealthy widow of a merchant (not a prince of Khorasan) whom Mahomet married in 595. The *falland euille* is epilepsy.

78/7 *vi^c. and twenty*: cf. the Hegira, which marks the beginning of the Muslim era, when Mahomet fled from Mecca to Medina in 622.

78/13 *a gude hermyte*: named Bahira (otherwise the Nestorian monk Sergius) by William of Tripoli (p. 576).

79/4 The *shahāda* 'confession of faith', quoted by William of Tripoli, is properly *lā ilāh illa allah wa-Muḥammadun rasul allah*.

79/8 *þaire letters*: the alphabet which follows in a resolutely Saracen context has no relation to Arabic Nashi script used for copying the Qur'an from 11th century, viz. 'alif, ba, jim, dal, ha, za, ya, kaf, lam, mim, nun, 'ayn, fa, qaf, ra, sin, ta. It does, however, appear in the *Cosmographia* of Aethicus, said to be translated from Greek by St Jerome (d. 420), where it is claimed to be his invention (presumably by phonetic transcription). And it was copied thence by Hrabanus Maurus, *De inventione linguarum* (Migne PL 112. 1579) where it begins: alamon, becah, cathu, delfoy, effothu, fomethu, garfou. The language which it represents is unrecognizable. Warner (p. 194) detects Slavonic affinities, and Letts (I. 101) claims that it is Runic. Another possibility is that it may be Armenian script, invented by Mesrop under Bahram-Shapur (391–414) and used in the translation of the Bible, cf. the alleged association with St Jerome noted above; see A. Meillet, *Altarmenisches Elementarbuch* (Heidelburg, 1913). Cf. note to 12/21–4 above.

79/23 *þir foure letters*: the extra letters and guttural aspiration of Arabic are noted by Latini III. 1. In developing the Nashi script Arab writers had to express their 28 consonants within the 22 characters of a semitic alphabet (Aramaic and Nabutaen) varied by diacritics, which produced a handsome calligraphy. The analogues of *thorn* and *yogh*, known through trade and embassies and travellers throughout western Europe, lend a verisimilitude to the English nationality claimed by the author.

80/15 *Thanay*: i.e. the Don. Amazonia is here sited between the Don and the Caucasus which is the *grete hille* named at 80/27, and later sited *besyde Caldee*. It was traditionally placed beside Scythia north of the Black Sea.

80/18 *Albany*: reported by Isidore XIV. 3. 34, ultimately Pliny who describes the whiteness of hair, not skin, as the origin of the name. The *wonder grete dogges* are the huge mastiffs used to hunt lions in Alexandrine legend. The ancient Albana is noted at 138/3.

81/1 *Porte de Pounce*: i.e. Trebizond on the classical Pontus Euxinus, now the Black Sea. The port is the start of Odoric's itinerary to Hormuz (via Erzerum, Soldaia, Cassan, Yezd, Comerum, and thence through Chaldea) which, with additions from Haiton and the *Speculum Historiale*, frames the next chapters of the book.

81/2 *Athanase*: Odoric confused this 10th-century Athanasius buried at Trebizond with his more famous namesake, reputedly the author of *Quicumque vult*, who was buried at Alexandria in 373. The details of his history are not in Odoric.

81/16 *a myghty man*: i.e. Alexius Comnenus who, as reported by Haiton, established himself as emperor in 1204.

81/21 *þe castelle of þe sperhawke*: this legend replaces Odoric's dull tale of ducks (p. 414). There is no known source, but Jean d'Arras, *Mélusine* written after 1387 offers a close analogue in French romance. The castle is Kizkalesi 'Maiden's Castle' on the Mediterranean coast of Lesser Armenia, far off Odoric's route, built in 1151 as two castles connected by a causeway to protect *Croke*, otherwise Korikos, whose lords were Haiton's kin. The *lady of fairye* is Melior, sister of Mélusine. The *kyng of Ermony* is Leon II (d. 1289), after whom the kingdom succumbed to the Turks.

82/29 *Artiron*: i.e. Erzerum, visited by Odoric and still recovering from the sacks by Seljuk Turks in 1201 and by Mongols in 1241. But *Allazar* (*Altazar* in the Insular Version) is uncertain. One of the two headstreams of the river, Arabic *al-Furat* 'Euphrates', rises north-east of the city and has near its source the town of Erzincan.

83/1 *Ararath*: Genesis 8: 4 refers to the mountains of Armenia (*Urartu* in Assyrian, *Ararat* in Hebrew), which were later restricted to a specific mountain with a large patch of black rock visible on its summit. Haiton reports that some people claimed that this black rock was Noah's Ark. *Thano* represents another tradition which placed Noah's landfall at Mount Rudi near a settlement *t'man* in Armenian, cf. Arabic *thamānīm* 'eighty', after the eighty persons in the Ark. See *Encyclopaedia Iranica* sub Ararat.

83/19 *Dayne*: i.e. Dvin, the ancient capital of Armenia conquered by the Greeks in 914. A new capital Ani, famed for its thousand churches and visited by William of Rubruck (p. 270), was built for the coronation of Ashot III (952–77) on the right bank of the Arpa-chay as it flows into the Araxes from the north, and destroyed by earthquake in 1319.

83/22 *Taurizo*: i.e. Tabriz, formerly called Susis (of which *Faxis* here is attested by Odoric as a genuine variant).

84/2 *Cassach*: i.e. Cassan, midway between Sultaniah and Yezd and reportedly, e.g. by Marco Polo, the meeting-place of the Magi.

84/7 *Beth*: i.e. Yezd, about 60 miles south of the desert of Lut, which is not part of the Gravelly Sea described later in the book.

84/9 *Cardabago and sum Vapa*: a scribal degradation, found in several variations in all versions of the book, of *chahār bāgh i Spahan* 'the four gardens of Isphahan', the formal title of the city. Odoric did not visit it, and the source of the reference is untraced.

84/16 *whatkyn letters*: this 'Persian' alphabet appeared without characters in the manuscript of the Insular Version which lay behind the lost Anglo-Latin translation. It also appears in J. G. Eccard, *De origine Germanorum* (Hanover, 1750), p. 192, plate IV, copied from a manuscript at Ratisbon (now Munich Stadtsbibliothek HS. CLM 14436), which also contains *inter alia* the 'Saracen' alphabet recorded above 79/8. This copy begins with the names: alm, bem, gem, dem, etaim, fethin; and is clearly a debased form of a semitic language. It may represent a form of Aramaic which was the base of the Nestorian-Syriac script used in Persia and Chaldea. See note to 85/33 below and J. Naveh, *Origins of the Alphabet* (1975).

84/20 *land of Iob*: the reference is to the rich pastures in the mountains of Kurdistan. But Job is falsely identified with Jobab son of Zorah (Genesis 36: 33) by Isidore, *De ortu* (Migne PL 83. 136). *Sweze* is Odoric's *Hus* (p. 420) i.e. Hazar south of Kerman.

85/3 *manna*: mentioned by Odoric and described by Vincent, *Spec. Nat.* IV. 84–5.

85/11 *þe toure of Babilon*: Odoric confused the ruins at Arjan near the town of Bebahān, south-west of Isphahan, with the Tower of Babel, far off his route. *Babilon* is a scribal error, cf. 22/38.

85/15 *þe wymmen*: presumably importunate beggars.

85/33 *propre langage*: Odoric says that the Chaldeans have their own language, but the alphabet that follows here is from another source. As in the Insular manuscript that lay behind the lost Anglo-Latin translation (cf. note to 84/16 above), this 'Chaldean' alphabet lacks the names of the characters. Its forms are unrecognizable. It probably was semitic, and came into the account here from the same manuscript source as the 'Persian' alphabet. Perhaps both alphabets are Syriac and ultimately Aramaic, Nestorians using an eastern dialect and Jacobites using a western dialect. *Encyclopaedia Britannica* sub Semitic Languages outlines the complexity of these linguistic relationships.

85/35 *Amazone*: traditionally sited on the borders of Scythia, the land of the Amazons is here described from Latini I. 30 and 122, the *Letter of Prester John* (p. 917), and Vincent, *Spec. Hist.* I. 96 who names Scolopitus as the king killed in battle. See note to 80/15 above.

86/35 *Termegutte*: i.e. the classical *terra Margine* where Alexander founded Alexandria Margiane (now Merv), later known as Seleucia, here called *Celsite*. The details come from Latini I. 4, ultimately from Solinus XLVIII. 4.

87/17 *bot a fote*: i.e. the classical *sciapodae*, listed among the monsters by Vincent, *Spec. Hist.* XXXII. 15. The *childer white hared* (cf. note to 80/18 above) are reported by De Vitry (p. 1111) following Latini I. 4, as well as Vincent I. 93, in India, not 'Ethiope'. The caustic lakes are in Ethiopia.

87/21 *Saba*: i.e. Saveh, about 50 miles south-west of Teheran where the tombs of the Magi were reported by Marco Polo, and here confused with the biblical kingdom of Sheba and so sited in 'Ethiope'.

87/30–89/31 This account of the diamonds is based on Latini I. 13, De Vitry (p. 1106), and Vincent, *Spec. Nat.* VIII. 39 who at the same place reports on pearls. His distinction is lost here. Hence diamonds are falsely attributed to Cyprus and Macedonia, and grow together male and female, and are nourished by the dew of Heaven. The Egerton conflator interpolates the references to Isidore XVI. 13. 2 and Bartholomaeus Anglicus XVI. 9.

89/34 *eles of xxx. fote*: reported by De Vitry (p. 1107) in the Ganges, not the Indus, and ultimately from Pliny IX. 4.

90/15 *Chermes*: i.e. Hormuz, the entrepôt on the Persian Gulf where Odoric took ship for India. He mistakes the purpose of the loin-cloths.

90/28 *schippes made wiþouten nayles*: reported by Odoric (p. 422). The magnetic rocks are noted by De Vitry (p. 1115) and Vincent, *Spec. Nat.* VIII. 21. Cf. the iron mountain in the *Arabian Nights*.

90/34 *ile of Cana*: i.e. Thana, about 20 miles north-east of Mumbai (Bombay), where four Franciscans from the newly found convent were killed in April 1321 for allegedly insulting local religious beliefs.

91/39 *Sarchie*: i.e. the ancient Barygaza (now Broach), north of Surat, and a major port about 190 miles north of Mumbai.

92/4 *land of Lombe*: otherwise Polombe, the medieval Kaulam (now Quilon) on the Malabar Coast. *Flabryne*, visited by Ibn Baṭṭūṭa and now destroyed, and *Zinglauns* (now Cranganor) were ports south of Calicut. The account of the Pepper Forest, noted by Odoric, is based on Vincent, *Spec. Nat.* XIV. 64, but he does not name the types of pepper. These names are perhaps Arabic for three types of spices, not peppers: *zanjabīl* 'ginger', *filfīl* 'pepper', *al-lubān* 'frankincense'. Cf. Arabic *kaulam* 'black pepper' and Pelliot I. 149–50, Albertus magnus *De Vegetalibus* VI. 195 (p. 436), and De Vitry (p. 1099).

92/33 The paragraph is interpolated by the Egerton conflator who refers to Isidore XVII. 8. 8.

93/7 *saue þaire grace*: Isidore loc. cit. and the *Letter of Prester John* (p. 912) report the burning but the author follows a divergent account, cf. note on the Pyramids 29/34 above, and in justification he extends Odoric's report of lemon-juice as a preventative against leeches in Ceylon.

93/30 *fons iuuentatis*: found in the *Letter of Prester John* (p. 912) which places it beneath mount Olympus. The author's experience of it is a characteristic embellishment of his fiction, which contradicts his report of ill-health in the Epilogue.

93/36 *þe ox*: Odoric reports the worship of the ox as well as the practices of cremation, suttee, and self-immolation, but he does not name the liquid called *gaul* here, a word of Germanic etymology denoting the ox-gall used as a cleansing agent. See *OED* sub *gall* sb.1. The smearing with dung and urine is associated with sexual potency by some primates.

94/36 *wymmen schafez þer beerdes*: based on a mistranslation or corruption in Jean le Long's translation of Odoric's Latin, *mulieres etiam faciunt sibi abradi frontem et barbam homines non* 'women have their foreheads shaven and the men their beards uncut'.

95/2 *Mabaron*: i.e. Ma'bar, the Arabic name for the Coromandel Coast. Odoric and Latini report the body of St Thomas at Mailapur. Its translation to Edessa is recorded in the *Legenda Aurea* and Vincent, *Spec. Hist.* IX. 66. The source of this account of his miraculous judgements is untraced, but cf. Gervase of Tilbury III. 26 and the apocryphal *Acts and Passion of St Thomas of Ind* before 1200.

95/22 *ane þat passez alle oþer*: possibly Siva, one of the Trimūrti with Brahma and Vishna, in Hindu legend.

95/27 *sayne Iames*: i.e. the shrine of St James of Compostella, named in Jean le Long's translation of Odoric alongside St Peter's, Rome.

96/16 *a chariot*: i.e. the juggernaut. The tall ceremonial car (*ratha* in Sanskrit) is still used in Hindu practices in southern India.

97/28 *lii. day iourneez*: Odoric's voyage from Quilon directly to Malacca, about 180 miles from Singapore on the west coast of the Malay peninsula and the hub of shipping passing from India to China, lasted 50 days. All sailing in the Indian Ocean and the South China Sea was governed by the monsoon winds, but a run of seven weeks seems slow unless he was becalmed for a time. At Malacca he trans-shipped for China and reached Zayton, the major port on the Pearl River which was the terminus of the Indian trade (described by Marco Polo II. 77), after many more days at sea. Most, if not all, of his information on the lands between India and China is hearsay or taken, confusedly, from Marco Polo, whose account of Komari in southernmost India he ascribes to Lambri, a kingdom in Sumatra. His claim to have visited Java, off the route from Malacca to Zayton, is suspect.

98/21 *Polus Articus*: i.e. the Pole Star. The account of the rotundity of the world which follows the sightings by astrolabe (taken from Odoric who copied Marco Polo) depends on *Directorium ad faciendum passagium transmarinum c.*1330 (ed. in *American Historical Review* 12.821 and with Haiton cited p. 174 above) and Sacrobosco, *De sphera mundi c.*1220.

99/8 *sterne Antartyke*: i.e. Canopus, after Sirius the brightest star in the southern hemisphere, visible below 37° N.

100/24 *a tale þat I herd*: perhaps a recollection of Norse voyages across the Atlantic. See *An English Miscellany . . . W. S. Mackie*, ed. B. S. Lee (Cape Town, 1977), pp. 46–53.

101/19 *alde wyse men*: specifically Latini (p. 126) who calculated the circumference as 20,247 miles.

101/20 *after my feble wit*: properly Eratosthenes, quoted by Vincent, *Spec. Nat.* VI. 13 after Pliny II. 247. His calculation, adjusted to Ptolemaic measurement, is 24,545 miles, compared to the modern calculation of 24,901.8 miles. This statement of personal preference where his authorities differ parallels those on the Pyramids 29/34 and the Pepper Forest 93/7. *dcc. and xx.* (as in DV 81/33) is corrupt, cf. IV 340/2 *DC studies.*

102/12 The descriptions of the lands which follow Odoric's landfall at Malacca are based on Marco Polo and here expanded by reference to Vincent, *Speculum Historiale.* Some of their names have recognizable modern equivalents, though these do not reflect the geographical boundaries of medieval kingdoms. Others are not certainly identifiable, even when traced to Marco Polo's names. The geographical confusion in which these lands are reported here is largely due to Odoric who describes on his journey to China lands which Marco Polo III. 7–19 described on his voyage home from China in 1290: viz. Chamba, Bintan, Malayur, the Sumatran kingdoms of Basman, Dagroian, and Fansur, the Nicobar and Andaman Islands, and Ceylon.

102/18 *Boteniga*: Odoric's *Boterrigo* (p. 446) is perhaps Marco Polo's island of Pentan, identified as Bintan lying off the southern tip of the Malay peninsula. *Somobar* and *Iaua* are modern Sumatra 'Lesser Java' and Java.

103/6 *Thalamasse . . . Pathen*: Odoric's *Paten quem alii vocant Malamasini* (p. 447). This appears a duplication of Pentan, noted above, which Marco Polo says was 90 miles from the kingdom of Malayur and not (as Odoric says) identical with it. The trees that bear meal are sago-palms, and those that bear poison are upas trees. The reference to the Jews is not in Odoric; the alleged plot to poison Christians was a commonly held explanation of the great plague of 1349.

103/27 *thaby*: named by Latini I. 4 and Vincent, *Spec. Nat.* XII. 57 to describe bamboo, the secretions formed in the joints of which are called in Persian *tabāshir* (cf. Sanskrit *tvakkshira*).

104/4 *Calanok*: Odoric's Zampa (p. 450) and Marco Polo's Ziamba, otherwise Chamba, an ancient coastal kingdom of Indo-China. The name survives in modern Cambodia.

104/17 *warkes*: ultimately the *barrus* of Isidore XII. 2. 14, not found in Odoric. The annual running of spawning fish is recorded off the coasts of Ceylon among other places.

105/1 *grete snyles*: i.e. tortoises. Odoric appears to rely on hearsay for their size. Vincent, *Spec. Hist.* I. 79 reports that their shells were used in Ceylon to cover houses.

105/12 *Caffilos*: this land and the two which follow, *Melk* and *Tracota*, are not reported by Odoric or Marco Polo. Their names are unidentified, possibly side-notes in the copy of Vincent, *Spec. Hist.* I. 87 from which the author took many of their details. They are added to Odoric's account where he says (p. 452) that he will not describe other marvels beyond belief.

105/25 *Melk*: Vincent, loc. cit. reports that the Scythians drank blood to sanctify their treaties, cf. Marco Polo II. 73. The term *Godd* translating *dieu* in the Insular Version has not been found elsewhere in such a context.

105/35 *Tracota*: this is the land of the Troglodytes described by Vincent, loc. cit. and presumably named after the gem *traconit*, ultimately the fabulous *hexecontalithos* 'sixty-coloured stone' in Pliny XXXVII. 10.

106/9 *Natumeran*: i.e. the Nicobar Islands, north-west of Sumatra and the southernmost of the Andaman Island chain. With this description the author resumes his dependence on Odoric. Marco Polo III. 6 reports the dog-headed men, cf. the classical *cynocephali* noted by Vincent.

107/1 *Silha*: the Chinese name *Si–lan* (Sanskrit *Sinhala*) for Ceylon, described later at 161/23 as a separate land under the Roman name *Taprobane* (Sanskrit *Tamraparni*). The *grete mountayne* is Adam's Peak.

Lemon-juice is used locally to ward off leeches but not crocodiles, cf. Pliny XXIII. 67, and note to 161/23 below.

108/1 The quotation is Psalms 93: 4.

108/4 *Dundeya*: Odoric's *Dandin* (p. 455) and Marco Polo's *Dagroian*, a kingdom in Sumatra.

109/3 *folk of grete stature*: the catalogue of monsters that follows is from Vincent, *Spec. Hist.* I. 92–3, perhaps supplemented by De Vitry (p. 1111). As with the addition of the unknown islands noted at 105/12 above, they appear where Odoric (p. 457) says that he will not describe more marvels at that time.

109/20 *mounkes*: i.e. of enclosed orders like Carthusian and Cistercian where speech was restricted.

110/10 *Mancy*: Manzi, the Chinese empire of the Sung dynasty south of the Yellow River, was finally conquered by the Mongols with the capture of its capital Hang-chow in 1276. Its opulence is reported by Marco Polo whose account is followed in many details by Odoric and thence by 'Mandeville'.

110/24 *Albany*: a fanciful echo of an earlier *Albany* noted at 80/18, not in Odoric and without any historical support.

110/26 *Latoryn*: Odoric's *Cartan* in Jean le Long's translation and Marco Polo's *Kanugia*, otherwise Kuang-tong 'province of Kuang', of which Canton is the capital. Odoric reports that this was the first city he visited after his voyage from Malacca, presumably confusing it with Zayton (see note to 97/28 above).

111/7 *grete ydoles*: i.e. statues of Buddha, before whom incense is burned.

111/17 *loyres*: cf. OF *loutres* 'otters', named by Vincent, *Spec. Nat.* XIX. 89. But Odoric reports (p. 462) that the fishermen used *mergi* 'cormorants'.

111/21 *Cassay*: Odoric's *Camsay* (p. 463) and Marco Polo's *Quinsai* 'city of heaven'. But after the Mongol conquest the Ming reverted to its earlier name Han-kow (literally, the mouth of the Han river). Again, Odoric's account follows Marco Polo closely.

111/32 *bygon*: a corruption of Mongol *darasun*, cf. William of Rubruck (p. 178) *terracina* 'rice wine'.

111/37 *ane abbay of mounkes*: sited on the lake to the west of the city. Odoric's account of his visit is followed closely.

112/28 *Chibense*: Odoric's *Chilenfo* (p. 467) is a form of Chian-ning, on the south bank of the Yangtse and about 150 miles north-west of Shanghai, which was refounded by the Ming in 1368 and renamed Nan-jing 'southern capital', westernised to Nanking.

113/4 *Dalay*: Mongol *ta-le* 'the sea', otherwise the Yangtse. There are no pigmies on the Asian mainland. Odoric (p. 468, fn. h) misread *Pingui* (now Pei-chau) in Marco Polo II. 53 as *Pigmi* and then added his own description which includes classical detail and the account in Augustine, *De civitate dei* XVI. 8.

113/31 *Iamcaly*: Odoric's *Iamcai* (p. 469) and Marco Polo's *Yanju* (II. 72) is the Mongol Yamchay (now Yang-chow), an ancient city of strategic importance for the Mongols.

114/1 *comacy*: Persian *tuman*, glossed by Steingass, *A Comprehensive Persian–English Dictionary* (1892) as '5000 aspers' from the Mongol *tuman* '10,000' used especially to describe a military unit.The miscalculation *fyue hundreth thowsand* here is inherited from the lost Anglo-Latin translation, cf. *quinquaginta milia* in the Royal Version.

114/16 *Menke*: Odoric's *Mencu* (p. 470) and Marco Polo's *Gan-pu* (II. 68) is identified as Ning-po, the major seaport of Han-kow.

114/21 *Lanteryn*: Odoric's *Lencin* (p. 470) and Marco Polo's *Lingui* (II. 53) i.e. Lin-tsing (now Xuzhou) on the Grand Canal.

114/22 *Caremoran*: this is the Mongol *Qara-moran* 'black river', noted by Odoric and Marco Polo. Cf. Pelliot I. 182–3.

114/34 *Gaydon*: Mongol *ta-tu* 'great court', the winter city built by Kubilai Khan in 1257 north-east of Beijing, where Odoric stayed for three years.

115/17 *panteres*: Odoric describes but does not name the red skins on the walls, presumably hides of treated Russian leather, which Vincent, *Spec. Nat.* XIX. 99 attributes to the animal *panthera* 'leopard'.

116/13 *a mannez fote*: the head-dress is the *ku-ku* hung from the caps of wives of tribal leaders, cf. the *bocca* described by William of Rubruck (pp. 88–9).

117/37 *agaynes þe kyng of Mancy*: the Mongol attack on the Sung dynasty began in 1210 and ended in 1279 with its overthrow. The author's claim to have served the Great Khan in these wars for *xvi. monethes* (*xv.* in Insular Version) is prompted by Odoric's domestic presence at the Khan's court for three years, but the specified length of time is curious, perhaps dependent on a variant *xxxvi.* in his copy-text. The description of the Mongol eating habits is taken from Vincent, *Spec. Hist.* XXIX. 78 which follows Carpini.

118/28 *sum men parauenture*: this defence against sceptics is added by 'Mandeville'.

119/11 *Cham*: the identification of Ham with Cham, cf. Mongol *khān* 'lord', is a spurious explanation by 'Mandeville'.

120/6 *viii*^{xx}. *ȝere sene*: Vincent, *Spec. Hist.* loc. cit. dates the election of Genghiz Khan to 1202. The rest of the chapter here, apart from the inscriptions on letters and seals, comes from Haiton.

120/15 *Chaanguys*: the name Genghiz is the Arabic form of Turkish *tengiz* 'universal'. Born *c.*1167, he was elected *khākhān* 'great khan'. The *whyte knyght* is the shaman Tab-tengri who rode to Tengri the sky-god of the Mongols to learn his will.

120/37 *Ysachan*: the *ysa khān* 'ordinances of the khan' was the law code compiled in 1225 on rolls in Uighur script. *Godd allemyghty* here properly refers to Tengri.

122/6 *mount Belyan*: i.e. Burqan Qaldun (8494 feet), the sacred mountain of Genghiz' youth, below the Great Kentei Shan range. The *see* is Lake Baikal. The legend, taken from Haiton, records the attack on the Karaklutrai in 1209 immediately before the assault on Cathay. See H. D. Martin, *The rise of Chingis Khan* (Baltimore, 1950) and *The Cambridge History of China* VI, ed. H. Franke and D. Twitchett (1994), pp. 380–96.

122/20 *þe nowmer of ix.*: its mystical importance for the Mongols is also noted by Marco Polo.

123/19 *Cichota*: i.e. Ogadei Khan (d. 1241), followed by *Guys Chaan* i.e. Guyak Khan (d. 1246), visited by Carpini.

123/29 *Halaon*: Hulagu (d. 1265), who founded the dynasty of the Il-Khans of Persia, conquered Baghdad and killed the Khalif Mostassim in 1258. The story of his death recalls William's of Tripoli's account of the death of Crassus.

124/9 *Mango*: Mongke Khan (d. 1259), visited by William of Rubruck, was succeeded by *Chebysa* i.e. Kubilai Khan (d. 1294) reported by Marco Polo.

124/12 *Iong*: i.e. the capital city established by Kubilai Khan in 1264 and named here by Haiton, is Yen-king, the Chinese name for the Mongol *khanbaliq* (now Beijing). See note to 129/8.

124/19 *þe style of his lettres*: these inscriptions, not in Haiton, are based on those of the letters of Guyuk Khan to Innocent IV in 1246. Those of the seals are reported by Vincent, *Spec. Hist.* XXIX. 74 after Carpini.

125/4 *his courte*: the account of the Great Khan's court here is mainly taken from Odoric, who follows Marco Polo closely. There are additions from Haiton and Vincent, *Spec. Hist.* XXXI. 14 and XXIX. 84 and minor borrowings from the *Letter of Prester John* and the *Epistola Alexandri de situ Indie*, ed. F. Pfister, *Kleine Texte zum Alexanderroman* (Berlin, 1910).

125/8 *moseak*: Arabic *masjid* 'mosque', not named by Odoric and here misapplied by 'Mandeville' to a Buddhist temple. Cf. *musket* 24/3 above. The Mongols did not practise circumcision, and the feast which Odoric misnames was the feast of the Chinese New Year on 1 February, which coincided with the Christian feast of the Circumcision.

126/29 *þise thinges*: Odoric (p. 481) says that the explanations of the philosophers are vain and ridiculous. Those given here are the invention of 'Mandeville'.

129/7 *Saduz*: i.e. Mongol *shang-tu* 'upper court', the summer residence of Kubilai Khan, about 160 miles north-east of Beijing.

129/8 *Camalach*: i.e. *khan-baliq* 'city of the khan', the winter palace built within the vicinity of *Gaydoun* (noted above 114/34). 'Mandeville' falsely regards them as separate cities.

130/16 *xii. prouincez*: devised by Kubilai Khan on the advice of his astrologer. Odoric does not describe the provincial governors as kings, a detail borrowed from the account of Prester John, and says that the circuit of his realm would take six months, not seven years.

131/13 *chidibo*: i.e. Mongol *ki-di-fou* 'innkeeper' and so by extension 'master of the post-house' and 'courier'.

132/13 *In þe land*: the rest of this chapter is taken from Carpini's account in Vincent, *Spec. Hist.* XXXI–II, except Odoric's reference to the daughter of Prester John.

133/2 *yroga*: i.e. the image *nacygai*, the Earth Goddess Etugen, which Marco Polo II. 26 says was worshipped in every Mongol household.

133/5 *Thyak Caan*: i.e. Guyuk Khan (d. 1246), visited by Carpini, whose account of the Mongol dynasty is reported by Vincent, *Spec. Hist.* XXXI. 13. But the list here is confused, reducing sons, brothers, and nephews to one class. The eldest son of Genghiz was Jochi, his third son was Ogadai, the second Chaghatai, and the fourth Tului, here called *Theophue*, *Ordu*, *Chahadoy*, *Bului*. Guyuk, Kochu, Qashi, Qarachar were the sons of Ogadai, and Mengu and Kubilai the sons of Tului. The wives are named by Saint-Quentin, and the reference to Prester John's 'daughter' comes from Odoric. Genghiz Khan married Ibaka Beki niece of Wang Khan of the Keraits (d. 1203), identified as Prester John by Marco Polo, Odoric, and William of Rubruck. Tului married the Christian Sorghaqtani (*Serioth Caan* here), another niece of Wang Khan. Burakchin and Turakina were wives of Ogadai. See William of Rubruck p. xvi.

135/16–21 *þis folk . . . kynde*: this paragraph has no known source.

136/3 *þe emperour is deed*: the funeral rites and the election of the new khan are taken from Vincent, *Spec. Hist.* XXXI. 32, who follows Saint-Quentin.

136/20 *þe seuen kynredens*: i.e. the seven Mongol tribes listed by Haiton, viz. Tartar, Tanghot, Eurach, Valair, Semach, Mengly, Coboogh.

136/36 *Asie þe depe*: the account of the fifteen lands of Asia is copied from Haiton I, to which 'Mandeville' adds only the last paragraph on 'Ethiope'.

136/37 *Tarse*: land of the Uighurs, confused by Haiton with Tarshish (Psalm 72: 10), i.e. Kashgaria. See William of Rubruck p. 150.

137/8 *Eccozar*: i.e. the ancient Farab, later Otrar (as here), on the Jaxartes river in central Asia in medieval Turkestan.

137/12 *Corasme*: i.e. Khwārazm, Persian *khārizm* 'lowland', the steppe between the Aral and the Caspian Seas.

137/17 *Comany*: the land of the Cumans on the great steppe north of the Black Sea and the Caspian Sea. *Maure* in line 27 is Greek μαῦρος 'black'. The river *Ethille* is Turkish *atel* 'river', otherwise the Volga.

137/34 *Alysaundre*: the city was originally a wall built by the emperor Khusran I Anoshirwan (d. 579) across the narrow pass on the western side of the Caspian on the only route through the Caucasus to the south, about 120 miles north of modern Baku. For the legend of the mythical *Porte de Fer* 'Iron Gate' built by Alexander to shut out the tribes of Gog and Magog see A. R. Anderson, *Alexander's Gate and the Inclosed Nations* (Cambridge, Mass., 1932).

137/37 *Sarak*: i.e. Serai, the seat of the Golden Horde on the Volga north of its entry into the Caspian. *Sarāy* is Persian originally meaning 'a palace, inn', which was adopted into Turkish and Mongol. It survives in *caravanserai* 'an inn'.

138/3 *Berbent*: i.e. Persian *dar-bend* 'barrier', the name given to the site of the *Porte de Fer* noted at 137/34, the ancient Albana (now Derbent).

138/6 *Abcaz*: a medieval kingdom on the Black Sea north of the Caucasus. The name survives in modern Abkhasia.

138/21 *Phison*: here mistakenly applied by Haiton to the Oxus. Elsewhere in the book it properly denotes the Ganges (as in Genesis).

138/25 *Bactria and Seormegraunt*: i.e. Bokhara and Samarkand, the chief cities of Turkestan.

138/30 *Nessabon*, *Saphaon*: i.e. Nishapur and Isphahan, the cities of the Khwārazm, lying between the two rivers which drain into the Aral Sea, in north-eastern Persia. Haiton does not mention *Sarmassane*, presumably a variant form of Samarkand mentioned earlier which 'Mandeville' added, perhaps from a side-note in his copy-text of Haiton.

139/2 *Taurisius*: i.e. the ancient Tauris (now Tabriz), west of the Caspian Sea.

139/8 *Cordynes*: i.e. the Kurds. The two cities are Shiraz, about 30 miles from the ruins of Persepolis and here misplaced by Haiton in Media, and Kermanshah about 400 miles north-west of Shiraz.

139/11 *Abior*: i.e. Mt Elbruz in the Caucasus.

139/12 *Halamo*: a land which ran, according to Haiton, from Georgia to Turkey and so the territory of the Caucasian Albanians, noted above 80/18.

139/20 *Hamsoun*: i.e. Hamschen, a province of Georgia between the Black Sea and the range of Balkar Dagh. Haiton says that the *alde storyes* are histories of Armenia. *Taures* is Shapur II, emperor of Persia (310–379) who savagely persecuted Christians. *Megon* is the steppe of Müghān lying about the lower course of the river Kur and subject to seasonal fogs. See Pelliot II. 621.

140/11 *A domino*: Psalm 118: 23, followed by Deut. 32: 10 and Psalm 91: 7.

140/38 *Lycony*: i.e. Lycaonia, listed here with the other provinces of Asia Minor, viz. Cappadocia, Isauria, Phrygia, Bithynia, Pontus.

141/3 *Sakara*: perhaps Satalia on the Mediterranean, i.e. the *Grekez see*.

141/7 *Niniue*: the ruins of the ancient Nineveh, capital of the Assyrian empire sacked by the Medes in 606 BC, lie on the east bank of the Tigris, across the river from Mosul.

141/15 *Rochays*: i.e. Ruha, the Arabic name for Edessa. *Symar* is Mt Sinjar and *Lyson* an unidentified peak in the Djar-Bakr range north of the town of Dijarbakir on the upper reaches of the Tigris west of Lake Van. With these details 'Mandeville' ends his use of Haiton for the moment.

142/2 *Cadhilhe*: Odoric's *Cadeli* and Marco Polo's *Cauli*, the medieval Kao-li (now Korea).

142/14 *grete appils*: i.e. plantains, reported at 28/7 above.

142/20 *Vber*: the two mountains known as *Vbera Aquilonis* which, according to the Pseudo-Methodius, came together at Alexander's prayer when he allegedly imprisoned the ten tribes of Israel in the Caucasus. 'Mandeville' here follows De Vitry (p. 1096), Vincent, *Spec. Hist.* IV. 43, Latini I. 122.

143/14 *Clyrem*: i.e. Direu, a district along the Caspian shore, mentioned by Latini I. 122 whose account is closely followed.

143/30 *a foxe*: the story is found in *Mirabilia mundi*, a short compendium largely based on De Vitry (p. 1096) and in this particular on another short tract, *Epistola prudenti viro*; see *Viator* 22 (1991) 153–67. 'Mandeville' possibly found the story in a common source. It developed ultimately from Nehemiah 4: 3 'if a fox go up he shall even break down their stone wall'.

144/3 *Bachary*: the marvels and monsters of Bactria, a land between the Hindu Kush mountains and the Oxus river conquered by Alexander and so absorbed into his legends, are severally reported by De Vitry (p. 1100), Vincent, *Spec. Hist.* IV. 53–60 and *Spec. Nat.* XVI. 90, and the *Epistola Alexandri* (pp. 29, 55).

144/23 *Prestre Iohan*: the account given here is almost wholly based on the fabulous *Letter of Prester John*, which appeared *c.*1165 addressed to the emperor Manuel from a Christian (i.e. Nestorian) ruler of the three Indias. See William of Rubruck p. 5 and the authorities listed there. By a mistaking of name he was falsely identified with Wang Khan of the Keraits (d. 1203) by Odoric (p. 483), Carpini, and William of Rubruck. The name *Pentoxere* is the product of several scribal distortions of *Pretre Iehan*, outside 'Mandeville' found only in Jean le Long's translation of Odoric and two related Latin manuscripts.

144/30 *Nise*: the site of the palace of Prester John reported in the *Letter* (p. 920) and historically the capital of the Persian kings, traditionally founded by Shapur II (d. 379), and now Nishapur in north-eastern Iran. It was destroyed by two earthquakes and sacked by the Mongols in the 1221.

145/6 *adamaunt*: the magnetic rocks were reported earlier 90/28.

145/22 *Hermes*: i.e. Ormuz, also reported earlier 90/15 from Haiton who ascribed its foundation to Hermes Trismegistos.

145/24 *Seboth*: i.e. Cambay, about 240 miles north of Bombay (now Mumbai) and named by Haiton as the first port of call out of Ormuz and described by Marco Polo III. 29.

145/31 *psitakes*: i.e. *θιττακός* 'parrots', reported by Haiton. Cf. 147/8.

145/36 *alyed togyder*: see note to 133/5 above.

146/14 *a grete see*: the Sea of Sand, otherwise the Gravelly Sea, reported by Odoric by hearsay and described in the *Letter of Prester John*, is the Takla Makan desert, 600 miles from west to east and 250 miles from north to south, which was the major hazard on the caravan route to China.

147/1 *a fantom*: the trees are part of the Alexandrine legends reported by De Vitry (p. 1100). The wild horned men come from the same source.

148/4 *Suse*: i.e. Susa, the residence of the Persian kings from Cyrus the Great and the southern terminus of the Royal Road, north of the Red Sea, and later the Greek city of Seleucia.

149/10 *patriarch of sayn Thomas*: identified as the Nestorian Patriarch of Baghdad. The *Letter* also names the Metropolitan of Samarkand and the Archbishop of Susa.

149/23 *Mulstorak*: Odoric's *Millistorte* (p. 488) is Malasgird north of Lake Van, and ultimately from Arabic *mulāḥidah* 'heretics'. *Catolonabes* is Arabic *sheikh-ul-jibāl* 'chief of the mountain'. Hasan i Sabbah broke away from orthodox Islam and established his sect of Assassins in 1096 at Alamut in the Elbruz mountains. They were destroyed by Hulagu in 1256, and their fortresses in Syria by Baibars in 1273. See Pelliot I. 61–2.

150/18 *a maner of drinke*: properly the drug *ḥashāsh*, from which the name 'Assassin' derives. Their favoured method of murder was a sudden thrust by a hidden dagger.

151/5 *þe vale of enchaunting*: this inflated account of the Valley Perilous is based on Odoric's colourful description on his homeward journey somewhere in Mongolia, perhaps passing through a ransacked graveyard with a Buddha sculpted in rock. All travellers along the caravan route from China report howling winds, the bones of beasts and men, and the imagined presence of devils. 'Mandeville' elaborates Odoric's details, even to the inclusion of *twa frere meneours of Lumbardy* (i.e. Odoric and his companion Friar James) in his party.

152/36 *Beȝond þat valay*: the catalogue of monsters in the unnamed isles and lands that are described here between the accounts of the Valley Perilous and the Brahmins is largely based on Vincent, *Spec. Hist.* I. 89 and *Spec. Nat.* XXXI. 26. They are placed here as part of the fabulous empire of Prester John as the most likely location of such exotics which, after the melodramatic inflation of his passage through the Valley Perilous, 'Mandeville' felt necessary to the wonderful credulity of his story. Most are fantasy, with an occasional trace of reality faintly discernible in their detail.

153/15 *anoþer faire ile*: after reporting the giants in two separate islands 'Mandeville' here combines two adjacent accounts in Vincent, *Spec. Hist.* I. 88, of the nuptual rites of the Augylae of Libya (ultimately from Herodotus IV. 172) and of the snake-eating troglodytes. *gadlibiriens* is presumably a gross corruption, evolved by many scribes, of *Augylae* and the explanation *foles despaired* from *un fol espoir* 'a mad hope'. The phallic associations of snakes that lie behind the story need no gloss.

154/2 *precious stanes*: these are the *pupillas geminas* 'double pupils' of the women of the Bithiae of Scythia reported by Vincent, *Spec. Hist.* XXXI. 24.

154/6 *mykille sorowe*: the unnatural grief and joy of the women are reported by Vincent, *Spec. Hist.* I. 89 of the Thracians (ultimately from Herodotus V. 5), who also reports the elective kingdom in the following paragraph.

154/37 *anoþer ile*: this account from Vincent, *Spec. Hist.* I. 91 who names Caesar as his source (viz. *De bello gallico* V. 12–14) who describes the Britons.

155/13 *cocodrilles*: described by Vincent, *Spec. Nat.* XVII. 106. The cotton-shrub, otherwise the 'silk-trees', the hardwoods cedar and ebony, and the coconuts are reported there and by De Vitry (pp. 1099–1100). *boumbe*, Latin *bombax* 'cotton', has its derivation from βόμβυξ 'silk'.

155/27 *orafles*: OF *orafle* translates the *camelopardus* 'giraffe' of Vincent, *Spec. Hist.* I. 88. *gyrfauntz* derives from Arabic *zarāfa* 'giraffe'. The animal is native to Africa but the *Epistola Alexandri*, abstracted in Vincent, *Spec. Hist.* IV. 54, claims that all these beasts were encountered by Alexander on his invasion of India.

156/6 *lonherans*: with *toutez* and *odenthos* the form derives from one beast, the *odontatyrranum* 'rhinoceros' of Vincent who imperfectly copied the *odonta vel dentem tyrranum* of the *Epistola Alexandri*. Cf. Arabic *karkaddan*.

156/30 *ile of Bragmans*: described by Vincent, *Spec. Hist.* IV. 66–71. Cf. De

Vitry (p. 1108), the *Epistola Alexandri*, and the *Historia de proeliis* (Loeb ed., p. 223).

156/32 *Thebe*: i.e. the Hydaspes which marked the eastern limit of Alexander's invasions, the classical *Tiberoboam* called *Tabobenus* in the *Historia de proeliis*.

156/34 *In þis ile*: Vincent, *Spec. Nat.* XXXI. 129 so describes the Seres, Greek *Σῆρες* 'the Chinese'. A similar account appears in the *Letter of Prester John*.

157/12 *his lettres*: known as the Dindimus correspondence, these are an integral part of Alexandrine legends, reported in the *Roman d'Alexandre*, ed. A. Abel (Brussels, 1955), pp. 182–4, as well as in *Spec. Hist.* loc. cit.

158/5 *Oxidrace*: i.e. the classical Oxydraces who opposed Alexander's advance into the Punjab. De Vitry (p. 1100) says that they are the same people as the *Gynoscriphe*, properly the classical Gymnosophistae, the Greek name for the Brahmin.

159/7 *Ysai*: the quotation is based on Hosea 8: 12, followed by John 10: 16 and Acts 10: 15. This paragraph extolling the virtuous pagans is apparently the author's own expression of a universal redemption which motivated both Pauline and mendicant missions. The report of the pagan prophecy of Christ's birth repeats that noted at 10/36 except that its date is here stated to be 3000 years and more ago.

159/30 *Pytan*: Vincent, *Spec. Hist.* I. 93 reports the land of the Trispithami, ultimately the Astomi of Pliny VII. 25 who describes a separate people of small stature on the upper reaches of the Ganges.

160/1 *anoþer ile*: i.e. the land of the Ichthyophagi, also reported by Vincent loc. cit. who follows the *Epistola Alexandri*. The river *Wymare* is the Buemar in the farthest forests of India by which Alexander camped after seeing the golden images of Hercules and Liber. The same sources report *þe treesse of þe sone and þe mone* which foretold Alexander's death.

160/27 *þis emperour*: this explanation of name is developed from a brief reference in the *Letter of Prester John* (p. 924), cf. John of Monte Corvino's report of the Ongut prince and deacon George (d. 1298).

161/12 *gude cristen men*: i.e. Nestorians. Nestorius was condemned at the Council of Ephesus in 430 but his heresy flourished as the dominant Christian sect in Egypt and Persia until destroyed by Timur the Lame before 1400. None of the genuine mendicant travellers through Persia speaks with enthusiasm about the learning or character of the Nestorian clergy.

161/23 *Taprobane*: i.e. Ceylon, described here from Vincent, *Spec. Hist.* I. 79 (following Pliny VI. 79–81) where the name is derived from Sanskrit

Tamraparni. 'Mandeville' has previously described the island as Silha at 107/1 where he followed Odoric.

161/32 *schippes*: the reference, seemingly a contemporary comment by 'Mandeville', is taken from Vincent loc. cit. who follows Pliny.

161/37 *Orielle* and *Arget*: the two mythical islands of Chryse and Argyre are reported by Vincent loc. cit. (following Pliny VI. 23) and by Latini I. 122.

162/3 *Canapos*: i.e. Canopus, previously referred to as the *sterne Antartyke* 99/8, which is the brightest star of the southern constellation Argo and not visible above 37° N.

162/6 *pissemyres*: the legend is reported by Vincent, *Spec. Nat.* XX. 134 (ultimately Herodotus III. 102). It has a factual basis. In the Karakoram mountains marmots burrowing through a stratum of gold-bearing sand throw up the spoil which the local Minaro people refine.

162/30 *Tile*: i.e. Ultima Thule, named by Vergil, *Georgics* I. 30. Otherwise, this unique interpolation by the Egerton conflator is taken from an unknown source.

164/25 *a myrk land*: the land of darkness reported by Latini I. 121, Marco Polo, and other travellers is probably based in part on the reality of Arctic winters. But the geography is a confusion. The east at the beginning of the earth suggests a flat world which is then confounded with the east of the round world, endorsed above 98/21.

165/1 *Paradyse*: largely based on Comestor (col. 1068), with several additions. The moss on its walls and the impossibility of travelling upstream are details taken from the *Iter Alexandri ad Paradisum*, ed. J. Zacher pp. 20–1. The king *Gangaras* is Gangaro of Isidore XIII. 21. 8, who becomes Gundoforus in the *Letter of Prester John*. The *hilles of Orcobares* (cf. Isidore loc. cit. *orientis terras*), the source of the Ganges in India, and the *mounte of Parchoatra* (cf. Isidore XIV. 3. 13 *montem Taurum et Caucasum*), the source of the Tigris in Armenia, are reported by Gervase of Tilbury II. 3, who copies Honorius of Autun, *Imago Mundi* (Migne, PL 172. 123). The noise of the rivers is caused by the cataracts of the Nile and the huge waterfalls of Central Africa.

167/2 *Casson*: i.e. Cassan in Odoric (p. 484), who follows Marco Polo closely here, and Arabic *Kenchan*, which denotes the city of Si-ngannfu and its province of Shensi. See Pelliot II. 184.

167/14 *Ryboth*: i.e. Tibet in Odoric (p. 484) which, with its capital Lhasa, he reports by hearsay. *lobassi* is the Persian *bakhshi* 'mendicant monk' reported by Marco Polo I. 57, cf. modern *bakhsheesh*. The treatment of the corpse of the parent is described by Carpini. Cf. William of Rubruck pp. 151, 158.

168/18 *a lord*: Odoric (p. 486) reports the rich sybarite in Manzi, following

Marco Polo's description of the *faghfür* of China, the Sung emperor Tu-tsong killed by the Mongols in 1279.

169/21 *sum articlez of oure beleue*: in reality, outside a few Dominican and Franciscan missions, knowledge of the Bible and the Christian creed was restricted to the Nestorians of Persia and Upper Egypt and, more distantly, to informed Moslems and Buddhists. These three paragraphs are apparently the author's composition, cf. note to 159/7 above.

170/8 *Chaco and Calo*: the Platonic term *cachodemon* was revived by William of Conches (Migne, PL 90. 1131) and adopted by Vincent, among others, in his discussion of the angels. The names here are Greek, *καλόν* 'good' and *κακόν* 'evil'.

170/32 *foure and thrittyde ȝere*: this is the stated duration of the travels of the author of the *Directorium* *c.*1330 (see above, note to 98/21). Its adoption by 'Mandeville' writing in 1356 determined the date of 1322 (on which see Textual Note) on which he claims to have set out.

170/36 *hamward vnto Rome*: Papal approval was a common claim for authenticity, but this story first appears in the Defective Version in England after 1377 when the Pope returned to Rome from Avignon. The *buke of Latyn* was possibly Higden's *Polychronicon* and the *Mappa Mundi* a world-map like that at Hereford Cathedral *c.*1330 or that added to the *Polychronicon* *c.*1350.

170/37 *my buke*: analyses of sources and context put beyond doubt its origins in a Benedictine library in northern France in 1356 and point very strongly to Jean le Long, otherwise d'Ypres, and later librarian and in 1365 abbot, of the abbey at St Omer, about 20 miles south of Calais. See M. C. Seymour, *Sir John Mandeville* (Aldershot, 1993) and 'More Light on Mandeville' in *Jean Mandeville in Europa* (Munich, 2007), pp. 19–30.

TEXTUAL COMMENTARY

Here the Defective Version and the Insular Version are cited as DV and IV, and page and line references which follow those sigils are to the editions cited in the Introduction. The sigil DV1 refers specifically to the subgroup of Defective manuscripts, reported in the Introduction, from which the Egerton Version printed here derives. The word ROYAL indicates the Latin version printed in the thesis noted in the Introduction from which the lost English translation (used by the conflator of the Egerton Version) derives; this Latin version and its ME translation are partly printed in the edition of the Bodley Version, cited here as BV, also noted in the Introduction.

3/1 *þe buke of Iohan Mawndeuille*: the style is a description and not a title, cf. *the boke of Chaucer, the boke of Hoccleve*, and similar fifteenth-century descriptions. It recurs within some 15c. English manuscripts.

3/14–17 *as þe prophete . . . meke*: the composite Latin quotation of John 12: 15 and Matthew 21: 5 uniquely replaces the better *Rex sum Iudeorum* in DV 3/12 and IV p. 90.

3/26 *mightiest and best*: cf. the better *miȝt best* in DV 3/24.

4/2 *sufferd be schedd*: cf. *offrid* DV 4/6.

4/34 *m^{l}.cccxxxii.*: so DV1, cf. the better *m.ccc.xxii.* in other Defective manuscripts and IV p. 92.

5/8 *gude*: the palmary reading, cf. the variant *grete* in some Defective manuscripts at DV 5/22.

5/28 *Newburgh*: avoids a corrupted reference to Maleville, like DV1 6/15.

8/13 *Ianuenes*; so ROYAL *de Ianuensibus*, cf. the variant *Iewis* in DV 9/19.

10/11 *Lempny*: avoids the corrupt form *Olympne* in DV 11/23.

10/36 *Ermogenes*: so DV 12/17, cf. the better *Hermes* IV p. 110.

11/5 *þe Grekis see*: cf. DV1 *þe see* and other Defective manuscripts DV 13/21 fn. *þe grete see*. Both ROYAL *hic* and IV p. 110 *de cea* avoid the phrase, which recurs 13/9 below.

12/8–9 *and þa . . . wyfes*: not in DV 13/26, but in IV p. 112.

12/17–18 *vnworthy . . . spiritualtee*: cf. DV 14/2 *worthy*. ROYAL reads *et ita est ipse dominus temporalitatis et spiritualitatis*.

12/19 The Greek alphabet is not in DV. The names but not the characters are in ROYAL.

13/5 *and to þe mount of Chiuotot*: omitted by eyeskip in DV.

13/6 *oþer half myle*: dialectal form of DV 14/14 *a myle and an half.*

13/9 *Grekes see*: cf. DV 14/15 *Grete see* and note to 11/5 above.

14/18 *maugree his teeþ*: so DV 15/26, but *MED* s.v. 1 (b) records *maugre* + gen. pronoun (as here in MS.) elsewhere.

14/35–37 *what figure . . . sight*: an expansion of DV 16/11 *yf al hym þouȝt þat heo were hidous* (va. *meruelous*) *to se.*

16/7–8 *And . . . Lymettes*: not in DV 17/22. ROYAL 11/19 has *est et alius portus apud ciuitatem de Lymettes.*

16/12 *Genouefe*: cf. DV 17/27 *Genenoun*, i.e. Sozomenos. ROYAL omits reference.

16/17 *And þai . . . lyouns*: not in DV 18/2 or ROYAL.

16/25–9 This account of the salt lake is a unique interpolation.

16/37–17/1 *and to refresch . . . before*: not in DV 18/17 or IV p. 124.

17/12 *Saphon or Sarepte*: DV 18/28 adds *oþer Sydonis*. Cf. ROYAL 12/10 *Sarepta Sidoniorum.*

17/18 *Achilles*: DV1 omits but some Defective manuscripts at 19/3 and presumably the conflator's copy-text have *Achilles*. Cf. the better *Agenor* in IV p. 125. ROYAL 12/12 omits sentence.

17/30 *and ane of his ribbes*: ROYAL *costa lateris*, cf. DV 19/15 *side.*

17/34 *of cristen men*: DV1 20/1 omits.

18/20 *to buyle vp*: ROYAL *quasi ebullire*, cf. DV 20/15 *trowble*, which is the common form here, cf. *trubling* 25/22 below.

18/24–6 *Men . . . grauelle*: not in DV 20/19 or ROYAL or IV p. 127.

18/29 *til a hille wiþoute*: DV1 20/23 omits, but some manuscripts have *opon a hegh londe*, cf. ROYAL *in terram superiorem.*

20/13–14 *a name . . . at say*: DV 22/11 *a grete þing to þe sowdan þat is to say among hem* and thereafter, because of the lacuna of the 'Egypt Gap', lacks matter until 35/26 below. Until then the Egerton Version is wholly based on the lost English translation of ROYAL, at this point partly preserved in BV 27/20–43/26.

20/25 *ouermykille thralled and bun in awe*: ROYAL *quasi sub seruitute.*

21/7 *m[l].cc.lxxix.*: cf. the better *m.cc.lxxxix.* in ROYAL and BV 28/3.

21/11–13 *He tuke . . . Melichinasser*: not in ROYAL.

22/9–10 *three . . . twa*: cf. the better *quatuor . . . tres* in ROYAL and BV 28/21–2. The scribe's correction, *twa* over *three* deleted, suggests that the translator of ROYAL followed that reading.

24/17–18 *as men . . . lady*: cf. ROYAL *vt legitur*.

24/28 *dremes*: the translator possibly included here a sentence found in ROYAL and cf. IV p. 143, *Solebant esse antiquitus tres caliphes, vnus Araborum scilicet et Caldeorum qui apud Baldak morabatur, alius vero Egyptiorum qui in Caira iuxta Babiloniam habitabat, et tercius Barbarorum et Affricanorum moram trahens apud Mirrok super mare occidentale*.

25/15–16 *in Latyne ciconie or ibices*: cf. the extant ROYAL *iaconie vel abices*. The birds are storks or ibises.

26/5–11 unique addition from Marco Polo III. 20. 4. But the *Numidianes* are properly Nubians; ROYAL *Numidiani* cf. the better IV *Nubiens* p. 149.

27/15–20 *þis ilke fewle . . . heuen*: omitted in ROYAL but cf. IV p. 151, *et puet homme bien comparer cel oysel a dieu en ceo qe ny ad dieu forsquez vn soul et en ceo que nostre seignur resuscita la tierz jours*.

27/26 *viii. tymes*: cf. the better ROYAL *sepcies*.

28/30 *and þat instrument es called gaylounagon*: not in the extant ROYAL but cf. IV p. 153 *dun cailou agu ou dun os agu* 'with a sharp flint or a sharp bone'. *gaylounagon* is a corruption of *cailou agu*, and the translator has expanded the sentence to explain the term.

29/35–30/1 *þir er . . . bible telles*: unique addition.

30/16–19 The names are in ROYAL and IV p. 156 (which omits *thoit*). The conflator presumably added the suprascript Roman characters to replace indecipherable forms in his copy-text.

31/12 *Fare*: so ROYAL, cf. the better *le far de Messine* 'the strait of Messina' in IV p. 160.

31/29 *þe entreez and þe ȝates of helle*: ROYAL *vie seu porte inferni*, cf. the better *chiminees* (va. *chemins*) *denfern* 'the chimneys of hell' in IV p. 161.

32/17 *rightest*: MS. *lightest*. ROYAL *istud iter breuis est directe eundi ad Babiloniam*, and cf. 68/7 below *rightest . . . schortest*.

32/29 *childer*: ROYAL *filiis Israel*.

33/12–13 *man þat can speke Latyne*: ROYAL *latinos*, cf. the better *latimiers* 'translators' in IV p. 164.

34/3 *Moyses*: the translator probably added *Solue calciamenta de pedibus tuis locus enim in quo stas terra sancta est þat es to say*.

34/4 *þe schadow of Godd*: ROYAL *Deseleel id est umbra dei*.

35/26 *And þat valay*: the conflator here resumes his use of his Defective copy-text after the 'Egypt Gap'.

41/16 *aboute in þe cuntree. Aboute*: so DV 28/9. Cf. the better ROYAL *in patria circa* and IV p. 187 *en pais entour*.

41/20 *Markaritot*: so DV 28/13, cf. the better ROYAL *Karocati*.

41/29 *vii*^{xx}.: so ROYAL, cf. DV 28/22 *xl*.

42/28 and 33 In each case the first Greek inscription comes from DV 29/22 and 26, and the second from ROYAL.

43/30 *ane yrne tille his bridille*: cf. DV 30/23 *a bridel to his hors* and ROYAL *frenum equi*.

45/7 *latynnes*: cf. the corrupt variant *vatyns* in DV 32/12.

46/5 *Parysch*: cf. *Parys* in DV 32/33 and the better *Peytiers* 'Poitiers' in IV p. 199. ROYAL omits the clause.

47/5 *And wiþin . . . Ierusalem*: so DV 34/8 but not ROYAL.

49/14 *his childer*: so DV 36/28, cf. ROYAL *duas filias*.

50/39–51/1 *And a lytil . . . deed*: not in ROYAL or DV1 38/27, but other Defective manuscripts have it and so it was presumably in the conflator's Defective copy-text.

52/33 *men may see*: supplied from DV 40/6.

54/1–6 *whilk . . . worthy*: not in ROYAL which stops after *Raab meretrix*. DV 41/8 *and kepte hem fro many periles and fro deep*. The clause *and feled þam in hir hous amang towe of lyne* is not found elsewhere, but cf. IV *eschapa soulement ovesque deux de son lignage*.

54/8 *nomine prophete*: so Matt. 10: 41, but DV 41/10 has *nomine meo* and the translation *in my name* is repeated here.

54/9–14 *And þerfore . . . Criste*: not in ROYAL or DV. But IV p. 216 *Et ensi eut elle qar prophetiza a ses messagers en disant*, Novi quod dominus tradet vobis terram hanc. *Et ensy fust il et puis le prist Salomon le fils Nason a femme et fust de lors preudhomme et bien servoit dieu*. The conflator presumably had something similar in his copy-text of the Anglo-Latin translation, which he has expanded here.

55/6–31 *asfaltum . . . þe fendes lac*: cf. ROYAL *aspaltum . . . lachdalfend*. DV1 omits 21–9 apart from *þe lake of Alsiled* but some Defective manuscripts add *þe flome of þe deuyle* 42/12.

55/10 *vii*^{c}.: cf. ROYAL *v*^{c}. and IV p. 226 *D*.

55/38 *salt catte*: cf. DV 42/19 *a stoon of salt* and ROYAL *in statuam lapideam conuersa seu petram salis*. Dialectal term.

57/1 *fisch hale*: ROYAL adds *iussu Helysei*. Earlier *seuen sythes* is an addition, cf. IV. p. 229. Another dialectal term.

57/3 *Hayla*: so ROYAL, cf. the better IV p. 229 *Hay*. DV1 omits the sentence 43/17 but some manuscripts have *Hay*.

58/38 *Iol*: cf. ROYAL *Iobyn* and DV 45/17 *Iacob* and the better IV p. 229 *Iob*, i.e. the bath of Job.

59/17–20 The names and characters closely resemble those of DV (facsimile in EETS edition) with minor variations. ROYAL has twenty names, omitting *Reth* and *Theth*, and no characters.

59/34 *Cane*: MS. *caue*, cf. the better *Chane* in DV 46/13 and ROYAL *Chana*, i.e. Cana in Galilee.

60/7–10 *thurgh Iabel . . . party*: not in ROYAL. DV omits the paragraph, but it is in IV p. 239.

60/16–18 *whare . . . mountes*: not in ROYAL but in IV p. 240.

61/5 *leep*: so ROYAL *saltus*. DV 46/30 has *blood* from *sanc* as a corrupt variant of *saut*.

61/14 *domine*: so Exodus 15: 16 and Continental versions of Mandeville. But IV and all extant derivatives apart from Egerton here omit the word, perhaps added by conflator.

61/32–6 *And þerfore . . . lyfe*: not in ROYAL but probably in the conflator's copy-text of the lost translation, cf. DV 47/18–21 where the phrasing is different.

62/25 *staunkes*: last two letters are expanded from a flourish, perhaps without value. Cf. ROYAL *mare* and IV p. 244 *terre*. DV 48/1 omits sentence.

62/29–31 *And þat . . . before*: unique addition.

63/11 *þat*: MS. omits. Such omission of a relative conj. is common ME. usage but is rare in this manuscript. Cf. 165/19.

63/23 *bathe ane*: cf. ROYAL *fere þam parue* and IV p. 246 *aussy petites*.

63/31 *Sem*: so ROYAL where it is an inherited scribal intrusion present in some Insular manuscripts, IV p. 247 and fn. x.

66/23–5 *And sayne Luc . . . science*: not ROYAL or DV 50/21, but cf. IV p. 255 fn. s, where some manuscripts have the text in full.

66/33 *Sardenake*: so ROYAL and IV p. 256, cf. DV 50/23 *Gardemarche*.

66/36 *vowte*: ROYAL *volta* and IV *voute*. DV 50/24 omits. The sense ultimately depends on Boldensele's *casali* 'hamlet', perhaps from a variant *vicula* or similar in Mandeville's copy-text or of *claustra* 'enclosed place'.

68/16–17 *sum oþer*: so DV 51/27, cf. IV p. 259 *vn des autres portz en celles marcheez*. ROYAL omits the phrase.

68/27 fn *ffarfa*: the name is unique, perhaps from an earlier *fra*. Cf. 70/5.

69/27 *straite felles*: ROYAL *districcionem rupium* and IV p. 262 *le destroit de roches* (va. *les estroites roches*). DV 53/6 omits.

71/26 *Baco*: ROYAL *Bacho* and IV p. 266 *Batho* cf. DV 55/7 *Raco*, i.e. Batu Khan (d. 1255).

79/3 *þe cheeff maister and keper of þaire lawe*: DV 63/18 *Archesslenyn* and ROYAL *archiflamis*, ultimately *archiflamen*. The paragraph is otherwise copied from DV, except that *sila* and *hec* (both in ROYAL) are added to its transcription of the *shahāda* from the Anglo-Latin translation.

79/10–15 ROYAL omits the alphabet which presumably occurred in the Anglo-Latin translation. It is reproduced by Letts. I. 101.

79/17 *sum oþer bukes*: i.e. the Defective manuscript used by the conflator which contains twenty-five names and twenty-four characters, reproduced by Letts I. 101.

82/9 *enmys*: DV *Sarzyns*, ROYAL *Saracenorum*, IV *Sarrasins*.

82/13–15 *so þat . . . before*: not in ROYAL but in IV p. 291 and so part of the conflator's copy-text. DV 67/12 omits lines 12–18.

82/31 *vynes*: omitted but found in all other texts here.

85/34 The scribal forms of this alphabet are reproduced by Letts I. 110 who relates them to the names of the Persian alphabet given here at 84/17–19.

88/38–89/2 *And men . . . pulischt*: this sentence is copied from DV 71/11–13 and its equivalent from the lost translation is repeated at 89/19–20.

91/37 *alssone*: not in ROYAL or DV but cf. IV p. 318 *en vn pays de temps*.

92/33–93/16 *And ȝe . . . þe peper*: this passage, omitted in ROYAL and DV 74/12, is found in IV pp. 318–19, apart from the phrase *lenger wille be kepid his vertu*. See next note.

92/33–93/1 *And ȝe . . . new*: unique additon based on Isidore XVIII. 8. 8. The last sentence of the paragraph is found in IV p. 319.

96/24 *hafe*: followed by deleted words *And next before þe chariot* which recur in context at 97/20. They probably began a page which the Egerton scribe started to copy in error, the matter between the deletion and the recurrence being approximately that of a page of the Egerton manuscript.

100/14–15 *autem rex noster ante secula*: not in IV but in ROYAL where it is added to Psalm 73: 12.

102/7–9 *Neuerþeles . . . course*: ROYAL *astronomi tam attribunt has partes lune que est planeta inferior ceteris et motus velocioris*, but not found in IV p. 341 or elsewhere.

103/15 *confessed*: ROYAL adds *in extremis* and IV p. 341 *a la mort*.

103/28–32 *and schippez . . . erthe*: unique addition.

107/18 *hors iles*: MS. *hors iles* 'horse eels', a dialectal variant of 'horse leeches', cf. ROYAL *sanguissugis*.

112/12–14 *And þat es . . . opinioun*: unique addition.

112/14–15 *þe saules . . . foule bestez*: this unique repetition of the sense of 9–10 is copied from DV 90/11–14. Cf. note to 88/38–89/2 above.

118/19–24 *For sikerly . . . tille him*: this passage, also found in BV p. 123, is out of context. In ROYAL, DV 103/20, and IV p. 402 it follows the quotation *Nemo apparet in conspectu meo vacuus*. Its appearance here may be due to a sentence in DV 97/25 which precedes the style of the seals of the Great Khan. Cf. IV p. 386.

124/9 *iournee*: ROYAL *negocium* which translates IV p. 386 *ly affaires*. The metaphorical sense is 'the day's business', as in *OED* sb. 6.

126/11 *speres*: ROYAL *speras* 'spheres', cf. IV p. 391 *speres*.

129/9 *es comounly*: MS. *comounly es* marked for reversion. This correction is without need of sense or grammar and suggests a high level of verbatim copying.

134/14 *lyouns*: so DV 104/27 and IV 408/7, properly *louves* 'wolves'.

147/8–13 This account of parrots, copied from the lost translation here in its proper context cf. IV p. 437, duplicates the account at 145/30–4 taken from DV 114/25.

147/25 *scales . . . forraying*: ROYAL *scalis ordinales pro prolio* and IV p. 437 *escheles ordeinez pur la bataille*. *OED* glosses *scales* as 'maniple, battalion', not 'measuring devices' here.

153/4–5 *þaire thankes*: ROYAL *voluntarie*, an idiomatic gloss.

170/25–6 *m.ccc.xxxii*: so DV1 135/29, but ROYAL and IV p. 479 have the better *m.ccc.xxii*. Cf. note to 4/34 above.

170/30 *oþer certayne causez*: ROYAL *propter certas causas vrgentes* which guardedly translates IV p. 479 *pur goutes artetikes qe moy destreignent*. Not in DV.

170/24–171/20 The two final paragraphs were copied from DV 136/3–25 which provides the words lost from the extant final leaf.

GLOSSARY

This select glossary lists words and forms not immediately recognizable in modern English. Citations are generally of the first occurrence. *ȝ* is alphabetized after *g*. *þ* is treated as *th*.

admyralle, *n.* emir 22/2
afounded, *p.p.* foundered 38/30
agayneward, *adv.* backward 30/25
aght, *num.* eight 45/12
alabauncez, *n.* almandines 117/16
albespyne, *n.* whitethorn 8/31
allinges, *adv.* altogether 103/10
almousgerne, *adj.* charitable 76/21
alsone, alssone *adv.* at once 15/37
anentes, ynentes, *adv.* opposite, nearby, about 32/35
anes, *adv.* once 11/29
apperte, appertely, in appert, *adv.* openly 34/32
appropers, *3 pl. pr.* assign 102/8; **approperd**, *pp.* 20/6
are, *prep. and conj.* before 49/16
arettid, *p.p.* deemed 94/31
aryfe, *inf.* arrive 142/35; **aryuez, aryfes**, *3 sg. pr.* 31/33; **arryues**, *3 pl. pr.* 16/6
ascensory, *n.* mound 115/25
aschez, *3 sg. pr.* asks, requires 127/26; **asch**, *3 pl. pr.*; **ast**, *1 s. pt.* 126/29
astrolabre, astrolaby, *n.* astrolabe 98/37
at, *prep.* at 8/17; *with inf.* to 24/23
avoutry, advoutry, *n.* adultery 31/17
ayrand, *pr. p.* airing, soaring 27/17

bachelere, *n.* bachelor, youth 150/10
barbarene, *n.* berberries 9/1
beese, *imp. pl.* be, look about 98/4; **bese**, *3 sg. pr.* is 82/23
behusez, *impers. 3 s. pr.* behoves 75/9; **behufed**, *3 s pt.* 75/13
bekk, *n.* beck, brook 52/1
belefand, *pr. p.* believing 74/17
beleue, *n.* belief 20/4
beme, *n.* trumpet 61/37
bigg, *inf.* build 119/23; **bigged**, *3 pl. pt. and p.p.* built 53/35
birre, *n.* impetus 166/14
birstlid, *p.p.* burst 92/22
bisily, *adv.* carefully 38/27
blissed, blist, *3 s. pt.* blessed 3/6; *p.p.* 103/16
bobbe, *n.* bunch 92/14
boist, *n.* box, casket 47/22
bolned, *p.p.* swollen 76/18
bombe, boumbe, *n.* cotton 113/12
bose, bus, buse *3 sg. pr.* behoves 21/37; see **behusez**
bourdez, *n.* jests 117/23
bowsoumnesse, *n.* obedience 120/35
brace, *inf.* fix, encompass 104/13
breke, *n.* breeches 134/8
brerdes, *n.* edges 38/11
bretist, *p.p.* breasted, fenced 37/19
brynne, *inf.* burn 39/11; **brynnand**, *pr. p.* 33/18; **brint**, *p.p.* 39/9
bugles, *n.* oxen 144/18
bun, bunden, *p.p.* bound 20/25
burde, *n.* board 16/24
buse, see **bose**
butour, *n.* bittern 115/8
buyle, *inf.* boil, bubble 18/20; **buyland**, *pr. p.* 80/32

cafes, *n.* caves 105/36
cammaca, camochaz, *n.* cloth of damasked silk 125/22
carayne, *n.* carrion 157/24
catte, see **salt catte**
chaft, *n.* jaw 155/17
chamelet, *n.* camlet 22/23
chepe, *n.* value, market 27/28
chestayne, *n.* chestnut 167/10
childer, childre, *n.* children 1/11
clapers, *n.* burrows 112/6
clenly, *adv.* thoroughly, without exception 86/11
coerbuille, *n.* stiffened leather 135/3
comound, *1 pl. pt.* received communion 152/4
compendious, *adj.* direct 30/31
compuncte, *adj.* repentant 158/32
consayfe, *inf.* conceive 73/7; **consayued**, *p.p.* 60/24
costayand, *pr. p.* coasting 166/37

costyfynes, *n.* costiveness 85/8
cotoun, *n.* cotton 155/26
couenable, conable, *adj.* fit, suitable 65/15, 71/14
crake, *n.* crow 33/29
cremas, *n.* garnets 117/15
crisolytez, *n.* crissolites 117/17
cruked, *p.p.* crooked, lame 48/21
crupoun, *n.* crupper 155/29
culled, *p.p.* cut (off) 18/33
cun, cune, *3 s. pr.* learn 33/13
cundite, cundyte, *n.* conduit, pipe 26/21
curroure, *n.* courier 131/4

da, *n.* doe, deer 115/10
decesse, *inf.* decease 21/28
dedly, *adj.* mortal 26/28
deesse, *n.* dais 115/34
delitable, *adj.* likeable 66/34
deme, *inf.* judge 59/6
dere, *inf.* harm 8/33
dessayfe, *inf.* deceive 29/15; **dessayued**, *p.p.* 29/13
dight, *3 pl. pr.* ordain, adorn 71/18; *p.p.* 8/12
diluuy, *n.* flood 119/16
disese, *inf.* harm 15/35
dowfes, *n.* doves 48/17
drafe, *3 pl. pt.* drove 101/2; **dryfen**, *p.p.* 38/1
drubly, *adj.* turbid 29/30
dubler, *n.* wooden dish, bowl 146/1
dulye, *adv.* duly, aptly 3/17
dwergh, *n.* dwarf 109/16
dwyne, *inf.* dwindle 146/35

ebrowded, *p.p.* embroidered 125/33
edificacioun, *n.* edifice, building 23/7
eft, *adv.* often 8/38
eftsones, *adv.* again, soon 95/8
egh, *n.* eye 64/35; **eghn, eghen**, *pl. n.* 18/33
elde, *n.* age 13/15
empeching, *pr. p.* impeaching 37/12
endlang, *prep.* and *adv.* along 25/19
engletere, *n.* eglantine 9/3
enourne, *inf.* adorn 128/37; **enourned**, *p.p.* 115/26
esement, *n.* place of rest, convenience 33/5
euour, *n.* ivory 116/24

falland euille, *pr. p.* + *n.* falling evil, epilepsy 38/30
feight, *inf.* fight 104/14; **feightand**, *pr. p.* 36/22; **foghten**, *p.p.* 36/26; **faght**, *3 sg. pt.* 90/37
felles, *n.* fells, moors 70/29
ferdenes, *n.* fear 152/16
fere, *inf.* frighten 152/25; **fered**, *p.p.* 73/19
ferrum, on ferrum, *adv.* far off 80/28
fewaile, *n.* fuel 137/24
filtre, *n.* felt 132/30
finger stane, *n.* + *n.* small stone 50/39
fiolles, *n.* bowls, phials 47/23
fisch hale, *adj.* healthy 57/1
flum, *n.* river 55/32
flure, *n.* floor 102/32
flytez, *n.* strifes, quarrels 76/16
foly, *n.* folly, lewdness 15/28
forby, *adv.* and *prep.* thereby, from, before 132/24
fordo, *inf.* destroy 32/9; **fordidd**, *3 sg. pt.* 56/2; **fordone**, *p.p.* destroyed 55/26
foriugged, *p.p.* forjudged, condemned 55/16
forschapen, *p.p.* misshapen 26/25
forspeker, *n.* advocate 75/24
forte, *adj.* strong 18/30
fortherly, *adv.* as much as 153/28
forthi, forþi *adv.* for that reason, therefore 22/5
forthinkez, *impers. 3 sg. pr.* (it) causes regret to 165/2
fra, *prep.* from 5/12
fraght, *inf.* freight, load 16/29
fremmed, *adj.* strange, foreign 126/35
frette, *p.p.* adorned 148/18
fun, funde, funden, *p.p.* found 80/30
fuysoun, *n.* abundance 47/18

ga, gang *inf.* go 13/4; *3 pl. pr.* 46/31; **gas, gase**, *3 s. and pl. pr* 13/4; **gangand**, *pr. p.* 100/31
gamen, *n.* sport, hunting 130/4
ganger, *n.* traveller, goer 149/1
gariofles, *n.* cloves 29/11
gayte, *n.* goat 26/26
gentry, *n.* mark of gentility 168/35
ger, *inf.* cause 3/28; **ger, gerres**, *3 pl. pr.* 16/20; **gers**, *3 sg. pr.* 5/34; **gert**, *3 sg. and pl. pt.* 9/17
gerandes, *n.* onyx stones 117/18

gerfawcoun, *n.* gerfalcon 128/20
glotry, *n.* gluttony 76/13
grafe, graffe, graue, *n.* grave 10/30
graue, *inf.* inter, dig 34/6; **groue**, *3 pl. pt.* 35/24; **grauen**, *p.p.* 9/20
graythely, *adv.* readily 77/6
grece(z), gree(s), *n.* step(s) 42/21
grefe, greeffe seek, *adj.* mortally ill 122/31
Grew, *adj.* Greek 12/19
grysez, *n.* swine 40/18
gynnez, *n.* gins, traps 115/13

ȝa, *interj.* yea 16/16
ȝate, yhate, *n.* gate 13/5
ȝemand, *pr. pp.* keeping 67/27
ȝerde, *n.* rod 35/10
ȝode, *3 sg. and pl. pt.* went 15/32
ȝok, *n.* the letter yogh 79/26
ȝole, *n.* Yule 11/37
ȝone, *dem. adj.* those 123/2
ȝong, ȝung, *adj.* young 15/28

halfendele, *n.* the half part 8/20
hatredyn, *n.* hatred 81/14
hawler, *n.* hall-keeper, steward 149/13
hent, *3 sg. pt.* took, seized 21/21
herberd, *p.p.* lodged 53/12
herbery, *n.* lodging 53/15
hernays, *n.* harness, armour 22/8
heried, *3 sg. pt.* harried 62/4
hesil, hesille, *n.* hazel 88/9
hete, hetyng, *n.* promise 126/32
heueded, *p.p.* beheaded 58/18
hidels, *n.* hiding 121/30
hight, *3 sg. pt.* was named 20/34; *p.p.* promised 4/7
hingand, *n.* slope, lee-side 37/18; *pr. p.* hanging 7/1; **hynged**, *p.p.* 6/24
honestly, *adv.* cleanly 22/16
hors iles, *n.* + *n.* horse eels 107/18
hostez, *n.* berries 28/36
howseld, *p.p.* given the Eucharist 140/34
howsille, *n.* Eucharist 11/24
hudes, *n.* hides 132/22
humblok, *n.* hemlock 71/28
hund, *n.* hound 16/17

ydromancy, *n.* divination by water 126/9
ilk, ilke, ylke, *adj.* each 9/22
ynentes, see **anentes**
ynew, ynogh, *adj.* enough 19/35
irous, *adj.* angry 154/4
ysz, *n.* ice 72/6

iape, *n.* jest, sport 18/35
iournee, *n.* a day's journey, matter in hand 78/15; see Textual Note 124/9
iugillours, *n.* jugglers 127/36
iunkes, *n.* reeds 8/16
iuperdy, *n.* jeopardy 4/19

kemmand, *pres. pl.* combing 14/24
ken, *inf.* know 19/35; **kennez**, *3 pl. pr.* 90/19
kest, *3 s. pt.* cast 14/19
kirk, *n.* church 11/3
kirnelles, *n.* battlements 39/3
knafe childre, *n.*+ *n.* boys 150/2
knyllez, *3 s. pr.* knells 112/4
kynde, *n.* nature 55/24
kyndely, *adv.* naturally 105/21; *adj.* natural 11/28
kynredyn, *n.* tribe, kindred 24/25

lade, *p.p.* laden 168/22
lafes, laues, *n.* loaves 63/5
lanere, *n.* lanier hawk 128/21
langes, *3 pl. pr.* belong 20/17; **langand**, *pr. p.* 110/29
laumbre, *n.* amber 106/23
lawd, lewed, *adj.* lay 76/9
layne, *inf.* hide 34/31
layth, *adj.* ugly 85/15
leel, lele, *adj.* loyal 31/15
leightens, *n.* flashes of lightning 71/23
lere, *inf.* teach, learn 12/9; **lerez**, *3 pl. pr.* 143/21; **lered**, *3 pl. pt.* 135/34
lesyng, *n.* lying 156/28
letanyes, *n.* litanies 96/36
lette, *inf.* hinder 118/39
letterure, *n.* letters, reading 170/2
lettyng, *n.* hindrance 61/18
leuennyng, *n.* lightning 151/31
leuer, lever, *adj.* rather 16/24
lewtee, lewty, *n.* loyalty 123/11
liflode, lyfelade, *n.* livelihood 157/28
loper, *inf.* curdle 29/28
lout, lowte, *inf.* bow 126/19; **lowtez**, *3 sg. pr.* 131/28; **louted**, *3 pl. pt.* 126/31
lowgh, logh, *n.* lake, loch 103/23
lufe, *n.* palm of the hand 29/22
luffe, *inf.* love 135/19; luffe, *1 sg. pr.* 15/30; **lufd, luffed**, *3 s. pt.* 15/29; **luffed**, *p.p.* 124/4

luge, loge, *n.* lodge 105/2
luke, *3 pl. pr.* look 154/3; **lukand**, *pr. p.* 95/29
lykand, *pr. ppl.* pleasant, agreeable 110/11
lyne, *n.* flax 54/2; see **towe**

ma, mare, *comp. adj.* more 4/16
maracez, *n.* marshes, morasses 71/36
marchez, *3 sg. pr.* borders 23/33
mase, *3 s. pr.* makes 112/6
maugree, *prep.* despite, without 14/18
maundee, *n.* Maundy 11/20
mawlarde, *n.* mallard 115/8
mawmet, *n.* idol 96/9
melled, *p.p.* mixed 42/18
meneȝee, menȝee, *n.* company, band 129/29
menged, *p.p.* mingled 130/13
meselles, *n.* lepers 73/39
mirknesse, *n.* darkness 139/21
mischeeffe, mischeffe, *n.* want, misfortune 22/8
mister, *n.* need 96/9
mortas, mortays, *n.* mortise 6/33
motyng, *n.* mooting, debate 88/28
mow, *3 sg. pr.* (should) be able to 23/24
mowres, *n.* pismires, ants, maurs 162/14
murmuracioun, *n.* murmuring, dissension 32/23
myghty, myȝty *adj.* strong, potent 13/32
myrth, *n.* joy 167/30

nakers, *n.* kettle-drums 151/9
natheles, naþeles, *adv.* nevertheless 101/13
nawhile, *adv.* for no time 26/22
ne . . . ne, *adv.* neither . . . nor 118/20, nor 3/25
nebbe, *n.* beak 33/32
nedder, *n.* snake, adder 23/4
nefned, nemned, neuend, *p.p.* named 82/25
nerehand, *adv.* nearly 89/9
nes, nys, *adv.* + *3 sg. pr.* is not 38/10
neuow, *n.* nephew 38/12
noghtforþy, noȝtforþi, *adv.* nevertheless 22/13
nuke, *n.* nook, corner 48/29

obeischaunt, *adj.* obedient 45/23
offerand, *n.* offering 6/25
oker, *n.* usury 11/31
olesse, *conj.* unless 117/34
onane, *adv.* anon 103/13
onichyns, *n.* onyx stones 117/18
orlogez, *n.* clocks, horloges 126/13
ostrie, *n.* hostelry 131/6
ouerthwart, *prep. and adj.* across, crosswise 7/8
ouerwhare, *adv.* anywhere 110/16
ower, *adv.* over, also 34/32
owtrage, *adj.* excessive 72/14

pafelioun, *n.* pavilion 132/32
paynture, *n.* painting 32/9
pament, *n.* pavement 115/36
papeiay, *n.* parrot 128/21
papire, *n.* paper 128/30
parsayued, *3 s. pt.* perceived 150/35
partenere, *n.* partaker 171/16
Pask, *n.* Easter 11/37
pece, *n.* vessel, dish 29/28
pelour, pelure, *n.* fur 132/19
perke, *n.* perch 81/25
perlious, *adj.* perilous 25/32
pigmens, pigmez, *n.* pigmies 109/17
pikk, pikke, *n.* pitch, tar 55/8
pissemyres, *n.* ants 162/6; see **mowres**
platte, *adj.* flat 109/11
plaunchoure, plaunke, *n.* plank 52/2
pomelle, *n.* ball, orb 148/6
pouer, pure, *adj.* poor 33/25, 53/5
prike, *3 s. pr.* ride, gallop 130/32
proue. *inf.* prove 98/30; **prufe**, *1 s. pr.* prove 93/33; **proued**, *p.p.* 55/15
pure, *adj.* simple, very 33/25; see also **pouer**
pures, *3 pl. pr.* pure, refine 162/6
purpure, *n.* purple cloth 132/20
puysond, *p.p.* poisoned 21/1
pyned, *p.p.* tormented, suffered 42/20

quarelles, *n.* quarrels, bolts for cross-bow 104/1
qwheet, wheet, *n.* wheat 29/37
qwhele, *n.* wheel 99/3
qwikk, *adj.* alive, living 13/28

raa, rae, *n.* roe deer 115/10
ratouns, *n.* rats 71/17
rauischt, rauyst, *p.p.* ravished 58/7
rawe, *n.* row, line 112/6
really, *adv.* royally 95/23
reflaire, *n.* smell 29/21

reke, *n.* smoke 65/4
relefe, *n.* leftover of meal 112/4
remanand, remenaunt, *n.* rest, remnant 30/3
renayed, *3 sg. pt.* renounced 46/15
reparailyng, *n.* repairing 96/10
ressayfe, ressayue, *inf.* receive 45/22; **ressayfez**, *3 sg. pr.* 45/34
rewme, *n.* realm 24/5
riȝtwys, *adj.* righteous, virtuous 82/3
ristez, restes, *3 sg. pr.* rests 68/20; **restid**, *3 sg. pt.* 39/37
roseres, *n.* rose-trees 39/15
ruke, *n.* rook 33/29
runklid, *p.p.* wrinkled 92/19
ryuaying, *n.* fowling along river banks 115/11

sagre, *n.* saker falcon 128/21
salde, *3 pl. pt. and p.p.* sold 19/22
salte catte, *n.* + *n.* block of granulated common salt 55/38
samen, sammen, *adv.* together 39/28
sawe, sawez, *3 pl. pr.* sow 155/19
sawghtling, *n.* agreement 105/30
sawnape, *n.* cloth 134/22
scales, *n.* squadrons 147/25
schent *p.p.*ruined 123/14
scheres, scherez, *3 sg. and pl. pr.* cut up 28/8; **scherand**, *pr. ppl.* 136/28
schone, *n.* shoes 34/3
schryfe, *inf.* shrive 64/15; **schryue**, *3 pl. pr.* 140/33; **schrafe**, *1 pl. pt.* 152/3; **schryfen**, *p.p.* 140/34
schyre, *adj.* thin, slender 11/22
semely, semeliche, *adj.* likely, meet 152/25
sen, seine, seyne, *conj.* since 3/4
sesse, *p.p.* held in legal possession, seized 4/8
seurly, see **suerly**
sibbe, *n.* kinsman 108/24
sithes, sythez, *n.* times 25/2
skille, *n.* reason 46/34
sla, slae, *inf.* slay 60/12; **sla, slaez**, *3 pl. pr.* 154/4; **slew, slewgh, sloghe**, *3 sg. pt.* 18/31; **slayne**, *p.p.* 20/30
sleight, *n.* skill 143/10
slyfynges, *n.* slips, cuttings 28/26
smaragdes, *n.* emeralds 27/27
smate, *3 s. pt.* smote 47/17; **smytand**, *pr. p.* 47/35; **smyten**, *p.p.* 121/20
sodeour, sowdiour, *n.* soldier 20/1
sophisticate, *p.p.* adulterated 29/22
sore, *inf.* soar 27/18
sowce, *inf.* steep, pickle 135/8
sowter, *n.* cobbler 134/4
sperde, spered, *p.p.* closed, shut 50/24
spirre, *inf.* ask, seek (after) 83/28
spousage, *n.* marriage state 31/15
sprenklez, *3 pl. pr.* sprinkle 94/22; **sprenged**, *p.p.* 55/4; **sprenkland**, *pr. p.* 151/22
stalworthely, *adv.* strongly 5/32
stang, *inf.* sting, pierce 31/18; **stanged**, *3 sg. pa and p.p.* 9/12
stanke, staunke, *n.* pool, lake 62/16
stede, steede, *n.* place, stead 5/15
steigh, *inf.* climb up, ascend 47/31
sterne, *n.* star 39/24
stewe, *n.* stove 72/13
stie, stye, *n.* path, steep ascent 47/31
stoure, *n.* conflict 86/7
sture, *adj.* coarse, rough in texture 153/12
suand, *pr. ppl.* following 153/25
suerly, seurly, *adv.* surely, safely 30/27
suppoweld, *p.p.* supported 92/13
surename, *n.* surname 66/14
swa, *adv.* so 31/35
swalgh, swelgh, *n.* outlet, opening, bay, vent of a volcano 31/28
swefnyng, *n.* dream 30/1
swythe, *adj.* swift 109/26
syde, *adj.* long, wide 76/19
syne, see **sen**
syment, *n.* cement 144/1

þa, þase, *dem. adj.* those 5/3
ta, tane, *n.* the one, the other 25/28
taanged, *3 pl. pt.* stung 153/35
taas, taasse, *n.* toes 109/38
target, *n.* shield 106/17
tars, tartarene, *n.* cloth of Tartary 22/23
tawburnez, *n.* tabors 151/9
tent, *n.* heed 168/3
tentez, *3 sg. pr.* attends, heeds 125/16
þaire thankes, *adv. phr.* voluntarily 153/4
thakk, *n.* roof 132/30
tharf, *adj.* sour, unleavened 11/21
tharned, *3 pl. pt.* lacked 110/5
theked, thekid, *p.p.* roofed, covered 41/35
þir, þise, *dem. adj.* these 10/15, 12/25

þof, *conj.* though 4/31, 52/11
þorn, *n.* the letter thorn 79/26
thraldom, thrall, *n.* servitude 24/16
thralled, *p.p.* enslaved 20/25
thrang, *p.p.* closely packed 135/25
thrist, *n.* thirst 32/24
þusgates, *adv.* thus 97/22
tiriacle, *n.* treacle, medicine 103/13
titter, *comp. adj.* rather, sooner 3/27; **tittest**, *superl.adj.* 68/13
tome, toome, *adj.* empty 131/35
toname, *n.* surname 57/21
towail, *n.* towel 118/14
towe of lyne, *n.* + *n.* tow-line,cable 54/2
trappour, *n.* trappings of a horse 135/3
truflez, *n.* trifles, nonsense 118/29
trunschoun, *n.* fragment 128/6
trusse, *inf.* carry, tie up 33/15
turify, *inf.* thurify 96/4
twynned, *p.p.* separated 123/8

vmbelapped, *3 s. pt.* wrapped around 140/8
vmgang, *n.* circuit 106/9
vmqwhyle, *adv.* sometime 22/12
vndrun, *n.* tierce, 9 a.m. 90/24
vnnethes, *adv.* hardly 96/27
vnwemmed, *p.p.* undefiled 74/27

vintaynes, *n.* twenties 125/16
vitailes, witailes, *n.* victuals 72/8
vowte, *n.* vault 66/36; see Textual Note
vowted, *p.p.* vaulted 10/26
vyuer, *n.* pond, vivary 96/6

wake, *inf.* watch 82/22; **wakand**, *pr. ppl.* 81/26; **woke**, *3 sg. pt.* 81/33
wambe, *n.* womb, belly 51/27
warne, *conj.* unless 72/1
wasch, *inf.* wash 60/36; **wascht, wescht**, *3 s. pt.* washed 44/10; **waschen**, *p.p.* 51/7
wedd, *n.* pledge, pawn 8/14
welk, *3 pl. pt.* walked 75/1
wende, *inf.* wend 5/11; **wende, wendes**, *3 pl. pt.* 13/34
wene, wend, thinks *3 sg. pr.* 74/14;/ **wend**, *3 sg. pt.* 44/15
wenery, *n.* venery, pursuit of game 115/9
werray, wiry, *inf.* make war, worry harrass 157/18; **weried**, *3 s. pt.* 60/18; **wiried**, *p.p.* 104/14
wery, *inf.* curse 55/1; **weried**, *3 pl. pa.* 53/35
whatkyn, *adj.* of what kind 59/14
whit mete, *adj.* + *n.* white meat (eggs and cheese) 12/13
wikked, *adj.* wicked, unwholesome 60/12
witerly, *adv.* certainly 43/23
wonder, *adv.* wonderfully 80/20
wones, wonnez, *3 pl. pr.* live, dwell 26/4
worthed, *3 sg. pt.* advanced, happened, became 152/6
wreke, *n.* vengeance, revenge 151/34
wricched, *p.p.* wretched 157/26
wyght, *adj.* brave, manly 80/20
wynne, *inf.* find one's way, conquer 37/14

INDEX OF PERSONS AND PEOPLES

Ysidre, Ysidorus, St Isidore of Seville (d. 636) 88, 92

Zachary, Zachary, the prophet Zechariah 48, 52
Zacheus, Zachaeus the dwarf 53
Zeb, Zeeb prince of Midian 60
Zebee, Zebah prince of Midian 60
Zebedeus, Zebedee father of SS James and John 62

INDEX OF PLACES

Bulgary, Bulgaria 5
Burgoyne, Burgundy 30, 68

Cadhilhe, Kao-li [now Korea] 142
Caffilos, an unidentified island 105
Cain, Mt Cain, near Nazareth [now Tell Keimun] 62
Caire, Cayre, Cairo 19, 24, 25, 27, 28
Calabre, Calabria 18, 31
Calamy, Mailapur 95
Calanok, Chamba [now Cambodia] 104
Calcas, Chalcis, in the Aegean 9
Caldee, Chaldea 4, 23, 24, 66, 78, 80, 85, 87, 139, 141
Calistra, Thera, in the Aegean 9
Caluarie, Caluary, Mt Calvary 7, 42, 43
Camalech, Khan baliq, winter capital of the Great Khan 129
Cambaye, Cambay, north of Mumbai (Bombay) 145
Campayne, Campania 31
Cana, Thana, ancient port north of Mumbai (Bombay) 90, 91
Cane in Galile, Chana in Galilee 59
Canaan, Canaan 85
Canopak, Canopus, east of Alexandria 19
Capadoce, Cappadocia 69, 141
Capharnaum, Capernaum 59, 63
Caramosan, Caremoran, the Yellow River (Hwang ho) 114
Cardabago, Isphahan 84; see also **Saphaon**
Carki, see **Calcas**
Carmana, Kerman, between Isphahan and Yezd 84
Carmele, Mt Carmel 18
Carnaa, Persepolis 84
Carpateya, Scarpanto, in the Aegean 9
Carras, Krak, Crusader castle south of the Dead Sea 57
Cartage, Carthage 17, 24
Caspye, Mt Caucasus 137, 142
Casperye, Caspie, the Caspian Sea 138
Cassach, Chasak, Kashan, meeting-place of the Magi 39, 84
Cassay, Han-kow 111
Casson, Kenchan, a Mongol province 167
Cathaly, Satalia 15
Catay, Cathay, Chatay, Cathay 23, 102, 106, 114, 122, 124, 136, 138, 141, 142, 145, 167
Caucase, Mt Caucasus 9; see **Caspye**
Cayphas, Haifa 70
Celsite, ancient Seleucia, ruins near Merv 87; see also **Susa**
Cesarea Philippi, Caesarea the port, wrongly identified with Herod's city 63, 70
Channel, ancient Emesa [now Homs] 70
Chasak, see **Cassach**
Chermes, see **Hermes**
Chibense, Nanking 112
Chipproun, Sopron, in Hungary 5
Chiuotot, Chiutok, Civetot, a camp near Heliopolis 13, 69
Choos, Corsica 31
Cicil, Cicile, Sicily 18, 31; Cicilia 63
Cipre, see **Cypre**
Citople, Scythiopolis 60
Clyrem, Direu, a pass through the Caucasus 143
Colach, Cambay 145; see also **Seboth**
Colos, Rhodes, mistakenly identified with Colossae in Phrygia 15
Comange, Comany, the land of the Cumans 5, 9, 137, 138
Combar, see **Polome**
Constantynople, Constantinople 6, 9, 10, 13, 14, 31, 48, 58, 69, 80
Cophos, Cos, in the Aegean 14
Corasme, Khwarazm 137
Corodon, Khorasan 77
Corozaim, Corsaym, Chorozin 59
Couston, Qus, north of Luxor 25
Crakow, Crakow 71
Cresses, Greece 5
Crete, see **ile of Greff**
Croke, ancient Corycus, in Cicilia 81
Cypre, Cipre, Cyprus 6, 15, 16, 31, 32, 41, 67, 68, 88

Dalay, the Yangtze 113
Damasc, Damase, Damascus 17, 20, 22, 37, 62, 66, 70
Dameth, Homs, in Syria 20
Dameth, Damiete, Damietta 20, 26
Dan, the city of Dan 58, 63, 67; see also **Cesarea Philippi**
Danuby, the Danube 5
Darke, Archas [now Arqa], Crusader castle near Tripoli 66
Dayne, Dvin, ancient capital of Armenia 83
Demeser, Damanhur, east of Alexandria 26

Iaboth, the Jabbok [now Wady Zurka; Genesis 32: 22] 56
Iaffe, Ioppe, Jaffa 17, 19, 32, 41, 68, 70
Iamcaly, Yangchow 113, 114
Iaua, Java 102
Ieen, see **Geen**
Inde, India 4, 5, 25, 66, 80, 82, 84, 88, 89, 90, 100, 110, 120, 137, 138, 141
Inde þe lesse, the provinces of the Il-Khans 43
Iericho, Jericho 53
Ierusalem, Jerusalem 3, 5, 16, 17, 19, 20, 22, 30, 36, 38, 40, 41, 43, 46, 47, 49, 51, 53, 58, 60, 66, 68, 69, 70, 71, 100, 160
Iesrael, Jezreel [now Esdraelon, II Kings 9: 30] 60
Ingland, see **England**
Iong, Yen-king [Chinese name for Khan baliq, now Beijing] 124
Ioppe, Joppa 17; see also **Iaffe**
Iordan, the Jordan 54, 56, 62, 63, 70
Iosaphat, the vale of Jehosaphat 44, 51, 62
Ioy, Mt Joy, above Jerusalem 51, 68
Ireland, Ireland 101
Iuda, Iudee, Judaea 6, 19, 41, 54, 55, 63

Kateryne, Mt St Katherine 35
Kayre, see **Caire**
Kermen, Kermanshah, south-west of Tehran 139

Lacuth, Laodicaea ad mare [now Latakia] 70
Lamory, a kingdom in Sumatra 97
Lango, alternative name of Cos, in the Aegean 14
Lanteryn, Lin-tsing (now Xuzhou) 114
Larrais, Laiazzo [now Ayas], in Cilicia 81
Latoryn, Canton 110
Latron, Mt Modin [now Latrun], sepulchres of the Maccabees 69
Lay, Lake Nicaea, wrongly called a river 69
Lempny, Lempnia, Lenpnia, Lemnos, in the Aegean 9, 10
Lettow, Lithuania 71
Liban, Mt Lebanon 56, 63 67, 70
Libi, Liby, Libye, Libya 4, 25, 80, 99, 141
Lombardye, Lumbardy, Lombardy 5
Lombe, see **Polombe**
Longemaath, a city in Cicilia, near Tarsus 70
Luza, ancient Luz, identified with Bethel (Genesis 35: 7) 58
Lycony, Lycaonia, in Asia Minor 140
Lymettes, Limassol, in Cyprus 16
Lyson, a mountain in Mesopotamia 141

Mabaron, Ma'bar, Arabic name for the Coromandel coast 95
Macedoyne, Macedonia 9, 10, 88
Macheron, the castle of Machaerus [now Mukawer] 58
Mageddo, Megiddo (II Kings 23: 29) 60
Mailbrins, the vale of Malabrunia, in Asia Minor 69
Mambre, the vale of Mamre (Genesis 23: 17) 37, 38, 57
Mancy, Manzi, the Sung kingdom of southern China 110
Maraga, Maragheh, south of Tabriz 141
Maran, Lake Merom [Joshua 11: 5; now bahr el-Hūleh] 56
Marc, Myra, in Lycia 13
Marioch, Marash [now Maras], in Asia Minor 70
Marmistre, Mamistra, ancient Mopsuetia [now Misis] on the Pyramus (Ceyhan) in Cicilia 70
Marrok, Morocco 80
Marrok, the river Maritsa, in Bulgaria 5
Maryn, a scribal creation, see note 70/25
Maubek, Ba'albek, Crusader castle north-west of Damascus 70
Maure, the Black Sea 137
Mauritayne, Nubia, a land south of Egypt of black people (Gr. *μαῦρος*) 25, 87, 141
Medie, Medy, Media 80, 138, 139, 166
Meek, Mecca 24
Megon, the steppe of Mughān, in Abazia 140
Melk, a land of cannibals, in the South Seas 105
Melo, Melos, in the Aegean 9
Menke, Ningpo [now Ninghsien], ancient port south-east of Han-kow 114
Mesopotame, Mesopotamy, Mesopotamia 24, 43, 56, 80, 95, 141
Minca, Paros, in the Aegean 9
Mirrok, Dyrrhachium [now Durres], in Albania 31, 68, 69

Saba, Saveh, in Persia, traditional home of one of the Three Kings, here misplaced in 'Ethiopy' 87
Sabatory, an intermittent spring [now Arqa] 67
Sabissacolle, Sabissebella, Mt Sabissa Collasseis, east of Erzerum 82
Saduz, Shang-tu 'Upper Court', summer residence of Qubilai Khan 129
Saffra, Saffre, Sepphoris, Saffariyeh, traditional birthplace of SS James and John 18, 61, 63
Sahit, Sa'id, a province of Egypt 26
Sakara, Satalia 141
Samary, Samaria 57, 58
Saphaon, Isphahan 138; see also **Cardabago**
Saphon, Sarepte, Sarepta [now Sarafend], south of Beirut 17
Sarak, Serai, camp of the Golden Horde on the Volga 137
Sarchie, ancient Barygaza [now Broach], north of Surat 91
Sardenak, Sardyne, Saidenaya, north of Damascus 17, 67
Sardine, Sardinia 31
Sarmassane, Samarkand 138; see also **Seormegraint**
Sarras, Seras, Shiraz, in Persia 78, 139
Saure, Isauria, a province in Asia Minor 140
Sauoy, Slavonia, a region along the east coast of the Adriatic 5
Saynt Symeon, the port of Antioch 70
Scithy, Scythia 80
Scotland, Scotland 5, 100, 101
Sebaste, Sebastiyeh (Gr. Sebaste, name given by Herod the Great to the rebuilt Samaria) 58
Seboth, Cambay, north of Mumbai (Bombay) 145
Segor, Zoar (Genesis 19: 20) 55
Sem Cecil, Cicilia 63; see Textual Note
Sennaar, the plain of Shinar (Genesis 11: 3), lower Mesopotamia 23
Seormegraint, Samarkand 138; see also **Sarmassane**
Sephor, see **Saffra**
Sera, see **Sarras**
Seynt Albones, St Albans 4
Seyr, Mt Seir (Genesis 32: 3) 66
Sidon, see **Sydon**
Silha, Ceylon 107; see also **Taprobane**
Sirie, Siry, Surry, Syria 4, 6, 19, 20, 21, 25, 36, 41, 43, 56, 63, 70, 80, 141, 160
Soboach, Shobek, near Montreal, south of the Dead Sea 57
Soboym, Zeboiim (I Samuel 13: 18), north of Lod (Lydda) 55
Sodome, Sodom 55, 85; Sultaniyeh, in Persia 83
Somobar, a kingdom in Sumatra 102
Spayneisch see, the western Mediterranean 80, 141
Stancon, Iconium [now Kunya], in Asia Minor, wrongly called a river 69
Sternes, Hesternit [now Sofia] 6
Strages, Stageirus, a Greek colony in Chalcidice 10
Surry, es-Sur, later Tyre 17; see also **Sirie**
Susa, Suse, Susa (Biblical Shushan, ruins now at Shush), the Persian capital of Cyrus and here the city of Prester John 148; see also **Celsite**
Susis, Ctesiphon, ancient name for Baghdad 24
Sweze, Hazar, in Kurdistan 84; see note
Sychar, Sychem, Shechem (later Neopolis) 57, 58, 85
Sydon, Sidon 17, 67
Sylo, Chios, in the Aegean 13
Symar, Mt Sindjar, in Mesopotamia 141
Synay, Mt Sinai 19, 30, 32, 33, 34, 35, 50, 68, 78, 79
Synople, Sinope, on the Black Sea 69
Syon, Mt Sion 50, 51

Taprobane, Ceylon 161; see also **Silha**
Tarse, the land of the Uighurs, falsely identified with the biblical Tarshish 136, 137
Tartre, Tartari, Tartary, land of the Tartars 71, 80, 120, 122, 160
Taurisius, Taurizo, ancient Tauris [now Tabriz] 83, 139
Techue, Tekoa (II. Chron. 11: 6), near Bethlehem 69
Termegutte, terra Margine, otherwise Alexandria Margiane [now Merv] 86
Tesbiria, Lesbos, in the Aegean 9
Thabor, Mt Thabor 61, 62
Thalamasse, Malayur, a kingdom in Indo-China 103; see **Pathen**
Thanay, the Don 80
Thebe, the Indus 156

Theman, ancient Carmania, otherwise Kerman, in Persia 84
Tholomayda, Ptolomais, on the Nile 17
Tiberias, Tyberias, Lake Tiberias 56, 62
Tile, the mythic Thule 162
Tortouse, Tortosa [now Tartus], on the Mediterranean coast, north of Tripoli 70
Toursout, Tarsus, in Cicilia 70
Traconyte, Gaulonitis, the district north-east of Lake Tiberias 62
Tracota, a land of troglodytes 105
Tracy, Thrace 5, 9, 10
Trapazedy, Trapazonde, Trebizond 81, 82
Troy, Troy 9, 17
Tryple, Tripoli, in Syria 21, 70
Turkestoun, Turkestan, in Central Asia 137, 138
Turky, Turkye, Turkey 4, 13, 21, 43, 69, 138, 140, 141, 160
Tuscanye, Tuscany 31
Tygre, Tigris, the Tigris 24, 80, 141, 165
Tyre, Tyeren, Tyre 16, 17, 67
Ur, Ur of the Chaldees, by the Euphrates 85

Valone, Avlona [now Vlona], in Albania 31, 68, 69
Venice, Venise, Venice 17, 31, 32, 68, 78, 80, 90, 111, 114, 145

Wales, Wales 5, 101
Wymare, the Buemar [perhaps the Indus], by which Alexander camped 160

Ydumee, Idumea, district south of Judaea 24, 56, 84
Ynde, see **Inde**
Ytaly, Italy 31

Zaraym, Zer'in, otherwise Jezreel 60; see **Iesrael**
Zebulon, the lot of Zebulun, west of Lake Gennesaret 63
Zinglauns, Cranganur [now Trivandrum, in Travancore], port south of Quilon, on the Malabar coast 92